"李时珍纲目"

全本图典

【第二十册】

典藏版

原　著	李时珍
顾　问	肖培根
主　编	陈士林
分册主编	谢宇　裴华　宋伟
副主编	谢军成　裴华　张鹏　王庆　张鹤

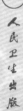

人民卫生出版社

图书在版编目（CIP）数据

《本草纲目》全本图典. 第二十册 / 陈士林主编. ——
北京：人民卫生出版社，2018
ISBN 978-7-117-26486-0

Ⅰ.①本… Ⅱ.①陈… Ⅲ.①《本草纲目》–图解
Ⅳ.①R281.3-64

中国版本图书馆 CIP 数据核字（2018）第 116745 号

人卫智网	www.ipmph.com	医学教育、学术、考试、健康， 购书智慧智能综合服务平台
人卫官网	www.pmph.com	人卫官方资讯发布平台

《本草纲目》全本图典（第二十册）

主　　编：陈士林
出版发行：人民卫生出版社（中继线 010-59780011）
地　　址：北京市朝阳区潘家园南里 19 号
邮　　编：100021
E - mail：pmph @ pmph.com
购书热线：010-59787592　010-59787584　010-65264830
印　　刷：北京盛通印刷股份有限公司
经　　销：新华书店
开　　本：889×1194　1/16　印张：22.5
字　　数：531 千字
版　　次：2018 年 8 月第 1 版　2018 年 8 月第 1 版第 1 次印刷
标准书号：ISBN 978-7-117-26486-0
定　　价：640.00 元

打击盗版举报电话：010-59787491　E-mail：WQ @ pmph.com
（凡属印装质量问题请与本社市场营销中心联系退换）

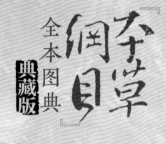

编委（按姓氏笔画顺序排列）

王丽梅	王宏雅	王郁松	王建民	王秋成	牛林敬	毛延霞	仇笑文
方瑛	尹显梅	世琳娜	石永青	石有林	石笑晴	卢强	卢红兵
卢维晨	叶红	叶敏妃	田华敏	白峻伟	冯倩	冯华颖	邢桂平
吕凤涛	吕秀芳	吕明辉	朱进	朱宏	朱臣红	任艳灵	任智标
向蓉	全继红	刘芳	刘凯	刘祥	刘士勋	刘卫华	刘世禹
刘立文	刘伟翰	刘迎春	刘金玲	刘宝成	刘桂珍	刘续东	刘斯雯
刘新桥	刘慧滢	齐菲	孙玉	孙锐	孙可心	孙瑗琨	严洁
芦军	苏晓廷	杜宇	李妍	李海	李惠	李新	李玉霞
李电波	李兴华	李红玉	李建军	李孟思	李俊勇	李桂方	李桂英
李晓艳	李烨涵	杨飞	杨柳	杨冬华	杨江华	杨焕瑞	肖榜权
吴晋	邱思颖	邱特聪	何国松	余海文	狄银俊	邹丽	邹佳睿
沙历	宋伟	宋来磊	宋肖平	宋盛楠	张坤	张荣	张淼
张鹏	张磊	张鹤	张广今	张红涛	张俊玲	张海龙	张海峰
张雪琴	张新荣	张翠珍	张蕴	陈勇	陈慧	陈永超	陈宇翔
陈艳蕊	陈铭浩	陈朝霞	英欢超	林恒	林文君	尚思明	罗建锋
周芳	周重建	郑亚杰	单伟超	孟丽影	赵叶	赵岗	赵晨
赵白宇	赵庆杰	赵宇宁	赵志远	赵卓君	赵春霖	赵梅红	赵喜阳
胡灏禹	战伟超	钟健	段杨冉	段其民	姜燕妮	宫明宏	姚辉
秦静静	耿赫兵	莫愚	贾丽娜	夏丰娜	徐江	徐娜	徐莎莎
高喜	高荣荣	高洪波	高楠楠	郭兵	郭志刚	郭哲华	郭景丽
黄兴随	崔庆军	商宁	梁从莲	董珂	董萍	蒋红涛	蒋思琪
韩珊珊	程睿	谢军成	路臻	解红芳	慈光辉	窦博文	蔡月超
蔡利超	裴华	翟文慧	薛晓月	衡仕美	戴峰	戴丽娜	戴晓波
鞠玲霞	魏献波						

凡　例

一、本套书以明代李时珍著《本草纲目》（金陵版胡承龙刻本）为底本，以金陵版排印本（王育杰整理，人民卫生出版社，2016 年）及金陵版美国国会图书馆藏全帙本为校本，按原著的分卷和排序进行内容编排，即按序列、主治、水部、火部、土部、金石部、草部、谷部、菜部、果部、木部、服器部、虫部、鳞部、介部、禽部、兽部、人部的顺序进行编排，共分20 册。

二、本套书中"释名""主治""附方"等部分所引书名多为简称，如：《本草纲目》简称《纲目》，《名医别录》简称《别录》，《神农本草经》简称《本经》，《日华子诸家本草》简称《日华》，《肘后备急方》简称《肘后方》，等等。

三、人名书名相同的名称，如吴普之类，有时作人名，有时又作书名，情况较复杂，为统一起见，本次编写均按原著一律不加书名号。

四、原著《本草纲目》中的部分中草药名称，与中医药学名词审定委员会公布名称不一致的，为了保持原著风貌，均保留为原著形式，不另作修改。

五、本套书为保持原著风貌，对原著之服器部和人部的内容全文收录，但基本不配图。

六、本套书依托原著的原始记载，根据作者们多年野外工作经验和鉴定研究成果，结合现有考证文献，对《纲目》收载的药物进行了全面的本草考证，梳理了古今药物传承关系，并确定了各药物的基原和相应物种的拉丁学名；对于多基原的药物均进行了综合分析，对于部分尚未能准确确定物种者也有表述。同时，基于现代化、且普遍应用的 DNA 条形码鉴定体系，在介绍常用中药材之《药典》收载情况的同时附上其基原物种的通用基因碱基序列。由此古今结合、图文并茂，丰富阅读鉴赏感受，并提升其实用参考和珍藏价值。

七、本套书结合现实应用情况附有大量实地拍摄的原动植物（及矿物等）和药材（及饮片）原色图片，方便读者认药和用药。

八、部分药物尚未能解释科学内涵，或者疗效有待证实、原料及制作工艺失传，以及其他因素，故无考证内容及附图，但仍收载《纲目》原始内容，有待后来者研究、发现。

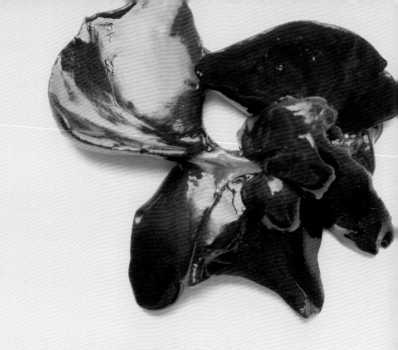

本草纲目兽部第五十卷

兽之一畜类二十八种

目录

002　豕　　　《本经》下品

026　狗　　　《本经》中品

038　羊　　　《本经》中品

056　黄羊　　《纲目》

058　牛　　　《本经》中品

076　马　　　《本经》中品

086　驴　　　《唐本草》

092　骡　　　《食鉴》

094　驼　　　宋《开宝》

096　酪　　　《唐本草》

098　酥　　　《别录》上品

100　醍醐　　《唐本草》

102　乳腐　　宋《嘉祐》

104　阿胶　　《本经》上品

108　黄明胶　《纲目》

110　牛黄　　《本经》上品

114	鲊答	《纲目》
116	狗宝	《纲目》
118	底野迦	《唐本草》
119	诸血	《拾遗》
120	诸朽骨	《拾遗》
121	震肉	《拾遗》
122	败鼓皮	《别录》下品
123	毡	《拾遗》
124	六畜毛蹄甲	《本经》下品
125	六畜心	《纲目》
126	诸肉有毒	《拾遗》
127	解诸肉毒	《纲目》

130	狮	《纲目》
132	虎	《别录》中品
140	豹	《别录》中品
143	貘	宋《图经》
146	象	宋《开宝》
150	犀	《本经》中品
154	犛牛	《纲目》
156	牦牛	《纲目》
158	野马	《纲目》
159	野猪	《唐本草》
162	豪猪	《纲目》
164	熊	《本经》上品
170	羚羊	《本经》中品
174	山羊	《日用》
175	鹿	《本经》中品
190	麇	《本经》下品

196	双头鹿	《拾遗》
197	麂	宋《开宝》
198	獐	《别录》中品
200	麝	《本经》上品
204	灵猫	《拾遗》
206	猫	《蜀本草》
212	狸	《别录》中品
216	风狸	《拾遗》
218	狐	《别录》下品
224	貉	《衍义》
225	猯	《唐本草》
227	獾	《食物》
228	木狗	《纲目》
229	豺	《唐本草》

本草纲目兽部第五十一卷　兽之二兽类三十八种　兽之三鼠类一十二种　兽之四寓类、怪类共八种

230	狼	《拾遗》	264	貂鼠	《纲目》
234	兔	《别录》中品	265	黄鼠	《纲目》
240	败笔	《唐本草》	267	鼬鼠	《纲目》
241	山獭	《纲目》	269	鼹鼠	《拾遗》
242	水獭	《别录》下品	270	食蛇鼠	《纲目》
246	海獭	《拾遗》	271	猬	《本经》中品
248	腽肭兽	宋《开宝》	278	猕猴	《证类》
250	猾	《炮炙论》	282	狨	《拾遗》
251	鼠	《别录》下品	284	果然	《拾遗》
258	鼹鼠	《别录》下品	286	猩猩	《纲目》
260	隐鼠	《拾遗》	290	狒狒	《拾遗》
261	鼩鼠	《纲目》	294	罔两	《纲目》
262	竹䶉	《纲目》	295	彭侯	《纲目》
263	土拨鼠	《拾遗》	296	封	《纲目》

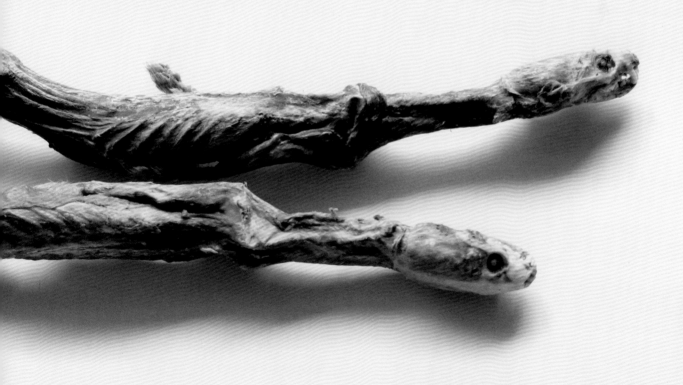

本草纲目人部第五十二卷

人之一凡三十五种，附二条

298	发髲	《本经》
300	乱发	《别录》
302	头垢	《别录》
304	耳塞	《日华》
305	膝头垢	《纲目》
306	爪甲	《纲目》
308	牙齿	《日华》
310	人屎	《别录》
312	小儿胎屎	《纲目》
313	人尿	别录》
316	溺白垽	《唐本草》
318	秋石	《蒙筌》
320	淋石	宋《嘉祐》
321	癖石	《纲目》
322	乳汁	《别录》
324	妇人月水	宋《嘉祐》
326	人血	《拾遗》
328	人精	宋《嘉祐》
329	口津唾	《纲目》
330	齿垽	宋《嘉祐》
331	人汗	《纲目》
332	眼泪	《纲目》
333	人气	《纲目》
334	人魄	《纲目》
335	髭须	《证类》
336	阴毛	《拾遗》
337	人骨	《拾遗》
338	天灵盖	宋《开宝》
340	人胞	《拾遗》
342	胞衣水	《拾遗》
343	初生脐带	《拾遗》
344	人势	《纲目》
345	人胆	《拾遗》
346	人肉	《拾遗》
347	木乃伊	《纲目》
348	方民	《纲目》
349	人傀	《纲目》

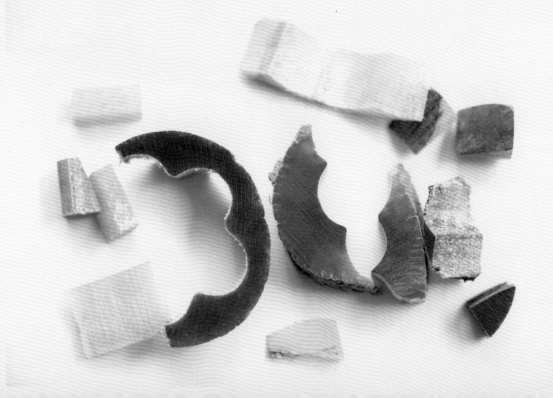

本草纲目 兽部第五十卷

兽之一 畜类二十八种

据《动物药志》《纲目彩图》《中华本草》等综合分析考证，本品为猪科动物猪 *Sus scrofa domestica* Brisson。全国各地均有饲养，为主要家畜之一。《药典》收载猪胆粉药材为猪科动物猪胆汁的干燥品。《药典》四部收载药材猪骨、猪胆汁、猪脊髓、猪脑粉和猪蹄甲分别为猪科动物猪的干燥骨骼、胆汁、新鲜脊髓、脊髓干燥粉和蹄爪甲壳干燥品。

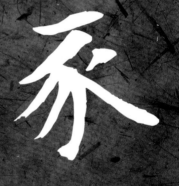

豕

《本经》下品

▷猪（*Sus scrofa domestica*）

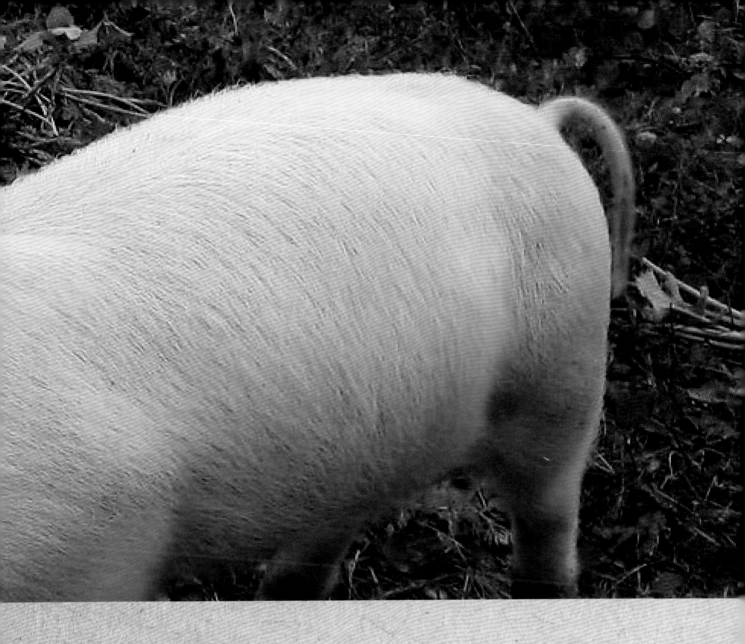

‖释名‖

猪本经豚同上豭音加。豨音滞。豮音坟。[时珍曰] 按许氏说文云：豕字象毛足而后有尾形。林氏小说云：豕食不洁，故谓之豕。坎为豕，水畜而性趋下喜秽也。牡曰豭，曰牙；牝曰豝，曰彘，音巴，曰豵，音娄。牡去势曰豮。四蹄白曰豥。猪高五尺曰豟，音厄。豕之子，曰猪，曰豚，曰縠，音斛。一子曰特，二子曰师，三子曰豵，末子曰么。生三月曰豵，六月曰豵。何承天纂文云：梁州曰豭，音摄，河南曰彘，吴楚曰豨，音喜。渔阳以大猪为豝，齐徐以小猪为豵，音锄。[颂曰] 按扬雄方言曰：燕朝鲜之间谓猪为豭，关东谓之彘，或曰豕，南楚曰豨，吴扬曰猪。其实一种也。礼记谓之刚鬣。崔豹古今注谓之参军。

‖集解‖

[颂曰] 凡猪骨细，少筋多膏，大者有重百余斤。食物至寡，甚易畜养之，甚易生

息。[时珍曰]猪天下畜之，而各有不同。生青兖徐淮者耳大，生燕冀者皮厚，生梁雍者足短，生辽东者头白，生豫州者味短，生江南者耳小，谓之江猪，生岭南者白而极肥。猪孕四月而生，在畜属水，在卦属坎，在禽应室星。

豭猪肉

‖气味‖

酸，冷，无毒。凡猪肉：苦，微寒，有小毒。江猪肉：酸，平，有小毒。豚肉：辛，平，有小毒。[别录曰]豭猪肉治狂病。凡猪肉能闭血脉，弱筋骨，虚人肌，不可久食，病人金疮者尤甚。[思邈曰]凡猪肉久食，令人少子精，发宿病。豚肉久食，令人遍体筋肉碎痛乏气。江猪多食，令人体重。作脯，少有腥气。[诜曰]久食杀药，动风发疾。伤寒疟痢痰痼痔漏诸疾，食之必再发。[时珍曰]北猪味薄，煮之汁清；南猪味厚，煮之汁浓，毒尤甚。入药用纯黑豭猪。凡白猪、花猪、豥猪、牝猪、病猪、黄膘猪、米猪，并不可食。黄膘煮之汁黄，米猪肉中有米。说文豕食于星下则生息米，周礼豕盲视而交睫者星，皆指此也。反乌梅、桔梗、黄连、胡黄连，犯之令人泻利，及苍耳令人动风。合生姜食，生面黚发风；合荞麦食，落毛发，患风病；合葵菜食，少气；合百花菜、吴茱萸食，发痔疾；合胡荽食，烂大脐；合牛肉食，生虫；合羊肝、鸡子、鲫鱼、豆黄食，滞气；合龟、鳖肉食，伤人。凡煮猪肉，得皂荚子、桑白皮、高良姜、黄蜡，不发风气；得旧篱篾，易熟也。

‖主治‖

疗狂病久不愈。别录。压丹石，解热毒，宜肥热人食之。拾遗。补肾气虚竭。千金。疗水银风，并中土坑恶气。日华。

‖发明‖

[时珍曰]按钱乙治小儿疳病麝香丸，以猪胆和丸，猪肝汤服。疳渴者，以猪肉汤或焐猪汤服。其意盖以猪属水而气寒，能去火热耶？[弘景曰]猪为用最多，惟肉不宜多食，令人暴肥，盖虚风所致也。[震亨曰]猪肉补气，世俗以为补阴误矣，惟补阳尔。今之虚损者，不在阳而在阴。以肉补阴，是以火济水。盖肉性入胃便作湿热，热生痰，痰生则气不降而诸证作矣。谚云：猪不姜，食之发大风，中年气血衰，面发黑黚也。[韩愗曰]凡肉有补，惟猪肉无补，人习之化也。

‖附方‖

旧五，新十五。**禁口痢疾**腊肉脯，煨熟食之，妙。李楼奇方。**小儿刮肠**痢疾，禁口闭目至重者。精猪肉一两，薄切炙香，以腻粉末半钱，铺上令食，或置鼻头闻香，自然要食也。活幼口议。**上气咳嗽烦满**。用猪肉切作馄饨子，猪脂煎熟食之。心镜。**浮肿胀满不食**。用猪脊肉一双，切生，以蒜、薤食之。心镜。**身肿攻心**用生猪肉以浆水洗，压干切脍，蒜、薤啖之，一日二次，下气去风，乃外国方也。张文仲方。**破伤风肿**新杀猪肉，乘热割片，贴患处。连换三片，其肿立消。简便。**白虎风病**用猪肉三串，以大麻子一合，酒半盏相和，口含喂上。将肉擘向病处，咒曰：相州张如意、张得兴，是汝白虎本师，急出。乃安肉于床下，瘥则送于路，神验。近效。**风狂歌笑**行走不休。用豭猪肉一斤，煮熟切脍，和酱食。或羹粥炒，任服之。食医心镜。**解丹石毒**发热困笃。用肥猪肉五斤，葱、薤半斤，煮食或作臛食。必腹鸣毒下，以水淘之，沙石尽则愈。千金翼。**解钟乳毒**下利不止，食猪肉则愈。千金翼。**服石英法**白石英一斤，袋盛，水三斗，煎四升，以猪肉一斤，盐豉煮食。一日一作。同上。**伤损不食**凡打扑伤损，三五日水食不入口。用生猪肉二大钱，打烂，温水洗去血水，再擂烂，以阴阳汤打和。以半钱用鸡毛送入咽内，却以阴阳汤灌下之。其食虫闻香赍开瘀血而上，胸中自然开解。此乃损血凝聚心间，虫食血饱，他物虫不来探故也。谓之骗通之法。邵氏。**打伤青肿**炙猪肉搨之。千金。**小儿重舌**取三家屠肉，切指大，摩舌上，儿立啼。千金方。**小儿痘疮**猪肉煮汁洗之。谭氏方。**小儿火丹**猪肉切片贴之。**漆疮作痒**宜啖猪肉，嚼穄谷涂之。千金。**男女阴蚀**肥猪肉煮汁洗，不过三十斤瘥。千金方。**山行辟蛭**山中草木上，有石蛭着人足，则穿肌入肉中，害人。但以腊猪膏和盐涂足胫趾，即不着人也。千金方。**竹刺入肉**多年熏肉，切片包裹之，即出。救急方。

豭猪头肉

已下并用豭猪者良，犗猪亦可。

‖气味‖

有毒。[时珍曰]按生生编云：猪肉毒惟在首，故有病者食之，生风发疾。

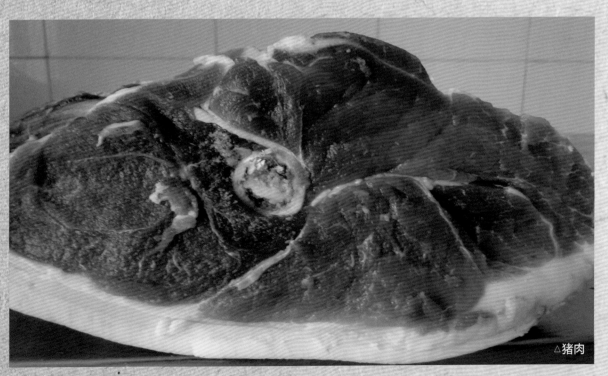

△猪肉

‖主治‖

寒热五癃鬼毒。千金。同五味煮食，补虚乏气力，去惊痫五痔，下丹石，亦发风气。食疗。
腊猪头：烧灰，治鱼脐疮。

‖发明‖

[时珍曰] 按名医录云：学究任道病体疮肿黑，状狭而长。北医王通曰：此鱼脐疮也。一因风毒蕴结，二因气血凝滞，三因误食人汗而然。乃以一异散傅之，日数易而愈。恳求其方。曰：但雪玄一味耳。任遍访四方无知之者。有名医郝允曰：圣惠方治此，用腊猪头烧灰，鸡卵白调敷，即此也。又图纂云：五月戊辰日，以猪头祀灶，所求如意；以腊猪耳悬梁上，令人丰足，此亦厌禳之物也。

项肉

俗名槽头肉，肥脆，能动风。

‖主治‖

酒积，面黄腹胀。以一两切如泥，合甘遂末一钱作丸，纸裹煨香食之，酒下，当利出酒布袋也。时珍。出普济。

脂膏

‖修治‖

[时珍曰] 凡凝者为肪为脂，释者为膏为油，腊月炼净收用。[恭曰] 十二月上亥日，取入新瓶，埋亥地百日用之，名胚脂。每升入鸡子白十四枚，更良。[弘景曰] 勿令中水，腊月者历年不坏。项下膏谓之负革肪，入道家炼五金用。

‖气味‖

甘，微寒，无毒。反乌梅、梅子。

‖主治‖

煎膏药，解斑蝥、芫青毒。别录。解地胆、亭长、野葛、硫黄毒，诸肝毒，利肠胃，通小便，除五疸水肿，生毛发。时珍。破冷结，散宿血。孙思邈。利血脉，散风热，润肺。入膏药，主诸疮。苏颂。杀虫，治皮肤风，涂恶疮。日华。治痈疽。苏恭。悦皮肤。作手膏，不皲裂。陶弘景。胎产衣不下，以酒多服，佳。徐之才。鬐膏：生发悦面。别录。

‖附方‖

旧五，新二十八。**伤寒时气**猪膏如弹丸，温水化服，日三次。肘后方。**五种疸疾**黄疸、谷疸、酒疸、黑疸、女劳疸。黄汗如黄檗汁，用猪脂一斤，温热服，日三，当利乃愈。肘后方。**赤白带下**炼猪脂三合，酒五合，煎沸顿服。千金方。**小便不通**猪脂一斤，水二升，煎三沸，饮之立通。千金方。**关格闭塞**猪脂、姜汁各二升，微火煎至二升，下酒五合，和煎分服。千金。**痘疮便秘**四五日。用肥猪膘一块，水煮熟，切如豆大，与食。自然脏府滋润，痂疕易落，无损于儿。陈文中方。**卒中五尸**仲景用猪脂一鸡子，苦酒一升，煮沸灌之。肘后方。**中诸肝毒**猪膏顿服一升。千金方。**食发成瘕**心腹作痛，咽间如有虫上下，嗜食与油者是也。用猪脂二升，酒三升，煮三沸服，日三次。**上气咳嗽**猪肪四两，煮百沸以来，切，和酱、醋食之。心镜。**肺热暴喑**猪脂油一斤炼过，入白蜜一斤，再炼少顷，滤净冷定。不时挑服一匙，即愈。无疾常服，亦润肺。万氏方。**小儿噤风**小儿百日内风噤，口中有物如蜗牛，或如黄头白虫者。薄猪肪擦之即消。圣惠方。**小儿蛔病**赢瘦。猪膏服之。千金方。**产后虚汗**猪膏、姜汁、白蜜各一升，酒五合，煎五上五下。每服方寸匕。千金翼。**胞衣不下**猪脂一两，水一盏，煎五七沸，服之当下。圣惠方。**吹奶寒热**用猪肪冷水浸揾，热即易之，立效。子母秘录。**发落不生**以酢泔洗净，布揩令热。以腊猪脂，入生铁，煮三沸，涂之遍生。千金翼。**冬月唇裂**炼过猪脂，日日涂之。十便良方。**热毒攻手**肿痛欲脱，猪膏和羊屎涂之。外台。**手足皴破**猪脂着热酒中洗之。千金方。**代指疼痛**猪膏和白墡土傅之。小品方。**口疮塞咽**用猪膏、白蜜一斤，黄连末一两，合煎取汁熬稠，每服枣许，日五服。千金。**疥疮有虫**猪膏煎芫花，涂之。肘后。**鼠瘘瘰病**用猪膏淹生地黄，煎六七沸，涂之。**漏疮不合**以纸粘腊猪脂纳疮中，日五夜三。千金翼。**漆疮作痒**猪膏频涂之。千金。**咽喉骨哽**吞脂膏一团，不瘥更吞之。千金方。**身面疣目**以猪脂揩之。令血出少许，神验不可加。千金。**误吞针钉**猪脂多食令饱，自然裹出。普济方。**杂物入目**猪脂煮取水面如油者，仰卧去枕点鼻中，不过数度，与物俱出。圣惠方。**蜈蚣入耳**炙猪肪，掩耳自出。梅师。**虫蚁入耳**方法同上。**发背发乳**猪脂切片，冷水浸贴。日易四五十片，甚妙。急救方。

脑

‖ **气味** ‖

甘，寒，有毒。[时珍曰]礼记云：食豚去脑。孙真人食忌云：猪脑损男子阳道，临房不能行事，酒后尤不可食。延寿书云：今人以盐酒食猪脑，是自引贼也。

‖ **主治** ‖

风眩脑鸣，冻疮。别录。主痈肿，涂纸上贴之，干则易，治手足皲裂出血，以酒化洗，并涂之。时珍。

‖ **附方** ‖

新一。**喉痹已破**疮口痛者。猪脑髓蒸熟，入姜、醋吃之，即愈。普济方。

髓

‖气味‖
甘，寒，无毒。

‖主治‖
扑损恶疮。颂。涂小儿解颅、头疮，及脐肿、眉疮、瘑疥。服之，补骨髓，益虚劳。时珍。

‖发明‖
[时珍曰] 按丹溪治虚损补阴丸，多用猪脊髓和丸。取其通肾命，以骨入骨，以髓补髓也。

‖附方‖
新七。**骨蒸劳伤**猪脊髓一条，猪胆汁一枚，童便一盏，柴胡、前胡、胡黄连、乌梅各一钱，韭白七根，同煎七分，温服。不过三服，其效如神。瑞竹堂方。**小儿颅解**猪牙车骨煎取髓傅三日。千金方。**小儿脐肿**猪颊车髓十二铢，杏仁半两，研傅。千金。**小儿眉疮**猪颈骨髓六七枚，白胶香二钱，同入铜器熬稠，待冷为末，麻油调涂。**小儿瘑疮**猪牙车骨年久者捶碎，炙令髓出，热取涂之。小品。**小儿头疮**猪筒骨中髓，和腻粉成剂，火中煨香，研末，先温盐水洗净，敷之。亦治肥疮出汗。普济方。**小儿疳疮**方同上。

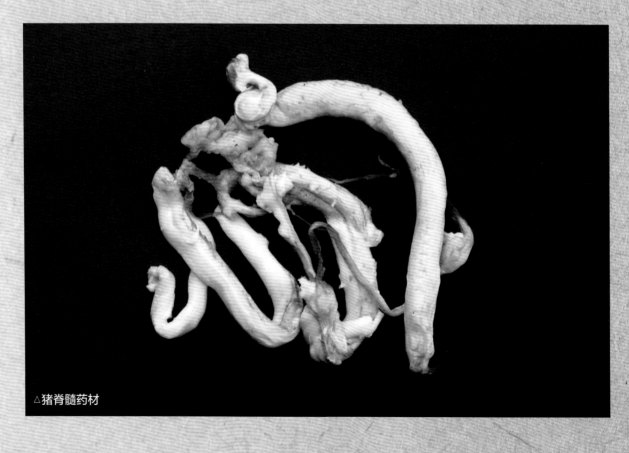

△猪脊髓药材

血

‖ 气味 ‖

咸，平，无毒。[恭曰] 涩，平。[时珍曰] 服地黄、何首乌诸补药者忌之，云能损阳也。同黄豆食，滞气。

‖ 主治 ‖

生血：疗贲豚暴气，及海外瘴气。日华。中风绝伤，头风眩运，及淋沥。苏恭。卒下血不止，清酒和炒食之。思邈。清油炒食，治嘈杂有虫。时珍。压丹石，解诸毒。吴瑞。

‖ 发明 ‖

[时珍曰] 按陈自明云：妇人嘈杂，皆血液泪汗变而为痰，或言是血嘈，多以猪血炒食而愈，盖以血导血归原之意尔。此固一说，然亦有蛔虫作嘈杂者，虫得血腥则饱而伏也。

‖ 附方 ‖

新五。**交接阴毒**腹痛欲死。豭猪血乘热和酒饮之。肘后。**中满腹胀**旦食不能暮食。用不着盐水猪血，漉去水，晒干为末，酒服取泄，甚效。李楼奇方。**杖疮血出**猪血一升，石灰七升，和剂烧灰，再以水和丸，又烧，凡三次，为末敷之，效。外台。**中射罔毒**猪血饮之即解。肘后。**蜈蚣入腹**猪血灌之。或饱食，少顷饮桐油，当吐出。

心血

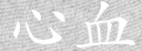

‖ 主治 ‖

调朱砂末服，治惊痫癫疾。吴瑞。治卒恶死，及痘疮倒靥。时珍。

‖ 发明 ‖

[时珍曰] 古方治惊风癫痫痘疾，多用猪心血，盖以心归心，以血导血之意。用尾血者，取其动而不息也。猪为水畜，其血性寒而能解毒制阳故也。韩飞霞云。猪心血能引药入本经，实非其补。沈存中云：猪血得龙脑直入心经，是矣。

‖ 附方 ‖

新三。**心病邪热**蕊珠丸：用猪心一个取血，靛花末一匙，朱砂末一两，同研，丸梧子大。每酒服二十丸。奇效。**痘疮黑陷**腊月收豮猪心血，瓶干之，每用一钱，入龙脑少许，研匀服。须臾红活，神效。无干血，用生血。沈存中方。**妇人催生**开骨膏：用猪心血和乳香末，丸梧子大，朱砂为衣。面东酒吞一丸，未下再服。妇人良方。

尾血

‖主治‖

痘疮倒靥，用一匙，调龙脑少许，新汲水服。又治卒中恶死。时珍。

‖附方‖

旧一，新一。**卒中恶死**断猪尾取血饮，并缚豚枕之，即活。此乃长桑君授扁鹊法也。出魏夫人传。肘后方。**蛇入七孔**割母猪尾血，滴入即出也。千金方。

心

‖气味‖

甘、咸，平，无毒。[颂曰]多食，耗心气。不可合吴茱萸食。

‖主治‖

惊邪忧恚。别录。虚悸气逆，妇人产后中风，血气惊恐。思邈。补血不足，虚劣。苏颂。五脏：主小儿惊痫，出汗。苏恭。

‖发明‖

[刘完素曰]猪，水畜也，故心可以镇恍惚。

‖附方‖

旧一，新三。**心虚自汗**不睡者。用獖猪心一个，带血破开，入人参、当归各二两，煮熟去药食之。不过数服，即愈。证治要诀。**心虚嗽血**沉香末一钱，半夏七枚，入猪心中，以小便湿纸包煨熟，去半夏食之。证治要诀。**产后风邪**心虚惊悸。用猪心一枚，五味，豉汁煮食之。心镜。**急心疼痛**猪心一枚，每岁入胡椒一粒，同盐、酒煮食。

肝

入药用子肝。

‖气味‖

苦，温，无毒。[时珍曰]饵药人，不可食之。合鱼鲙食，生痈疽；合鲤鱼肠、鱼子食，伤人神；合鹌鹑食，生面䵟。延寿书云：猪临杀，惊气入心，绝气归肝，俱不可多食，必伤人。

小儿惊痫。苏恭。切作生，以姜、醋食，主脚气，当微泄。若先利，即勿服。藏器。治冷劳脏虚，冷泄久滑赤白，带下，以一叶薄批，揾着诃子末炙之，再揾再炙，尽末半两，空腹细嚼，陈米饮送下。苏颂。补肝明目，疗肝虚浮肿。时珍。

‖ 发明 ‖

时珍曰肝主藏血，故诸血病用为向导入肝。千金翼治痢疾有猪肝丸，治脱肛有猪肝散，诸眼目方多有猪肝散，皆此意也。

‖ 附方 ‖

旧六，新八。**休息痢疾**獭猪肝一具切片，杏仁炒一两，于净锅内，一重肝，一重杏仁，入童子小便二升，文火煎干。取食，日一次。千金。**浮肿胀满不下食**。猪肝一具洗切，着葱、豉、姜、椒炙食之。或单煮羹亦可。心镜。**身面卒肿**生猪肝一具细切，醋洗，入蒜、醋食之。勿用盐。**肿自足起**方法同上。**风毒脚气**猪肝作生脍，食之取利。**水肿溲涩**猪肝尖三块，绿豆四撮，陈仓米一合，同水煮粥食，毒从小便出也。**中蛊腹痛**支太医秘方：以猪肝一具，蜜一升，共煎，分二十服，或为丸服。肘后。**食即汗出**乃脾胃虚也。猪肝一斤薄切，纸曝干为末，煮白粥，布绞汁，众手丸梧子大。空心饮下五十丸，日五。心镜。**目难远视**肝虚也。猪肝一具，细切去皮膜，葱白一握，用豉汁作羹，待熟下鸡子三个，食之。普济方。**肝热目赤**碜痛，用猪肝一具薄切，水洗净，以五味食之。食医心境。**牙疳危急**猪肝一具煮熟，蘸赤芍药末，任意食之。后服平胃散二三贴，即效。节要。**女人阴痒**炙猪肝纳入，当有虫出，肘后。**打击青肿**炙猪

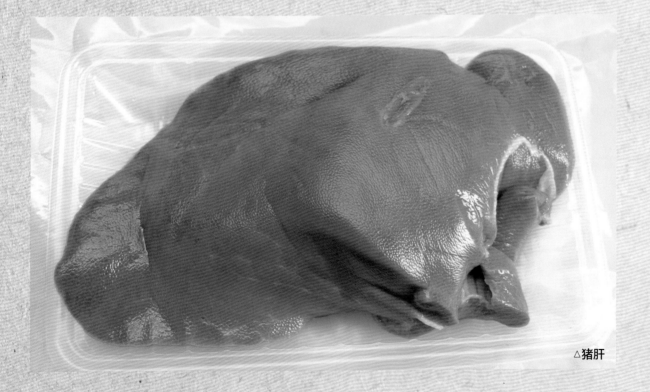

△猪肝

肝贴之。千金。**急劳疾悴**日晚即寒热，惊悸烦渴。用獭猪肝一具，切丝，生甘草末十五两，于铛中布肝一重，掺甘草一重，以尽为度，取童便五升，文武火煮干，捣烂，众手丸梧子大。每空心米饮下二十丸，渐加三十丸。圣惠方。

脾

俗名联贴。

‖气味‖

涩，平，无毒。[时珍曰] 诸兽脾味如泥，其属土也可验。[思邈曰] 凡六畜脾，人一生莫食之。

‖主治‖

脾胃虚热，同陈橘红、人参、生姜、葱白，陈米煮羹食之。苏颂。

‖附方‖

新二。**脾积痞块**猪脾七个，每个用新针一个刺烂；以皮消一钱擦之，七个并同，以瓷器盛七日，铁器焙干。又用水红花子七钱，同捣为末，以无灰酒空心调下。一年以下者，一服可愈；五年以下者，二服；十年以下者，三服。保寿堂方。**疟发无时**胡椒、吴茱萸、高良姜各二钱，为末，以猪脾一条，作脍炒熟，一半滚药，一半不滚，以墨记定，并作馄饨煮熟。有药者吞之，无药者嚼下，一服效。卫生家宝方。

肺

‖气味‖

甘，微寒，无毒。[颂曰] 得大麻仁良。不与白花菜合食，令人气滞发霍乱。八月和饴食，至冬发疽。

‖主治‖

补肺。苏颂。疗肺虚咳嗽，以一具，竹刀切片，麻油炒熟，同粥食。又治肺虚嗽血，煮蘸薏苡仁末食之。时珍。出要诀诸方。

肾

俗名腰子。

‖气味‖

咸，冷，无毒。[思邈曰] 平。[日华曰] 虽补肾，而久食令人少子。[诜曰] 久食，令人伤肾。[

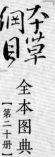

曰 冬月不可食，损人真气，兼发虚壅。

‖主治‖

理肾气，通膀胱。别录。补膀胱水脏，暖膝，治耳聋。日华。补虚壮气，消积滞。苏颂。除冷利。孙思邈。止消渴，治产劳虚汗，下痢崩中。时珍。

‖发明‖

时珍曰 猪肾，别录谓其理肾气，通膀胱。日华亦曰补水脏膀胱，暖腰膝。而又曰虽补肾，久食令人少子。孟诜亦曰：久食令人肾虚。两相矛盾如此，何哉？盖猪肾性寒，不能补命门精气。方药所用，借其引导而已。别录理字、通字，最为有理；日华暖腰膝、补膀胱水脏之说为非矣。肾有虚热者，宜食之；若肾气虚寒者，非所宜矣。今人不达此意，往往食猪肾为补，不可不审。又千金治消渴有猪肾荠苨汤，补肾虚劳损诸病有肾沥汤，方甚多，皆用猪、羊肾煮汤煎药，俱是引导之意。

‖附方‖

旧四，新十九。**肾虚遗精多汗**，夜梦鬼交。用猪肾一枚，切开去膜，入附子末一钱，湿纸裹煨熟，空心食之，饮酒一杯。不过三五服，效。经验方。**肾虚阴痿**羸瘦，精衰少力。用獖猪肾一对，切片，枸杞叶半斤，以豉汁一盏，同椒、盐煮羹食。经验方。**肾虚腰痛**用猪腰子一枚切片，以椒、盐淹去腥水，入杜仲末三钱在内，荷叶包煨食之，酒下。本草权度。**闪肭腰痛**用獖猪肾一枚批片，盐、椒淹过，入甘遂末三钱，荷叶包煨熟食，酒送下。儒门事亲。**老人耳聋**猪肾一对去膜切，以粳米二合，葱白二根，薤白七根，人参二分，防风一分，为末，同煮粥食。奉亲养老方。**老人脚气**呕逆者。用猪肾一对，以醋、蒜、五味治食之，日作一服。或以葱白、粳米同煮粥食亦可。奉亲养老方。**卒然肿满**用猪肾批开，入甘遂末一钱，纸裹煨熟食。以小便利为效，否则再服。肘后方。**肘伤冷痛**猪肾一对，桂心二两，水八升，煮三升，分三服。肘后。**卒得咳嗽**猪肾二枚，干姜三两，水七升，煮二升，稍服取汗。肘后方。**久嗽不瘥**猪肾二枚，入椒四七粒，水煮啖之。张文仲方。**心气虚损**猪腰子一枚，水二碗，煮至一碗半，切碎，入人参、当归各半两，煮至八分。吃腰子，以汁送下。未尽者，同滓作丸服。百一选方。**酒积面黄腹胀**不消。猪腰子一个，批开七刀，葛根粉一钱，掺上合定，每边炙三遍半，手扯作六块，空心吃之，米汤送下。圣济总录。**久泄不止**猪肾一个批开，掺骨碎补末，煨熟食之，神效。濒湖集简方。**赤白下痢**腰痛。用猪肾二枚研烂，入陈皮、椒、酱，作馄饨，空心食之。食医心境。**赤白带下**常炙猪肾食之。张文仲方。**崩中漏下**方同上。**产后蓐劳**寒热。用猪肾一对，切细片，以盐、酒拌之。先用粳米一合，葱、椒煮粥，盐、醋调和。将腰子铺于盆底，以热粥倾于上盖之，如作盦生粥食之。济生。**产后虚汗**发热，肢体疼痛，亦名蓐劳。永类钤方用猪肾一对切，水三升，粳米半合，椒、盐、葱白煮粥食。梅师：用猪肾同葱、豉和成，作稀臛食之。**小儿躯啼**小儿五十日以来，胎寒腹痛，躯啼弄舌，微热而惊，此痫候也。猪肾一具，当归一两，焙，以清酒一升，煮七合。每以杏仁大与咽之，日三夜一。圣惠方。**小儿头疮**猪腰子一个，批开去心、膜，入五倍子、轻粉末等分在内，以沙糖和面固济，炭火炙焦为末。清油调涂。经验良方。**传尸劳瘵**猪腰子一对，童子小便二盏，无灰酒一盏，新瓷瓶盛之，泥封，炭火温养，自戌至子时止。待五更初温熟，取开饮酒，食腰子。病笃者，只一月效。平日瘦怯者，亦可用之。盖以血养血，绝胜金石草木之药也。邵真人经验方。**痈疽发背**初起者。用獖猪腰子一双，同飞面捣如泥，涂之即愈。

胰

音夷。亦作胰。[时珍曰] 一名肾脂。生两肾中间，似脂非脂，似肉非肉，乃人物之命门，三焦发原处也。肥则多，瘦则少。盖颐养赖之，故谓之胰。

‖气味‖

甘，平，微毒。[颂曰] 男子多食损阳。

‖主治‖

肺痿咳嗽，和枣肉浸酒服。亦治痃癖羸瘦。藏器。又合膏，练缯帛。疗肺气干胀喘急，润五脏，去皱疱䵟黯，杀斑蝥、地胆毒，治冷痢成虚。苏颂。一切肺病咳嗽，脓血不止。以薄竹筒盛，于糠火中煨熟，食上啖之，良。心镜。通乳汁。之才。

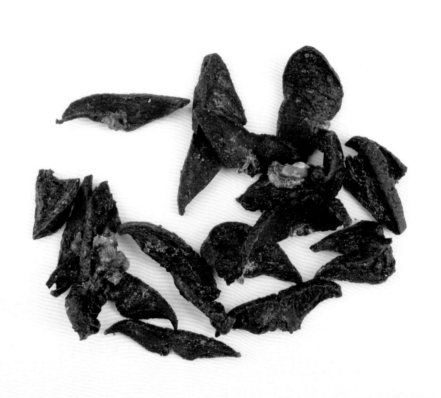

△猪胰饮片

‖附方‖

旧二，新九。**猪胰酒**治冷痢久不瘥。此是脾气不足，暴冷入脾，舌上生疮，饮食无味，或食下还吐，小腹雷鸣，时时心闷，干皮细起，膝胫酸痛，羸瘦，渐成鬼气，及妇人血气不通，逆饭忧烦，四肢无力，丈夫痃癖，两肋虚胀，变为水气，服之皆效。此法出于传尸方。取猪胰一具细切，与青蒿叶相和。以无灰酒一大升，微火温之，乘热纳胰中，使消尽。又取桂心末一小两，内酒中。每旦温服一小盏，午、夜各再一服，其验。忌面、油腻等食。崔元亮海上方。**膜内气块**猪胭一具炙，蘸玄胡索末食之。卫生易简方。**肺气咳嗽**猪胰一具，苦酒煮食，不过二服。肘后方。**二十年嗽**猪胰三具，大枣百枚，酒五升渍之，秋冬七日，春夏五日，绞去滓，七日服尽，忌盐。**远年肺气**猪胰一具，腻粉一两，瓷瓶固济，上留小窍，煅烟尽为末。每服二钱，浆水下。**服石发热**猪肾脂一具，勿中水，以火炙取汁。每服三合，日夜五六服，石随大便下。总录。**拨云去翳**用猪胰子一枚五钱，蕤仁五分，青盐一钱，共捣千下，令如泥。每点少许，取下膜翳为效。孙氏集效方。**赤白癜风**猪胰一具，酒浸一时，饭上蒸熟食。不过十具。寿域方。**面粗丑黑**皮厚黚黯者。猪胰五具，芜青子二两，杏仁一两，土瓜根一两，淳酒浸之。夜涂旦洗，老者少，少者白，神验。肘后。**手足皴裂**以酒挼猪胰，洗并傅之。肘后。**唇燥紧裂**猪胰浸酒搽之。叶氏摘玄方。

肚

‖气味‖

甘，微温，无毒。

‖主治‖

补中益气止渴，断暴痢虚弱。别录。补虚损，杀劳虫。酿黄糯米蒸捣为丸，治劳气，并小儿疳蛔黄瘦病。日华。主骨蒸热劳，血脉不行，补羸助气，四季宜食。苏颂。消积聚癥瘕，治恶疮。吴普。

‖发明‖

时珍曰猪水畜而胃属土，故方药用之补虚，以胃治胃也。

‖附方‖

旧二，新九。**补益虚羸**用猪肚一具，入人参五两，蜀椒一两，干姜一两半，葱白七个，粳米半升在内，密缝，煮熟食。千金翼。**水泻不止**用獖猪肚一枚，入蒜煮烂捣膏，丸梧子大。每米饮服三十丸。丁必卿云：予每日五更必水泻一次，百药不效。用此方，入平胃散末三两，丸服，遂安。普济。**消渴饮水**日夜饮水数斗者。心镜用雄猪肚一枚，煮取汁，入少豉，渴即饮之，肚亦可食。煮粥亦可。仲景猪肚黄连丸：治消渴。用雄猪肚一枚，入黄连末五两，栝楼根、白粱米各四两，知母三两，麦门冬二两，缝定蒸熟，捣丸如梧子大。每服三十丸，米饮下。食医心镜。**老人脚气**猪肚一枚，洗净切作生，以水洗，布绞干，和蒜、椒、酱、醋五味，常食。亦治热劳。养老方。**温养胎气**胎至九月消息。用猪肚一枚，如常着五味，煮食至尽。千金髓。**赤白癜风**白煮猪肚一枚，食之顿尽。忌房事。外台。**疥疮痒痛**猪肚一枚，同皂荚煮熟，去荚食之。救急。**头疮白秃**普济用新破猪肚勿洗，热摅之，须臾虫出，不尽再作。孙氏方：用猪肚一个，入矾一两，扎定，以黄泥固济，煅存性为末，油和傅。以椒汤洗。**虫牙疼痛**用新杀猪肚尖上涎，绢包咬之。数次虫尽即愈。唐氏用枳壳末拌之。

肠

‖气味‖
甘，微寒，无毒。

‖主治‖
虚渴，小便数，补下焦虚竭。孟诜。止小便。日华。去大小肠风热，宜食之。苏颂。润肠治燥，调血痢脏毒。时珍。洞肠：治人洞肠挺出，血多。孙思邈。洞肠，广肠也。

‖附方‖
新三。**肠风脏毒**救急用猪大肠一条，入芫荽在内，煮食。奇效用猪脏，入黄连末在内，煮烂，捣丸梧子大。每米饮服三十丸。又方：猪脏入槐花末令满，缚定，以醋煮烂，捣为丸如梧桐子大。每服二十丸，温酒下。**肋热血痢**方法同上。**脏寒泄泻**体倦食减。用猪大脏一条，去脂洗净，以吴茱萸末填满，缚定蒸熟，捣丸梧子大。每服五十丸，米饮下。奇效良方。

脬

亦作胞。

‖气味‖
甘、咸，寒，无毒。

‖主治‖
梦中遗溺，疝气坠痛，阴囊湿痒，玉茎生疮。

‖发明‖
[时珍曰] 猪胞所主，皆下焦病，亦以类从尔。蕲有一妓，病转脬，小便不通，腹胀如鼓，数月垂死。一医用猪脬吹胀，以翎管安上，插入廷孔，捻脬气吹入，即大尿而愈。此法载在罗天益卫生宝鉴中，知者颇少，亦机巧妙术也。

‖附方‖

新八。**梦中遗溺**用猪脬洗炙食之。千金。**产后遗尿**猪胞、猪肚各一个，糯米半升，入脬内，更以脬入肚内，同五味煮食。医林集要。**产后尿床**方法同上。**疝气坠痛**用猪脬一枚洗，入小茴香、大茴香、破故纸、川楝子等分填满，入青盐一块缚定，酒煮熟食之，酒下。其药焙捣为丸，服之。**消渴无度**干猪胞十个，剪破去蒂，烧存性为末。每温酒服一钱。圣济总录。**肾风囊痒**用猪尿胞火炙，以盐酒吃之。救急。**玉茎生疮**臭腐。用猪胞一枚，连尿，去一半，留一半，以煅红新砖焙干为末，入黄丹一钱。掺之，三五次瘥。先须以葱、椒汤洗。奇效方。**白秃癞疮**洗刮令净，以猪胞乘热裹之，当引虫出。

胆

‖气味‖

苦，寒，无毒。

‖主治‖

伤寒热渴。别录。骨热劳极；消渴，小儿五疳，杀虫。苏颂。敷小儿头疮。治大便不通，以苇筒纳入下部三寸灌之，立下。藏器。通小便，敷恶疮，杀疳䘌，治目赤目翳，明目，清心脏，凉肝脾。入汤沐发，去腻光泽。时珍。

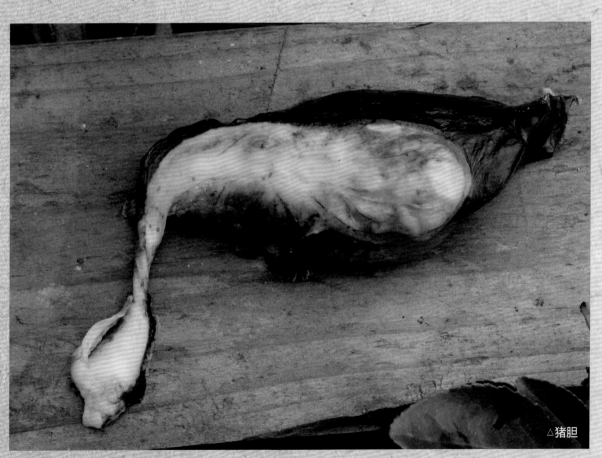

△猪胆

‖ 发明 ‖

[成无己曰] 仲景以猪胆汁和醋少许，灌谷道中，通大便神效。盖酸苦益阴润燥而泻便也。又治少阴下利不止，厥逆无脉，干呕烦者，以白通汤如猪胆汁主之。若调寒热之逆者，冷热必行，则热物冷服，下嗌之后，冷体既消，热性便发，故病气自愈。此所以和人尿、猪胆咸苦之物，于白通热剂之中，使其气相从，而无拒格之患也。又云：霍乱病吐下已断，汗出而厥，四肢厥急，脉微欲绝者，通脉四逆汤加猪胆汁主之。盖阳气太虚，阴气独胜。纯与阳药，恐阴气格拒不得入。故加猪胆汁，苦入心而通脉，寒补肝而和阴，不致格拒也。[汪机曰] 朱奉议治伤寒五六日癍出，有猪胆鸡子汤。[时珍曰] 方家用猪胆，取其寒能胜热，滑能润燥，苦能入心，又能去肝胆之火也。

‖ 附方 ‖

旧六，新十四。**少阴下利不止，厥逆无脉，干呕者**，以白通汤加猪胆汁主之。葱白四茎，干姜一两，生附子一枚，水三升，煮一升，入人尿五合，猪胆汁一合，分服。仲景伤寒论。**或泻或止久而不愈。**二圣丸：用黄连、黄檗末各一两，以猪胆煮熟和，丸如绿豆大。量儿大小，每米饮服之。总微论。**赤白下痢**十二月腊猪胆百枚，俱盛黑豆入内，着麝香少许，阴干。每用五七粒为末。生姜汤调服。奇效方。**湿䘌下痢**不止，干呕羸瘦，多睡面黄。以胆汁和姜汁、酽醋同灌下部，手急捻，令醋气上至咽喉乃止，当下五色恶物及虫而愈也。拾遗。**热病蚀䘌**上下。用猪胆一枚，醋一合，煎沸服，虫立死也。梅师。**瘦病咳嗽**猪胆和人溺、姜汁、橘皮、诃黎勒皮同煮汁，饮之。拾遗方。**小便不通**猪胆一枚，热酒和服。又用猪胆连汁，笼住阴头。一二时汁入自通。**消渴无度**雄猪胆五个，定粉一两，同煎成，丸芡子大。每含化二丸咽下，日二。圣济总录。**伤寒癍出**猪胆鸡子汤：用猪胆汁、苦酒各三合，鸡子一个，合煎三沸，分服，汗出即愈。张文仲方。**疔疮恶肿**十二月猪胆风干，和生葱捣傅。普济方。**目翳目盲**猪胆一枚，文火煎稠、丸黍米大。每纳一粒目中，良。**目赤肿痛**猪胆汁一枚，和盐绿五分点之。普济方。**火眼赤痛**猪胆一个，铜钱三文，同置盏内蒸干，取胆丸粟米大，安眼中，圣惠方。**拔白换黑**猪胆涂孔中，即生黑者。圣惠方。**小儿初生**猪胆入汤浴之，不生疮疥。姚和众。**产妇风疮**因出风早。用猪胆一枚，柏子油一两，和傅。杏林摘要。**汤火伤疮**猪胆调黄檗末，涂之。外台。**癧疡出汁**生手足肩背，累累如赤豆，剥净，以猪胆涂之。千金。**喉风闭塞**腊月初一日，取猪胆不拘大小五六枚，用黄连、青黛、薄荷、僵蚕、白矾、朴消各五钱，装入胆内，青纸包了。将地掘一孔，方深各一尺。以竹横悬此胆在内，以物盖定。候至立春日取出，待风吹，去胆皮、青纸，研末密收。每吹少许神验，乃万金不传之方。邵真人经验方。

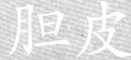

胆皮

‖ 主治 ‖

目翳如重者，取皮曝干，作两股绳如箸大，烧灰出火毒，点之，不过三五度瘥。时珍。出外台秘要。

肤

[汪机曰] 猪肤，王好古以为猪皮，吴绶以为焊猪时刮下黑肤，二说不同。今考礼运疏云：革，肤内厚皮也；肤，革外厚皮也。则吴说为是（浅肤之义）。

‖气味‖

甘，寒，无毒。

‖主治‖

少阴下痢，咽痛。时珍。

‖发明‖

[张仲景曰] 下利，咽痛，胸满心烦者，猪肤汤主之。用猪肤一斤、水一斗，煮五升，取汁，入白蜜一升，白粉五合，熬香，分六服。[成无己曰] 猪，水畜也。其气先入肾，解少阴客热。加白蜜以润燥除烦，白粉以益气断利也。

耳垢

‖主治‖

蛇伤狗咬，涂之。别录。

鼻唇

‖气味‖

甘、咸，微寒，无毒。多食动风。

‖主治‖

上唇：治冻疮痛痒。思邈。煎汤，调蜀椒目末半钱，夜服治盗汗。宗奭。鼻：治目中风翳，烧灰水服方寸匕，日二服。时珍。出千金。

舌

‖主治‖

健脾补不足，令人能食，和五味煮汁食。孟诜。

靥

音掩，俗名咽舌是矣。又名猪气子。王玺曰：在猪喉系下，肉团一枚，大如枣，微扁色红。

‖**主治**‖

项下瘿气，瓦焙研末，每夜酒服一钱。时珍。

‖**发明**‖

见羊靥下。

‖**附方**‖

新二。**瘿气**杏林摘要用猪靥七枚，酒敖三钱，入水瓶中露一夜，取出炙食。二服效。医林集要开结散：猪靥焙四十九枚，沉香二钱，真珠砂罐煅四十九粒，沉香二钱，橘红四钱，为末。临卧冷酒徐徐服二钱。五服见效，重者一料愈。以除日合之。忌酸、咸、油腻、涩气之物。

齿

‖**气味**‖

甘，平。

‖**主治**‖

小儿惊痫，五月五日取，烧灰服。别录。又治蛇咬。日华。中牛肉毒者，烧灰水服一钱。又治痘疮倒陷。时珍。

骨

‖**主治**‖

中马肝、漏脯、果、菜诸毒，烧灰，水服方寸匕，日三服。颊骨：烧灰，治痘陷；煎汁服，解丹药毒。时珍。

‖**附方**‖

新三。**三消渴疾**猪脊汤：用猪脊骨一尺二寸，大枣四十九枚，新莲肉四十九粒，炙甘草二两，西木香一钱，水五碗，同煎取汁，渴则饮之。三因方。**浸淫诸疮**猪牙车骨年久者椎破，烧令脂出，乘热涂之。普济方。**下痢红白**腊猪骨烧存性，研末，温酒调服三钱。

豚卵

‖释名‖

豚颠本经猪石子。[别录曰] 阴干藏之，勿令败。[颂曰] 豚卵，当是猪子也。[时珍曰] 豚卵，即牡猪外肾也。牡猪小者多犗去卵，故曰豚卵，济生方谓之猪石子者是也。三因治消渴方中有石子荠苨汤，治产后蓐劳有石子汤，并用猪肾为石子，误矣。

‖气味‖

甘、温，无毒。

‖主治‖

惊痫癫疾，鬼疰蛊毒，除寒热，贲豚五癃，邪气挛缩。本经。除阴茎中痛。孙思邈。治阴阳易病，少腹急痛，用热酒吞二枚，即瘥。时珍。又古今录验治五痫，莨菪散中用之。

‖附方‖

新一。惊痫中风壮热掣疭，吐舌出沫，用豚卵一双细切，当归二分，以醇酒三升，煮一升，分服。普济。

母猪乳

[时珍曰] 取法：须驯猪，待儿饮乳时提后脚，急以手捋而承之。非此法不得也。

‖气味‖

甘、咸，寒，无毒。

‖主治‖

小儿惊痫，及鬼毒去来，寒热五癃，绵蘸吮之。苏恭。小儿天吊，大人猪、鸡痫病。日华。

‖发明‖

[时珍曰] 小儿体属纯阳，其惊痫亦生于风热。猪乳气寒，以寒治热，谓之正治。故钱乙云：初生小儿至满月，以猪乳频滴之，最佳。张焕云：小儿初生无乳，以猪乳代之，出月可免惊痫痘疹之患。杨士瀛云：小儿口噤不开，猪乳饮之甚良。月内胎惊，同朱砂、牛乳少许，抹口中甚妙。此法诸家方书未知用，予传之。东宫吴观察子病此，用之有效。

‖ 附方 ‖

旧一。断酒白猪乳一升饮之。千金。

蹄

已下并用母猪者。

‖ 气味 ‖

甘、咸，小寒，无毒。

‖ 主治 ‖

煮汁服，下乳汁，解百药毒，洗伤挞诸败疮。别录。滑肌肤，去寒热。苏颂。煮羹，通乳脉，托痈疽，压丹石。煮清汁，洗痈疽，渍热毒，消毒气，去恶肉，有效。时珍。外科精要洗痈疽有猪蹄汤数方，用猪蹄煮汁去油，煎众药蘸洗也。

‖ 附方 ‖

旧五，新二。**妇人无乳**外台用母猪蹄一具，水二斗，煮五六升，饮之，或加通草六分。广济用母猪蹄四枚，水二斗，入土瓜根、通草、漏芦各三两，再煮六升，去滓，纳葱、豉作粥或羹食之。或身体微热，有少汗出佳。未通再作。**痈疽发背**母猪蹄一双，通草六分，绵裹煮羹食之。梅师。**乳发初起**方同上。**天行热毒**攻手足肿痛欲断。用母猪蹄一具去毛，以水一斗，葱白一握，煮汁，入少盐渍之。肘后。**老人面药**令面光泽，用母猪蹄一具，煮浆如胶。夜以涂面，晓则洗去。千金翼。**硇砂损阴**猪蹄一具，浮萍三两，水三升，煮汁半升，渍之。冷即出，以粉傅之。外台。

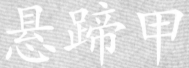

悬蹄甲

一名猪退。[思邈曰] 酒浸半日，炙焦用。[时珍曰] 按古方有用左蹄甲者，又有用后蹄甲者，未详其义也。

‖ 气味 ‖

咸，平，无毒。

‖ 主治 ‖

五痔，伏热在腹中，肠痈内蚀。本经。同赤木烧烟熏，辟一切恶疮。仲景。

‖ 附方 ‖

旧二，新五。**肺气齁喘**猪爪甲二枚烧灰研，入麝香一枚同研，茶服。普济。**定喘化痰**用猪蹄甲

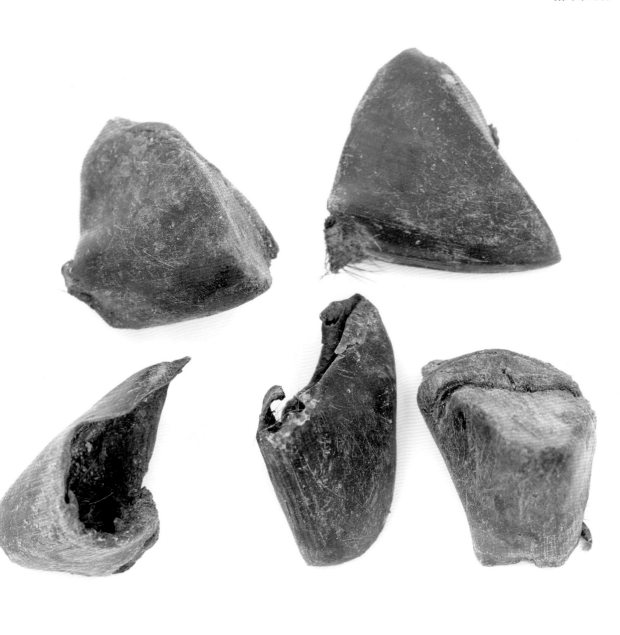

四十九个，洗净，每甲纳半夏、白矾各一字，罐盛固济，煅赤为末，入麝香一钱匕。每用糯米饮下半钱。经验良方。**久咳喘急**猪蹄甲四十九枚，以瓶子盛之，安天南星一枚，盖之，盐泥固济，煅烟出为度。取出，入款冬花半两，麝香，龙脑少许，研匀。每服一钱，食后煎桑白皮汤下。名黑金散。总录。**小儿寒热**及热气中人。用猪后蹄甲烧灰，乳汁调服一撮，日二服。千金。**痘疮入目**猪蹄爪甲烧灰，浸汤滤净，洗之甚妙。普济方。**瘢痘生翳**半年已上者，一月取效；一年者不治。用猪悬蹄二两，瓦瓶固济，煅，蝉蜕一两，羚羊角一分，为末。每岁一字，三岁已上三钱，温水调服，一日三服。钱氏小儿方。**小儿白秃**猪蹄甲七个，每个入白矾一块，枣儿一个，烧存性研末，入轻粉，麻油调搽，不过五上愈。

尾

‖主治‖

腊月者，烧灰水服，治喉痹。和猪脂，涂赤秃发落。时珍。出千金。

毛

‖主治‖

烧灰，麻油调，涂汤火伤，留窍出毒则无痕。时珍。出袖珍。

‖附方‖

新一。**赤白崩中**猪毛烧灰三钱，以黑豆一碗，好酒一碗半，煮一碗，调服。

屎

一名猪零。取东行牡猪者为良。今人又取南行猪零，合太乙丹。[时珍曰]古方亦有用豮猪屎者，各随本方。猪零者，其形累累零而下也。

‖气味‖

寒，无毒。

‖主治‖

寒热黄疸湿痹。别录。主蛊毒，天行热病。并取一升浸汁，顿服。日华。烧灰，发痘疮，治惊痫，除热解毒，治疮。时珍。血溜出血不止，取新屎压之。吴瑞。

‖发明‖

[时珍曰]御药院方治痘他黑陷无价散、钱仲阳治急惊风痫惺惺丸皆用之，取其除热解毒也。

‖附方‖

旧一，新十六。**小儿客忤**偃啼面青，豮猪屎二升，水绞汁，温浴之。**小儿夜啼**猪屎烧灰，淋汁浴儿，并以少许服之。圣惠方。**小儿阴肿**猪屎五升，煮热袋盛，安肿上。千金方。**雾露瘴毒**心烦少气，头痛心烦项强，颤掉欲吐。用新猪屎二升，酒一升，绞汁暖服，取汗瘥。千金。**中猪肉毒**猪屎烧灰，水服方寸匕。外台。**妇人血崩**老母猪屎烧灰，酒服三钱。李楼方。**解一切毒**母猪屎，水和服之。千金。**搅肠沙痛**用母猪生儿时抛下粪，日干为末，以白汤调服。**口唇生核**猪屎绞汁温服。千金方。**白秃发落**腊月猪屎烧灰敷。时后。**疔疮入腹**牡猪屎和水绞汁，服三合，立瘥。圣惠方。**十年恶疮**母猪粪烧存性，傅之。外台方。**消蚀恶肉**腊月豮猪粪烧存性一两，雄黄、槟榔各一钱，为末。湿者渗，干者麻油、轻粉调抹。直指方。**胻疽青烂**生于腨胫间，恶水淋漓，经年疮冷，败为深疽青黑，好肉虚肿，百药不瘥，或瘥而复发。先以药蚀去恶肉，后用豭猪屎散，其效。以猪屎烧研为末，纳疮孔令满，白汁出，唬去更傅。有恶肉，再蚀去乃傅，以平为期，有验。千金方。**男女下疳**母猪粪，黄泥包，煅存性为末。以米泔洗净，搽立效。简便单方。**雀瘘有虫**母猪屎烧灰，以腊月猪膏和敷，当有虫出。千金方。**赤游火丹**母猪屎，水绞汁，服并傅之。外台。

焊猪汤

‖ **主治** ‖

解诸毒虫蟨。苏颂。产后血刺，心痛欲死，温饮一盏。汪机。治消渴，滤净饮一碗，勿令病人知。又洗诸疮，良。时珍。

猪窠中草

‖ **主治** ‖

小儿夜啼，密安席下，勿令母知。日华。

缚猪绳

‖ **主治** ‖

小儿惊啼，发歇不定，用腊月者烧灰，水服少许。藏器。

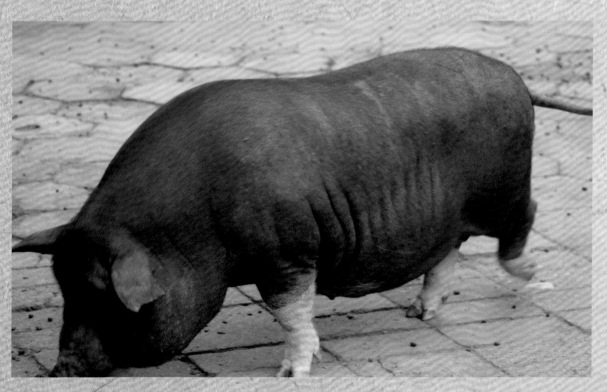

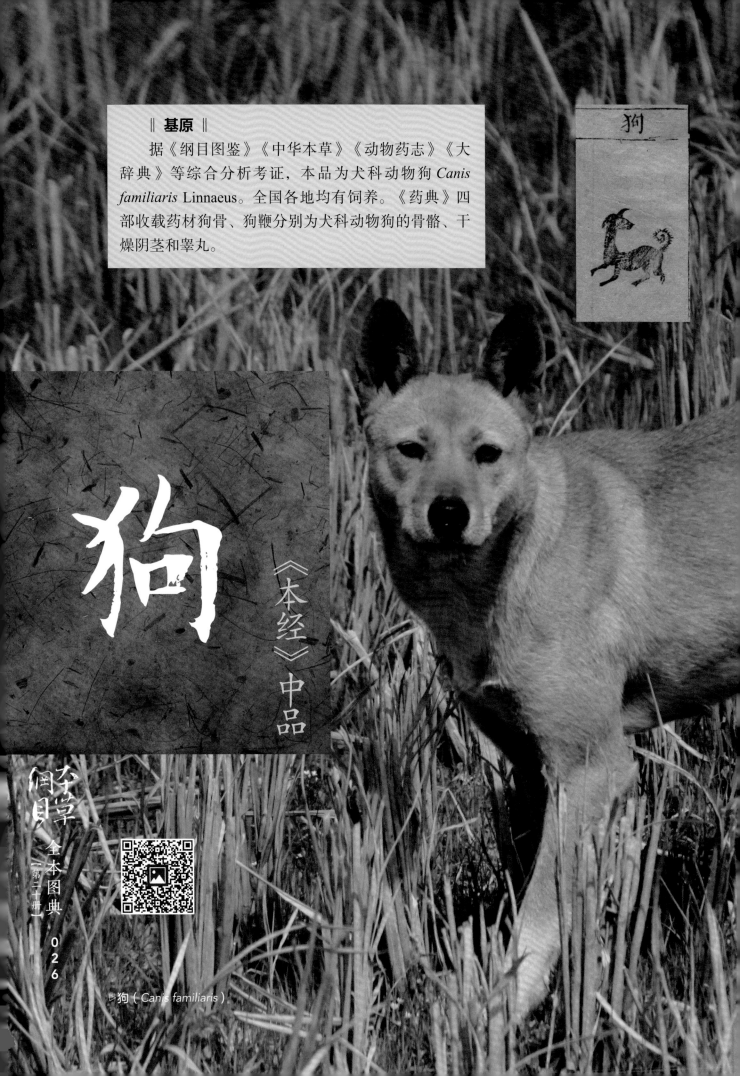

‖ 基原 ‖

据《纲目图鉴》《中华本草》《动物药志》《大辞典》等综合分析考证，本品为犬科动物狗 *Canis familiaris* Linnaeus。全国各地均有饲养。《药典》四部收载药材狗骨、狗鞭分别为犬科动物狗的骨骼、干燥阴茎和睾丸。

狗

《本经》中品

▷狗（*Canis familiaris*）

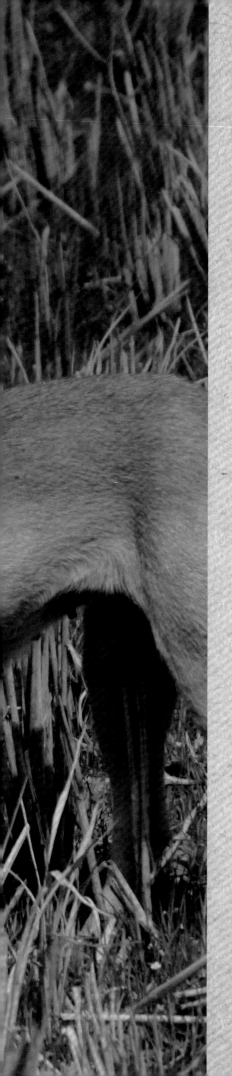

‖释名‖

犬说文**地羊**。[时珍曰] 狗，叩也。吠声有节，如叩物也。或云为物苟且，故谓之狗，韩非云蝇营狗苟是矣。卷尾有悬蹄者为犬，犬字象形，故孔子曰：视犬字如画狗。齐人名地羊。俗又讳之以龙、称狗有乌龙、白龙之号。许氏说文云：多毛曰龙，长喙曰猃，音敛，短喙曰猲，音歇，去势曰猗，高四尺曰獒，狂犬曰猘，音折。生一子曰獴、曰獥，音其，二子曰狮，三子曰狄。

‖集解‖

[时珍曰] 狗类甚多，其用有三：田犬长喙善猎，吠犬短喙善守，食犬体肥供馔。凡本草所用，皆食犬也。犬以三月而生，在畜属木，在卦属艮，在禽应娄星。豺见之跪，虎食之醉，犬食番木鳖则死，物性制伏如此。又辽东有鹰背狗，乃鹰产三卵，一鹰一鹞一犬也。以禽乳兽，古所未闻。详见鹰条。又有老木之精，状如黑狗而无尾，名曰彭侯，可以烹食。无情化有情，精灵之变也。

肉

黄犬为上，黑犬、白犬次之。

‖气味‖

咸、酸，温，无毒。反商陆，畏杏仁。同蒜食，损人。同菱食，生癫。[思邈曰] 白犬合海鮋食，必得恶病。[时珍曰] 鮋，小鱼也。道家以犬为地厌，不食之。凡犬不可炙食，令人消渴。妊妇食之，令子无声。热病后食之，杀人。服食人忌食。九月勿食犬，伤神。瘦犬有病，猘犬发狂，自死犬有毒，悬蹄犬伤人，赤股而躁者气燥，犬目赤者，并不可食。

‖主治‖

安五脏，补绝伤，轻身益气。别录。宜肾。思邈。补胃气，壮阳道，暖腰膝，益气力。日华。补五劳七伤，益阳事，补血脉，厚肠胃，实下焦，填精髓，和五味煮，空心食之。凡食犬不可去血，则力少不益人。孟诜。

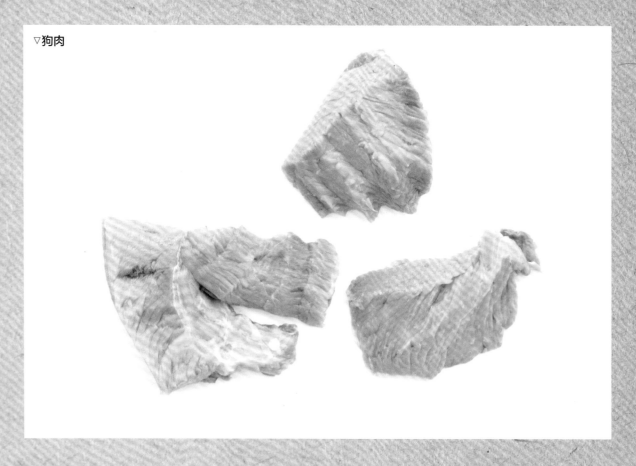

▽狗肉

‖发明‖

[弘景曰] 白狗、乌狗入药用。黄狗肉大补虚劳，牡者尤胜。[大明曰] 黄犬大补益人，余色微补。古言薯蓣凉而能补，犬肉暖而不补。虽有此言，服终有益。但因食秽，不食者众。[震亨曰] 世言犬能治劳损阳虚之疾，然人病多是阴虚。若阳果虚，其死甚易，亦安能措手哉？[时珍曰] 脾胃属土，喜暖恶寒。犬性温暖，能治脾胃虚寒之疾。脾胃温和，而腰肾受荫矣。若素常气壮多火之人，则宜忌之。丹溪独指阴虚立说，矫枉过正矣。济生治真阳虚惫诸虚证，有黄犬肉丸，药多不载。

‖附方‖

旧三，新五。**戊戌酒**大补元气。用黄犬肉一只，煮一伏时，捣如泥，和汁拌炊糯米三斗，入曲如常酿酒。候熟，每旦空心饮之。养老方。**戊戌丸**治男子、妇人一应诸虚不足，骨蒸潮热等证。用黄童子狗一只，去皮毛肠肚同外肾，于砂锅内用酒醋八分，水二升，入地骨皮一斤，前胡、黄芪、肉苁蓉各四两，同煮一日。去药，再煮一夜。去骨，再煮肉如泥，擂滤。入当归末四两，莲肉、苍术末各一斤，厚朴、橘皮末十两，甘草末八两，和杵千下，丸梧子大。每空心盐酒下五七十丸。乾坤秘韫。**脾胃虚冷**腹满刺痛。肥狗肉半斤。以米同盐、豉煮粥，频食一两顿。心镜。**虚寒疟疾**黄狗肉煮臛，入五味，食之。**气水鼓胀**狗肉一斤切，和米煮粥，空腹食之。心镜。**浮肿屎涩**肥狗肉五斤熟蒸，空腹食之。心镜。**卒中恶死**破白狗搕心上，即活。肘后方。**痔漏有虫**钤方用狗肉煮汁，空腹服，能引虫也。危氏用熟犬肉蘸蓝汁，空心食，七日效。

蹄肉

‖气味‖

酸，平。

‖主治‖

煮汁，能下乳汁。别录。

血

白狗者良。

‖气味‖

咸，温，无毒。[弘景曰] 白狗血和白鸡肉、乌鸡肉、白鹅肝、白羊肉、蒲子羹等食，皆病人。[时珍曰] 黑犬血灌蟹烧之，集鼠。

‖主治‖

白狗血：治癫疾发作。乌狗血：治产难横生，血上抢心，和酒服之。别录。补安五脏。日华。热饮，治虚劳吐血，又解射罔毒。点眼，治痘疮入目。又治伤寒热病发狂见鬼及鬼击病，辟诸邪魅。时珍。

‖发明‖

[时珍曰] 术家以犬为地厌，能禳辟一切邪魅妖术。按史记云秦时杀狗磔四门以御灾，杀白犬血题门以辟不祥，则自古已然矣。又华陀别传云：琅琊有女子，右股病疮，痒而不痛，愈而复作。陀取稻糠色犬一只系马，马走五十里，乃断头向痒处合之。须臾一蛇在皮中动，以钩引出，长三尺许，七日而愈。此亦怪证，取狗之血腥，以引其虫耳。

‖附方‖

旧二，新四。**热病发狂**伤寒、时气、温病六七日，热极发狂，见鬼欲走。取白狗从背破取血，乘热摊胸上，冷乃去之。此治垂死者亦活。无白犬，但纯色者亦可。肘后方。**鬼击之病**胁腹绞痛，或即吐血、衄血、下血，一名鬼排。白犬头取热血一升，饮之。百一方。**小儿卒病**刺白犬血一升，含之。并涂身上。葛氏方。**卒得病疮**常时生两脚间。用白犬血涂之，立愈。肘后方。**两脚癣疮**白犬血涂之，立瘥。奇效。**疔疮恶肿**取白犬血频涂之，有效。肘后。

心血

‖**主治**‖

心痹心痛。取和蜀椒末，丸梧子大。每服五丸，日五服。时珍。出肘后。

乳汁

白犬者良。

‖**主治**‖

十年青盲。取白犬生子目未开时乳，频点之。狗子目开即瘥。藏器。赤秃发落，频涂甚妙。
时珍。

‖**附方**‖

新二。**拔白**白犬乳涂之。千金。**断酒**白犬乳，酒服。千金。

脂并脄

白犬者良。

‖**主治**‖

手足皲皱。入面脂，去黚黯。柔五金。时珍。

脑

‖**主治**‖

头风痹，鼻中息肉，下部𧏾疮。别录。猘犬咬伤，取本犬脑敷之，后不复发。时珍。出肘后。

‖**附方**‖

新一。**眉发火瘢不生者**。蒲灰，以正月狗脑和敷，日三，则生。圣惠方。

涎

‖**主治**‖

诸骨哽脱肛，及误吞水蛭。时珍。

‖附方‖

新三。**诸骨哽咽**狗涎频滴骨上，自下。仇远稗史。**大肠脱肛**狗涎抹之，自上也。扶寿精方。**误吞水蛭**以蒸饼半个，绞出狗涎，吃之，连食二三，其物自散。德生堂方。

心

‖主治‖

忧恚气，除邪。别录。治风痹鼻衄，及下部疮，狂犬咬。日华。

肾

‖气味‖

平，微毒。时珍曰 内则食犬去肾，为不利人也。

‖主治‖

妇人产后肾劳如疟者。妇人体热用猪肾，体冷用犬肾。藏器。

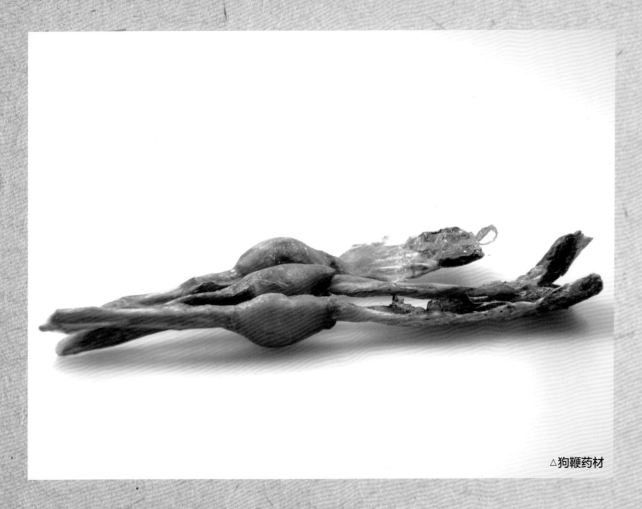

△狗鞭药材

肝

[时珍曰] 按沈周杂记云：狗肝色如泥土，臭味亦然。故人夜行土上则肝气动，盖相感也。又张华物类志云：以狗肝和土泥灶，令妇姜孝顺。则狗肝应土之说相符矣。

‖ 主治 ‖

肝同心捣，涂狂犬咬。又治脚气攻心，切生，以姜、醋进之，取泄。先泄者勿用。藏器。

‖ 附方 ‖

旧一，新一。**下痢腹痛**狗肝一具切，入米一升煮粥，合五味食。心镜。**心风发狂**黄石散：用狗肝一具批开，以黄丹、消石各一钱半，研匀擦在肝内，用麻缚定，水一升煮熟。细嚼，以本汁送下。杨氏家藏。

胆

青犬、白犬者良。

‖ 气味 ‖

苦，平，有小毒。[敩曰] 鲑鱼插树，立便干枯；狗胆涂之，却还荣盛。

‖ 主治 ‖

明目。本经。[鼎曰] 上伏日采胆，酒服之。**敷痂疡恶疮**。别录。**疗鼻齆，鼻中息肉**。甄权。主鼻衄聤耳，止消渴，杀虫除积，能破血。凡血气痛及伤损者，热酒服半个，瘀血尽下。时珍。治刀箭疮。日华。去肠中脓水。又和通草、桂为丸服，令人隐形。孟诜。

▽狗胆

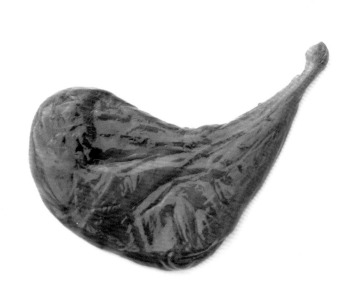

‖ 发明 ‖

[慎微曰] 按魏志云：河内太守刘勋女病左膝疮痒。华陀视之，用绳系犬后足不得行，断犬腹取胆向疮口，须臾有虫若蛇着疮上出，长三尺，病愈也。

‖ 附方 ‖

旧二，新七。**眼赤涩痒**犬胆汁注目中，效。圣惠。**肝虚目暗**白犬胆一枚，萤火虫二七枚，阴干为末，点之。圣惠。**目中脓水**上伏日采犬胆，酒服之。圣济总录。**聤耳出脓**用狗胆一枚，枯矾一钱，调匀。绵裹塞耳内，三四次即瘥。奇效良方。**拔白换黑**狗胆汁涂之。千金。**血气撮痛**不可忍者。用黑狗胆一个，半干半湿剜开，以篦子排丸绿豆大，蛤粉滚过。每服四十丸，以铁淬酒送下，痛立止。经验方。**反胃吐食**不拘丈夫妇人老少，远年近日。用五灵脂末，黄狗胆汁和，丸龙眼大，每服一丸，好酒半盏磨化服。不过三服，即效。本事。**痞块疟积**五灵脂炒烟尽、真阿魏去砂研等分，用黄雄狗胆汁和，丸黍米大。空心津咽三十丸。忌羊肉、醋、面。简便。**赤白下痢**腊月狗胆一百枚，每枚入黑豆充满，麝香少许。每服一枚，赤以甘草、白以干姜汤送下。奇效良方。

牡狗阴茎

‖ 释名 ‖

狗精。六月上伏日取，阴干百日。别录。

‖ 气味 ‖

咸，平，无毒。[思邈曰] 酸。

‖ 主治 ‖

伤中，阴痿不起，令强热大，生子，除女子带下十二疾。本经。治绝阳及妇人阴痿。日华。补精髓。孟诜。

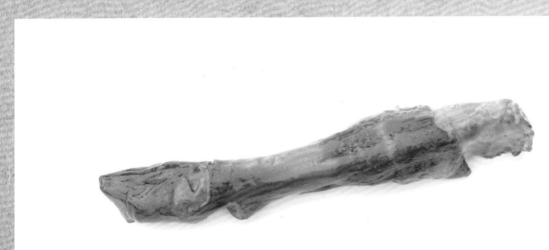

阴卵

‖主治‖

妇人十二疾，烧灰服。苏诜。

皮

‖主治‖

腰痛，炙热黄狗皮裹之。频用取瘥。烧灰，治诸风。时珍。

‖发明‖

[时珍曰] 淮南万毕术云：黑犬皮毛烧灰扬之，止天风。则治风之义，有取乎此也。

毛

‖主治‖

产难。苏恭。颈下毛：主小儿夜啼，绛囊盛，系儿两手。藏器。烧灰汤服一钱，治邪疟。尾：烧灰，敷犬伤。时珍。

‖附方‖

旧一。**汤火伤疮**狗毛细剪，以烊胶和毛敷之。痂落即瘥。梅师。

齿

‖气味‖

平，微毒。

‖主治‖

癫痫寒热，卒风痹，伏日取之。别录。磨汁，治犬痫。烧研醋和，敷发背及马鞍疮。同人齿烧灰汤服，治痘疮倒陷，有效。时珍。

头骨

黄狗者良。

‖气味‖

甘、酸，平，无毒。

‖主治‖

金疮止血。别录。烧灰，治久痢、劳痢。和干姜、莨菪炒见烟，为丸，空心白饮服十丸，极效。甄权。烧灰，壮阳止疟。日华。治痈疽恶疮，解颅，女人崩中带下。时珍。颔骨：主小儿诸痫、诸瘘，烧灰酒服。苏恭。

‖附方‖

旧三，新十。**小儿久痢**狗头烧灰，白汤服。千金。**小儿解颅**黄狗头骨炙为末，鸡子白和，涂之。直指。**赤白久痢**腊月狗头骨一两半，烧灰，紫笋茶末一两，为末。每服二钱，米饮下。圣惠方。**赤白带下不止者。**狗头烧灰，为末。每酒服一钱，日三服。圣惠。**产后血乱**奔入四肢，并违堕。以狗头骨灰，酒服二钱，甚效。经验方。**打损接骨**狗头一个，烧存性为末。热醋调涂，暖卧。卫生易简。**附骨疽疮**狗头骨烧烟，日熏之。圣惠。**痈疽疔毒**狗头骨灰、芸薹子等分为末，水和敷之。千金。**恶疮不愈**狗头骨灰同黄丹末等分，敷之。寿域方。**长肉生肌**老狗头脑骨瓦炒二两，桑白皮一两，当归二钱半，为末。麻油调敷。直指。**鼻中息肉**狗头灰方寸匕，苦丁香半钱，研末吹之，即化为水。或同硇砂少许，尤妙。朱氏集验。**梦中泄精**狗头鼻梁骨烧研，卧时酒服一钱。**头风白屑**作痒。狗头骨烧灰，淋汁沐之。圣惠方。

骨

白狗者良。

‖气味‖

甘，平，无毒。

‖主治‖

烧灰，生肌，敷马疮。别录。烧灰，疗诸疮瘘，及妒乳痈肿。弘景。烧灰，补虚，理小儿惊痫客忤。蜀本。煎汁，同米煮粥，补妇人，令有子。藏器。烧灰，米饮日服，治休息久痢。猪脂调，敷鼻中疮。时珍。

‖附方‖

旧二。**产后烦懑不食者。**白犬骨烧研，水服方寸匕。千金翼。**桃李哽咽**狗骨煮汤，摩头上。子母秘录。

屎

白狗者良。

‖气味‖

热，有小毒。丹房镜源云：白狗粪煮铜。

‖主治‖

疗疮。水绞汁服，治诸毒不可入口者。苏恭。瘰疬彻骨痒者，烧灰涂疮，勿令病者知。又和腊猪脂，敷瘘疮肿毒，疔肿出根。藏器。烧灰服，发痘疮倒靥，治霍乱癥积，止心腹痛，解一切毒。时珍。

‖发明‖

狗屎所治诸病，皆取其解毒之功耳。

‖附方‖

旧三，新五。**小儿霍乱**卒起者。用白狗屎一丸，绞汁服之。**心痛欲死**狗屎炒研，酒服二钱，神效。**劳疟瘴疟久不愈**。用白狗粪烧灰，发前冷水服二钱。圣惠方。**月水不调**妇人产后，月水往来，乍多乍少。白狗粪烧末，酒服方寸匕，日三服。千金。**鱼肉成癥**并治诸毒。用狗粪五升烧末，绵裹，于五升酒中浸二宿，取清，日三服，癥即便出也。外台。**漏脯中毒**犬屎烧末，酒服方寸匕。肘后。**发背痈肿**用白犬屎半升，水绞取汁服，以滓敷之，日再。外台。**疗疮恶肿**牡狗屎五月五日，烧灰涂敷，数易之。又治马鞍疮，神验。圣惠。

屎中粟

白狗者良。一名白龙沙。

‖主治‖

噎膈风病，痘疮倒陷，能解毒也。时珍。

‖附方‖

新二。**噎膈不食**黄犬干饿数日，用生粟或米干饲之。俟其下粪，淘洗米粟令净，煮粥，入薤白一握，泡熟去薤，入沉香末二钱食之。永类钤方。**痘疮倒靥**用白狗或黑狗一只，喂以生粟米。候下屎，取末化米为末，入麝香少许，新汲水服二钱。保幼大全。

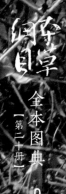

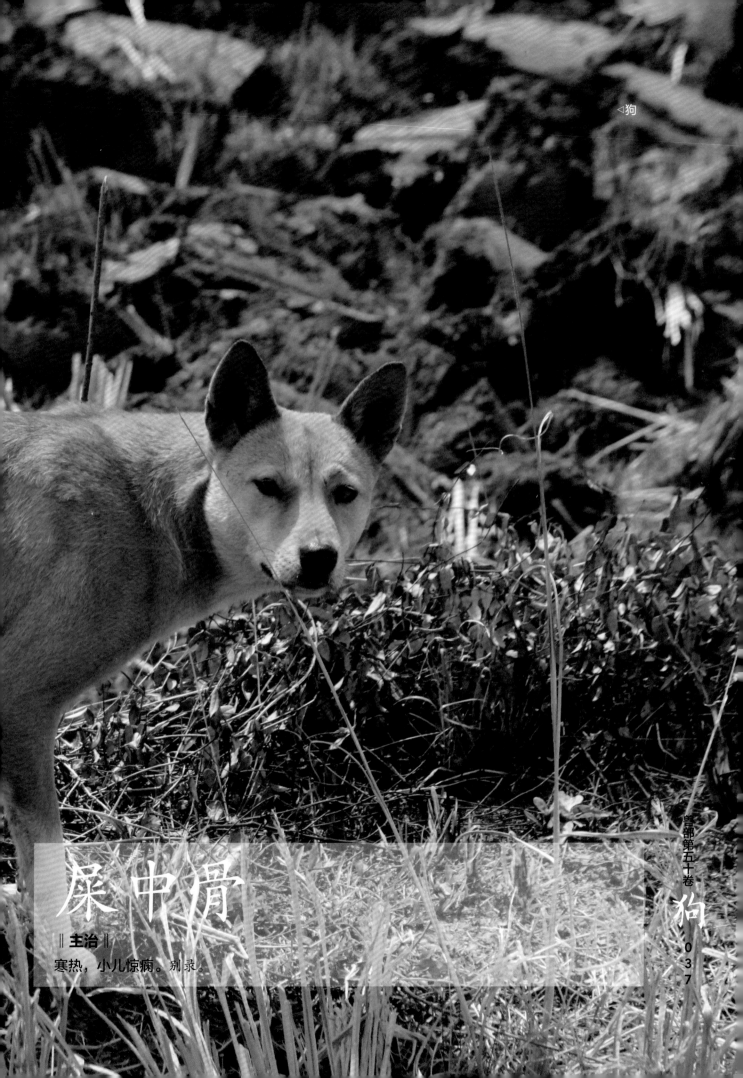

屎中骨

‖ 主治 ‖

寒热，小儿惊痫。别录。

‖ 基原 ‖

据《动物药志》《中华本草》《纲目彩图》《纲目图鉴》等综合分析考证，本品包括牛科动物山羊 *Capra hircus* Linnaeus 和绵羊 *Ovis aries* Linnaeus。均为饲养家畜，品种颇多；全国各地均有饲养，绵羊以西北和北部为多。《动物药志》还收载有羱羊（北山羊）*C. ibex* Linnaeus。《药典》四部收载山羊角药材为牛科动物山羊的角。收载药材羊骨及羊肉、羊胆、鲜羊肝分别为牛科动物山羊或绵羊的去其头后干燥骨骼及肉、胆、肝。

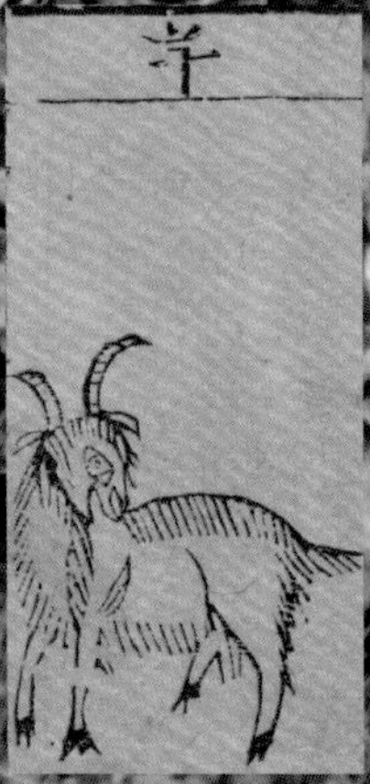

羊

《本经》中品

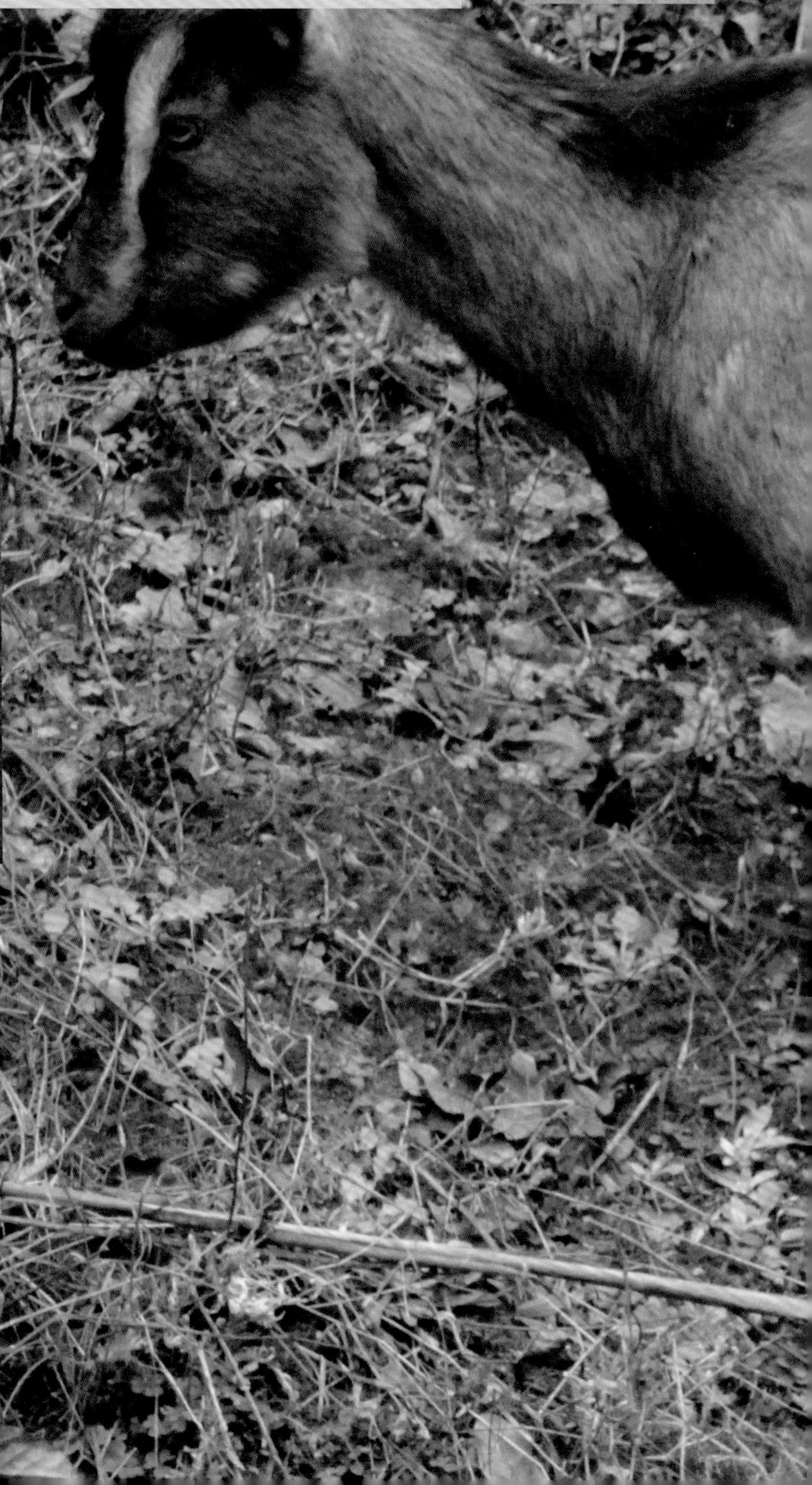

▷山羊（*Capra hircus* Linnaeus）

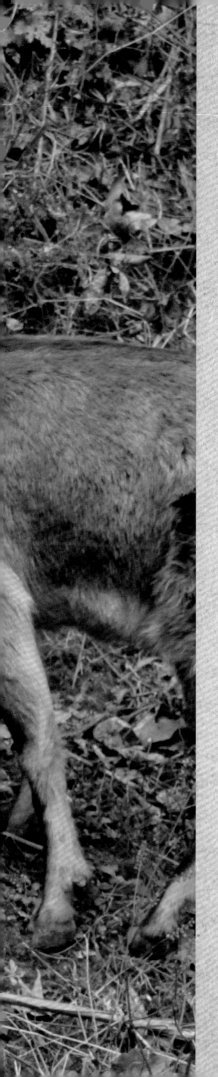

校正：别录另出羊乳，今并为一。

‖释名‖

羖亦作羜。羝音低。羯。[时珍曰]说文云：羊字象头角足尾之形。孔子曰：牛羊之字，以形似也。董子云：羊，祥也。故吉礼用之。牡羊曰羖，曰羝；牝羊曰羘，曰羘，音臧。白曰羒，黑曰羭。多毛曰羖䍽，胡羊曰羭羺，无角曰羫，曰羦。去势曰羯。羊子曰羔，羔五月曰羜，音宁，六月曰羍，音务，七月曰羍，音达，未卒岁曰羍，音兆。内则谓之柔毛，又曰少牢。古今注谓之长髯主簿云。

‖集解‖

[别录曰]羖羊生河西。[弘景曰]羊有三四种。入药以青色羖羊为胜，次则乌羊。其羭羺羊及羵中无角羊，止可啖食，为药不及都下者，然其乳、髓则肥好也。[颂曰]羊之种类甚多，而羖羊亦有褐色、黑色、白色者。毛长尺余，亦谓之羖䍽羊，北人引大羊以此为羊首，又谓之羊头。[诜曰]河西羊最佳，河东羊亦好。若驱至南方，则筋力自劳损，安能补益人？今南方羊多食野草、毒草，故江浙羊少味而发疾。南人食之，即不忧也。惟淮南州郡或有佳者，可亚北羊。北羊至南方一二年，亦不中食，何况于南羊，盖土地使然也。[宗奭曰]羖䍽羊出陕西、河东，尤狠健，毛最长而厚，入药最佳。如供食，则不如北地无角白大羊也。又同、华之间有小羊，供馔在诸羊之上。[时珍曰]生江南者为吴羊，头身相等而毛短。生秦晋者为夏羊，头小身大而毛长。土人二岁而剪其毛，以为毡物，谓之绵羊。广南英州一种乳羊，食仙茅，极肥，无复血肉之分，食之甚补人。诸羊皆孕四月而生。其目无神，其肠薄而萦曲。在畜属火，故易繁而性热也。在卦属兑，故外柔而内刚也。其性恶湿喜燥，食钩吻而肥，食仙茅而肪，食仙灵脾而淫，食踯躅而死。物理之宜忌，不可测也。契丹以其骨占灼，谓之羊卜，亦有一灵耶？其皮极薄，南番以书字，吴人以画采为灯。

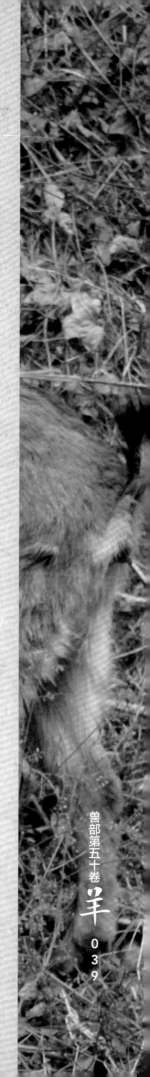

羊肉

‖气味‖

苦、甘，大热，无毒。[诜曰] 温。[颂曰] 本经云甘，素问云苦。盖经以味言，素问以理言。羊性热属火，故配于苦。羊之齿、骨、五脏皆温平，惟肉性大热也。[时珍曰] 热病及天行病、疟疾病后食之，必发热致危。妊妇食之，令子多热。白羊黑头、黑羊白头、独角者，并有毒，食之生痈。礼曰：羊牻毛而毳者羶。又云：煮羊以杏仁或瓦片则易糜，以胡桃则不臊，以竹䈽则助味。中羊毒者，饮甘草汤则解。铜器煮之，男子损阳，女子暴下。物性之异如此，不可不知。[汪机曰] 反半夏、菖蒲。同荞面、豆酱食，发痼疾。同醋食，伤人心。

‖主治‖

暖中，字乳余疾，及头脑大风汗出，虚劳寒冷，补中益气，安心止惊。别录。止痛，利产妇。思邈。治风眩瘦病，丈夫五劳七伤，小儿惊痫。孟诜。开胃健力。日华。

‖发明‖

[颂曰] 肉多入汤剂。胡洽方有大羊肉汤，治妇人产后大虚，心腹绞痛厥逆，医家通用大方也。[宗奭曰] 仲景治寒疝，羊肉汤，服之无不验者，一妇冬月生产，寒入子户；腹下痛不可按，此寒疝也。医欲投抵当汤。予曰：非其治也。以仲景羊肉汤减水，二服即愈。[李杲曰] 羊肉有形之物，能补有形肌肉之气。故曰补可去弱，人参、羊肉之属。人参补气，羊肉补形。凡味同羊肉者，皆补血虚，盖阳生则阴长也。[时珍曰] 按开河记云：隋大总管麻叔谋病风逆，起坐不得。炀帝命太医令巢元方视之。曰：风入腠理，病在胸臆。须用嫩肥羊蒸熟，掺药食之，则瘥。如其言，未尽剂而痊。自后每杀羊羔，同杏酪、五味日食数枚。观此则羊肉补虚之功，益可证矣。

‖附方‖

旧八，新十六。**羊肉汤**张仲景治寒劳虚羸，及产后心腹疝痛。用肥羊肉一斤，水一斗，煮汁八升，入当归五两，黄芪八两，生姜六两，煮取二升，分四服。胡洽方无黄芪，千金方有芍药。金匮要略。**产后厥痛**胡洽大羊肉汤：治妇人产后大虚，心腹绞痛，厥逆。用羊肉一斤，当归、芍药、甘草各七钱半，用水一斗煮肉，取七升，入诸药，煮二升服。**产后虚羸腹痛**，冷气不调，及脑中风汗自出。白羊肉一斤，切治如常，调和食之。心镜。**产后带下**产后中风，绝孕，带下赤白。用羊肉二斤，香豉、大蒜各三两，水一斗，煮五升，纳酥一升，更煮三升服。千金方。**崩中垂死**肥羊肉三斤，水二斗，煮一斗三升，入生地黄汁一升，干姜、当归三两，煮三升，分四服。千金。**补益虚寒**用精羊肉一斤，碎白石英三两，以肉包之，外用荷叶裹定，于一石米下蒸熟，取出去石英，和葱、姜作小馄饨子。每日空腹，以冷浆水吞一百枚，甚补益。千金翼。**壮阳益肾**用白羊肉半斤切生，以蒜、薤食之。三日一度，甚妙。心镜。**五劳七伤**虚冷。

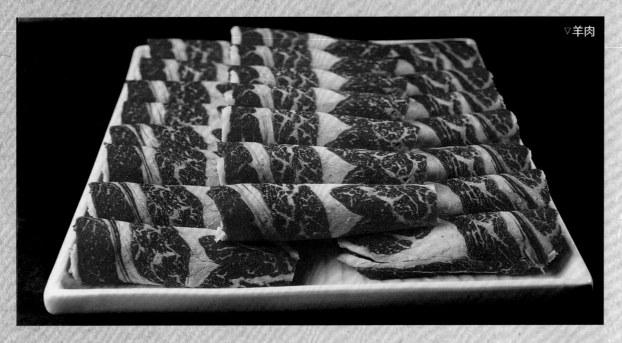

▽羊肉

用肥羊肉一腿，密盖煮烂，绞取汁服，并食肉。**骨蒸久冷**羊肉一斤，山药一斤，各烂煮研如泥，下米煮粥食之。饮膳正要。**骨蒸传尸**用羊肉一拳大，煮熟，皂荚一尺炙，以无灰酒一升，铜铛内煮三五沸，去滓，入黑饧一两。令病人先啜肉汁，乃服一合，当吐虫如马尾为效。外台。**虚寒疟疾**羊肉作臛饼，饱食之，更饮酒暖卧取汗。燕国公常见有验。集验方。**脾虚吐食**羊肉半斤作生，以蒜、薤、酱、豉、五味和拌，空腹食之。心镜。**虚冷反胃**羊肉去脂作生，以蒜薤空腹食之，立效。外台。**壮胃健脾**羊肉三斤切，粱米二升同煮，下五味作粥食。饮膳正要。**老人膈痞**不下饮食。用羊肉四两切，白面六两，橘皮末一分，姜汁搜如常法，入五味作臛食，每日一次，大效。多能鄙事。**胃寒下痢**羊肉一片，莨菪子末一两和，以绵纳下部，二度瘥。外台方。**身面浮肿**商陆一升，水二斗，煮取一斗，去滓；羊肉一斤，切，入内煮熟，下葱、豉、五味调和如臛法，食之。肘后方。**腰痛脚气**木瓜汤：治腰膝痛，脚气。羊肉一脚，草果五枚，粳米二升，回回豆即胡豆半升，本瓜二斤，取汁，入砂糖四两，盐少许，煮肉食之。正要。**消渴利水**羊肉一脚，瓠子六枚，姜汁半合，白面二两，同盐、葱炒食。正要。**损伤青肿**用新羊肉贴之。千金方。**妇人无乳**用羊肉六两，獐肉八两，鼠肉五两，作臛啖之。崔氏。**伤目青肿**羊肉煮熟熨之。圣惠方。**小儿嗜土**买市中羊肉一斤，令人以绳系，于地上拽至家，洗净，炒炙食。或煮汁亦可。姚和众。**头上白秃**羊肉如作脯法，炙香，热搨上，不过数次瘥。肘后方。

头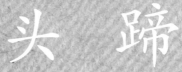蹄

白羊者良。

‖ **气味** ‖

甘，平，无毒。

[大明曰]凉。[震亨曰]羊头、蹄肉，性极补水。水肿人食之，百不一愈。

‖ **主治** ‖

风眩瘦疾，小儿惊痫。苏恭。**脑热头眩。**日华。**安心止惊，缓中止汗补胃，治丈夫五劳骨热，热病后宜食之，冷病人勿多食。**孟诜。心镜云：已上诸证，并宜白羊头，或蒸或煮，或作脍食。**疗肾虚精竭。**

‖ **附方** ‖

新三。**老人风眩**用白羊头一具，如常治食之。**五劳七伤**白羊头、蹄一具净治，更以稻草烧烟，熏令黄色，水煮半熟，纳胡椒、毕拨、干姜各一两，葱、豉各一升，再煮去药食。日一具，七日即愈。千金。**虚寒腰痛**用羊头、蹄一具，草果四枚，桂一两，姜半斤，哈昔泥一豆许，胡椒煮食。正要。

皮

‖ **主治** ‖

一切风，及脚中虚风，补虚劳，去毛作羹、臛食。孟诜。**湿皮卧之，散打伤青肿；干皮烧服，治蛊毒下血。**时珍。

脂

青羊者良。

‖ **气味** ‖

甘，热，无毒。丹房镜源云：柔银软铜。

‖ **主治** ‖

生脂：止下痢脱肛，去风毒，产后腹中绞痛。思邈。**治鬼疰。**苏颂。胡洽方有青羊脂丸。**去游风及黑䵟。**日华。**熟脂：主贼风痿痹飞尸，辟瘟气，止劳痢，润肌肤，杀虫治疮癣。入膏药，透肌肉经络，彻风热毒气。**时珍。

‖ **附方** ‖

新十三。**下痢腹痛**羊脂、阿胶、蜡各二两，黍米二升，煮粥食之。千金。**妊娠下痢**羊脂如棋子大十枚，温酒一升服，日三。千金。**虚劳口干**千金用羊脂一鸡子大，淳酒半升，枣七枚，渍七日食，立愈。外台用羊脂鸡子大，纳半斤酢中一宿，绞汁含之。**卒汗不止**牛、羊脂，温酒频化，服之。外台。**脾横爪赤**煎羊脂摩之。外台。**产后虚羸**令人肥白健壮。羊脂二斤，生地黄汁一斗，姜汁五升，白蜜三升，煎如饴。温酒服一杯，日三。小品。**妇人阴脱**煎羊脂频涂之。广利方。**发背初起**羊脂、猪脂切片，冷水浸贴，热则易之。数日瘥。外台。**牙齿疳䘌**黑羖羊脂、莨菪子等分，入杯中烧烟，张口熏之。千金方。**小儿口疮**羊脂煎薏苡根涂之。活幼心书。**豌豆如疥**赤黑色者。煎青羊脂摩之。千金方。**赤丹如疥**不治杀人。煎青羊脂摩之，数次愈。集验。**误吞钉针**多食猪羊脂，久则自出。肘后。

血

白羊者良。

‖气味‖

咸，平，无毒。[时珍曰]按夏子益奇疾方云：凡猪、羊血久食，则鼻中毛出，昼夜长五寸，渐如绳，痛不可忍，摘去复生。惟用乳石、硇砂等分为丸，临卧服十丸，自落也。

‖主治‖

女人血虚中风，及产后血闷欲绝者，热饮一升即活。苏恭。热饮一升，治产后血攻，下胎衣，治卒惊九窍出血，解莽草毒、胡蔓草毒，又解一切丹石毒发。时珍。出延寿诸方。

‖发明‖

[时珍曰]外台云：凡服丹石人，忌食羊血十年，一食前功尽亡。此物能制丹砂、水银、轻粉、生银、硇砂、砒霜、硫黄乳、石钟乳、空青、曾青、云母石、阳起石、孔公蘗等毒。凡觉毒发，刺饮一升即解。又服地黄、何首乌诸补药者，亦忌之。岭表录异言其能解胡蔓草毒。羊血解毒之功用如此，而本草并不言及，诚缺文也。

‖附方‖

旧二，新五。**衄血一月**不止。刺羊血热饮即瘥。圣惠。**产后血攻**或下血不止，心闷面青，身冷欲绝者。新羊血一盏饮之。三两服妙。梅师。**大便下血**羊血煮熟，拌醋食，最效。吴球便民食疗。**硫黄毒发**气闷。用羊血热服一合效。圣惠方。**食菹吞蛭**蛭唼脏血，肠痛黄瘦。饮热羊血一二升，次早化猪脂一升饮之。蛭即下也。肘后方。**误吞蜈蚣**刺猪、羊血灌之，即吐出。昔有店妇吹火筒中有蜈蚣入腹，店妇仆地，号叫可畏。道人刘复真用此法而愈。三元延寿书。**妊娠胎死**不出，及胞衣不下，产后诸疾狼狈者。刺羊血热饮一小盏，极效。圣惠方。

乳

白羝者佳。

‖气味‖

甘，温，无毒。

‖主治‖

补寒冷虚乏。别录。润心肺，治消渴。甄权。疗虚劳，益精气，补肺、肾气，和小肠气。合脂作羹，补肾虚，及男女中风。张鼎。利大肠，治小儿惊痫。含之，治口疮。日华。主心卒痛，可温服之。又蚰蜒入耳，灌之即化成水。孟诜。治大人干呕及反胃，小儿哕呃及舌肿，并时时温饮之。时珍。解蜘蛛咬毒。[颂曰]刘禹锡传信方云：贞元十年，崔员外言：有人为蜘蛛咬，腹大如妊，遍身生丝，其家弃之，乞食。有僧教啖羊乳，未几疾平也。

‖发明‖

[弘景曰]牛羊乳实为补润，故北人食之多肥健。[恭曰]北人肥健，由不啖咸腥，方土使然，何关饮乳？陶以未达，故屡有此言。[时珍曰]方土饮食，两相资之。陶说固偏，苏说亦过。丹溪言反胃人宜时时饮之，取其开胃脘、大肠之燥也。

‖附方‖

旧一，新二。**小儿口疮**羊乳细滤入含之，数次愈。小品方。**漆疮作痒**羊乳敷之。千金翼。**面黑令白**白羊乳三斤，羊胰三副，和捣。每夜洗净涂之，旦洗去。总录。

脑

‖气味‖

有毒。[诜曰]发风病。和酒服，迷人心，成风疾。男子食之，损精气，少子。白羊黑头，食其脑，作肠痈。

‖主治‖

入面脂手膏，润皮肤，去鼾䵟，涂损伤、丹瘤、肉刺。时珍。

‖附方‖

新二。**发丹如瘤**生绵羊脑，同朴消研，涂之。瑞竹堂方。**足脂肉刺**刺破，以新酒酽和羊脑涂之，一合愈。古今录验。

髓

‖气味‖

甘，温，无毒。

‖主治‖

男子女人伤中、阴阳气不足，利血脉，益经气，以酒服之。别录。却风热，止毒。久服不损人。孙思邈。**和酒服，补血。主女人血虚风闷**。孟诜。**润肺气，泽皮毛，灭瘢痕**。时珍。删繁治肺虚毛悴，酥髓汤中用之。

‖**附方**‖

新五。**肺痿骨蒸**炼羊脂、炼羊髓各五两煎沸，下炼蜜及生地黄汁各五合，生姜汁一合，不住手搅，微火熬成膏，每日空心温酒调服一匙，或入粥食。饮膳正要。**目中赤翳**白羊髓敷之。千金。**舌上生疮**羊胫骨中髓，和胡粉涂之，妙。圣惠。**白秃头疮**生羊骨髓，调轻粉搽之。先以泔水洗净。一日二次，数日愈。经验方。**痘痂不落**痘疮痂不落。灭瘢方：用羊骺骨髓炼一两，轻粉一钱，和成膏，涂之。陈文中方。

心

下并也用白牝羊者良。

‖**气味**‖

甘，温，无毒。[日华日] 有孔者杀人。

‖**主治**‖

止忧恚膈气。别录。**补心**。藏器。

‖**附方**‖

新一。**心气郁结**羊心一枚，咱夫兰即回回红花，浸水一盏，入盐少许，徐徐涂心上，炙熟食之，令人心安多喜。正要。

肺

‖**气味**‖

同心。[诜日] 自三月至五月，其中有虫，状如马尾，长二三寸。须去之，不去令人痢下。

‖**主治**‖

补肺，止咳嗽。别录。**伤中，补不足，去风邪**。思邈。**治渴，止小便数，同小豆叶煮食之**。苏恭。**通肺气，利小便，行水解蛊**。时珍。

‖**附方**‖

旧一，新六。**久嗽肺痿作燥**。羊肺汤：用羊肺一具洗净，以杏仁、柿霜、真豆粉、真酥各一两，白蜜二两，和匀，灌肺中，白水煮食之。蒿可久方。**咳嗽上气**积年垂死。用莨菪子炒、熟羊肺切曝等分为末，以七月七日醋拌。每夜服二方寸匕，粥饮下。隔日一服。千金。**水肿尿短**青羖羊肺一具，微煤切曝为末，莨菪子一升，以三年醋渍，捣烂，蜜丸梧子大。食后麦门冬饮服四丸，日三。小便大利，佳。千金。**小便频数**下焦虚冷也。羊肺一具切作羹，入少羊肉，和盐、豉食。不过三具。集验方。**渴利不止**羊肺一具，入少肉和盐、豉作羹食。不过三具愈。普济方。**解中蛊毒**生羊肺一具割开，入雄黄、麝香等分，吞之。济生方。**鼻中息肉**羊肺汤：用干羊肺一具，白术一两，肉苁蓉、通草、干姜、芎䓖各二两，为末。食后米饮服五两。千金方。

肾

‖ 气味 ‖
同心。

‖ 主治 ‖
补肾气虚弱，益精髓。别录。补肾虚耳聋阴弱，壮阳益胃，止小便，治虚损盗汗。日华。合脂作羹，疗劳痢甚效。蒜、薤食之一升，疗癥瘕。苏恭。治肾虚消渴。时珍。

‖ 发明 ‖
[时珍曰] 千金、外台、深师诸方，治肾虚劳损，消渴脚气，有肾沥汤方甚多，皆用羊肾煮汤煎药。盖用为引向，各从其类也。

‖ 附方 ‖
旧三，新六。**下焦虚冷**脚膝无力，阳事不行。用羊肾一枚煮熟，和米粉六两，炼成乳粉，空腹食之，妙。心镜。**肾虚精竭**羊肾一双切，于豉汁中，以五味、米糅作羹、粥食。心镜。**五劳七伤**阳虚无力。经验用羊肾一对，去脂切，肉苁蓉一两，酒浸一夕去皮，和作羹，下葱、盐、五味食。正要治阳气衰败，腰脚疼痛，五劳七伤。用羊肾三对，羊肉半斤，葱白一茎，枸杞叶一斤，同五味煮成汁，下米作粥食之。**虚损劳伤**羊肾一枚，术一升，水一斗，煮九升服，日三。肘后方。**肾虚腰痛**千金用羊肾去膜，阴干为末。酒服二方寸匕，日三。正要治卒腰痛。羊肾一对，咱夫兰一钱，水一盏浸汁，入盐少许，涂抹肾上，徐徐炙熟，空腹食之。**老人肾硬**治老人肾脏虚寒，内肾结硬，虽服补药不入。用羊肾子一对，杜仲长二寸阔一寸一片，同煮熟，空心食之。令人内肾柔软，然后服补药。鸡峰备急方。**胁破肠出**以香油抹手送入，煎人参、枸杞子汁温淋之。吃羊肾粥十日，即愈。危氏。

羊石子

即羊外肾也。

‖ 主治 ‖
肾虚精滑。时珍。本事金锁丹用之。

肝

青殺羊者良。

‖气味‖

苦，寒，无毒。[颂曰] 温。[弘景曰] 合猪肉及梅子、小豆食，伤人心。[思邈曰] 合生椒食，伤人五脏，最损小儿。合苦笋食，病青盲。妊妇食之，令子多厄。

‖主治‖

补肝，治肝风虚热，目赤暗痛，热病后失明，并用子肝七枚，作生食，神效。亦切片水浸贴之。苏恭。解蛊毒。吴瑞。

‖发明‖

[时珍曰] 按倪维德原机启微集云：羊肝，补肝与肝合，引入肝经。故专治肝经受邪之病。今羊肝丸治目有效，可征。[汪机曰] 按三元延寿书云：凡治目疾，以青羊肝为佳。有人年八十余，瞳子瞭然，夜读细字。云别无服药，但自小不食畜兽肝耳。或以本草羊肝明目而疑之。盖羊肝明目性也。他肝则否。凡畜兽临杀之时，忿气聚于肝。肝之血不利于目，宜矣。

‖附方‖

旧四，新十一。**目赤热痛**看物如隔纱，宜补肝益睛。用青羊肝一具切洗，和五味食之。心镜。**肝虚目赤**青羊肝，薄切水浸，吞之极效。龙木论。**病后失明**方同上。**小儿赤眼**羊肝切薄片，井水浸贴。普济。**翳膜羞明**有泪，肝经有热也。用青羊子肝一具，竹刀切，和黄连四两，为丸梧子大。食远茶清下七十丸，日三服。忌铁器、猪肉、冷水。医镜。**目病睆睆**以铜器煮青羊肝，用面饼覆器上，钻两孔如人眼大，以目向上熏之。不过三度。千金方。**目病失明**青殺羊肝一斤，去膜切片，入新瓦内炕干，同决明子半升，蓼子一合，炒为末。以白蜜浆服方寸匕，日三。不过三剂，目明。至一年，能夜见文字。食疗。**不能远视**羊肝一具，去膜细切，以葱子一勺，炒为末，以水煮熟，去滓，入米煮粥食。多能鄙事。**青盲内障**白羊子肝一具，黄连一两，熟地黄二两，同捣，丸梧子大。食远茶服七十丸，日三服。崔承元病内障丧明，有人惠此方报德，服之遂明。传信方。**牙疳肿痛**羖羊肝一具煮熟，蘸赤石脂末，任意食之。医林集要。**虚损劳瘦**用新猪脂煎取一升，入葱白一握煎黄，平旦服。至三日，以枸杞一斤，水三斗煮汁，入羊肝一具，羊脊膂肉一条，曲末半斤，着葱、豉作羹食。千金方。**病后呕逆**天行病后呕逆，食即反出。用青羊肝作生淡食，不过三度，食不出矣。外台。**休息痢疾**五十日以上，一二年不瘥，变成痔，下如洉淀者。用生羊肝一具切丝，入三年醋中吞之。心闷则止，不闷更服。一日勿食物。或以姜薤同食亦可。不过二三具。外台。**小儿痢疾**青羊肝一具，薄切水洗，和五味、酱食之。**妇人阴䘌作痒**。羊肝纳入引虫。集简方。

胆

青羖羊者良。

‖气味‖

苦，寒，无毒。

‖主治‖

青盲，明目。别录。点赤障、白翳、风泪眼，解蛊毒。甄权。疗疳湿时行热熛疮，和醋服之，良。苏恭。治诸疮，能生人身血脉。思邈。同蜜蒸九次，点赤风眼，有效。朱震亨。

‖发明‖

[时珍曰] 肝开窍于目，胆汁减则目暗。目者，肝之外候，胆之精华也。故诸胆皆治目病。夷坚志载：二百味草花膏治烂弦风赤眼，流泪不可近光，及一切暴赤目疾。用羖羊胆一枚，入蜂蜜于内蒸之，候干研为膏。每含少许，并点之。一日泪止，二日肿消，三日痛定。盖羊食百草，蜂采百花，故有二百花草之名。又张三丰真人碧云膏：腊月取羖羊胆十余枚，以蜜装满，纸套笼住，悬檐下，待霜出扫下，点之神效也。

‖附方‖

旧三，新四。**病后失明**羊胆点之，日二次。肘后。**大便秘塞**羊胆汁灌入即通。千金。**目为物伤**羊胆二枚，鸡胆三枚，鲤鱼胆二枚，和匀，日日点之。圣惠方。**面黑皯疱**羖羊胆、牛胆各一个，淳酒三升，煮三沸，夜夜涂之。肘后。**产妇面䵟**产妇面如雀卵色。以羊胆、猪胰、细辛等分，煎三沸。夜涂，旦以浆水洗之。录验。**代指作痛**崔氏云：代指乃五脏热注而然。刺热汤中七度，刺冷水中，三度，即以羊胆涂之，立愈甚效。外台方。**小儿疳疮**羊胆二枚，和酱汁灌下部。外台。

胃

一名羊脄胵。

‖气味‖

甘，温，无毒。[思邈曰] 羊肚和饭饮久食，令人多唾清水，成反胃，作噎病。

‖主治‖

胃反，止虚汗，治虚羸，小便数，作羹食，三五瘥。孟诜。

‖附方‖

旧一，新六。**久病虚羸**不生肌肉，水气在胁下，不能饮食，四肢烦热者。用羊胃一枚，白术一升，切，水二斗，煮九升，分九服，日三。不过三剂瘥。张文仲方。**补中益气**羊肚一枚，羊肾四枚，地黄三两，干姜、昆布、地骨皮各二两，白术、桂心、人参、厚朴、海藻各一两五钱，甘草、秦椒各六钱，为末，同肾入肚中，缝合蒸熟，捣烂晒为末。酒服方寸匕。千金。**中风虚弱**羊肚一具，粳米二合，和椒、姜、豉、葱作羹食之。正要。**胃虚消渴**羊肚烂煮，空腹食之。古今录验。**下虚尿床**羊肚盛水令满，煮熟，空腹食，四五顿瘥。千金。**项下瘰疬**用羊脜胜烧灰，香油调敷。**蛇伤手肿**新剥羊肚一个，带粪，割一口，将手入浸，即时痛止肿消。集要。

脬

‖**主治**‖

下虚遗溺。以水盛入，炙熟，空腹食之，四五次愈。孙思邈。

胰

白羊者良。

‖**主治**‖

润肺燥，诸疮疡。入面脂，去䵟𪒰，泽肌肤，灭瘢痕。时珍。

‖**附方**‖

新三。**远年咳嗽**羊胰三具，大枣百枚，酒五升，渍七日，饮之。肘后方。**妇人带下**羊胰一具，以酢洗净，空心食之，不过三次。忌鱼肉滑物，犯之即死。外台。**痘疮瘢痕**羊胰二具，羊乳一升，甘草末二两，和匀涂之。明旦，以猪蹄汤洗去。千金。

舌

‖**主治**‖

补中益气。正要。用羊舌二枚，羊皮二具，羊肾四枚，蘑菰，糟姜，作羹、肉汁食之。

靥

即会咽也。

‖**气味**‖

甘、淡，温，无毒。

‖**主治**‖

气瘿。时珍。

[时珍曰] 按古方治瘿多用猪、羊靥，亦述类之义，故王荆公瘿诗有内疗烦羊靥之句。然瘿有五：气、血、肉、筋、石也。夫靥属肺，肺司气。故气瘿之证，服之或效。他瘿恐亦少力。

‖附方‖

旧一，新二。**项下气瘿**外台：用羊靥一具，去脂酒浸，炙熟含之咽汁。日一具，七日瘥。千金用羊靥七枚阴干，海藻、干姜各二两，桂心、昆布、逆流水边柳须各一两，为末，蜜丸芡子大。每含一丸，咽津。杂病治例用羊靥、猪靥各二枚，昆布、海藻、海带各二钱洗焙，牛蒡子炒四钱，上为末，捣二靥和丸弹子大。每服一丸，含化咽汁。

睛

‖主治‖

目赤及翳膜。曝干为末，点之。时珍。出千金。熟羊眼中白珠二枚，于细石上和枣核磨汁，点目翳羞明，频用三四日瘥。孟诜。

‖发明‖

[时珍曰] 羊眼无瞳，其睛不应治目，岂以其神藏于内耶？

筋

‖主治‖

尘物入目，熟嚼纳眦中，仰卧即出。千金翼。

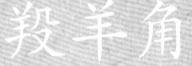

羖羊角

青色者良。

‖气味‖

咸，温，无毒。[别录曰] 苦，微寒。取之无时。勿使中湿，湿即有毒。[甄权曰] 大寒。兔丝为之使。镜源云：羖羊角灰缩贺。贺，锡也。出贺州。

‖主治‖

青盲，明目，止惊悸寒泄。久服，安心益气轻身。杀疥虫。入山烧之，辟恶鬼虎狼。本经。疗百节中结气，风头痛，及蛊毒吐血，妇人产后余痛。别录。烧之，辟蛇。灰治漏下，退热，主山障溪毒。日华。

‖附方‖

旧三，新七。**风疾恍惚**心烦腹痛，或时闷绝复苏。以青羖羊角屑，微炒为末，无时温酒服一

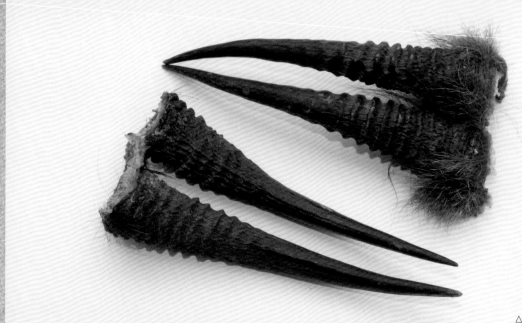

钱。圣惠。**气逆烦满**水羊角烧研，水服方寸匕。普济方。**吐血喘咳**青羖羊角炙焦二枚，桂末二两，为末。每服一匕，糯米饮下，日三服。同上。**产后寒热心闷极胀百病**。羖羊角烧末，酒服方寸匕。子母秘录。**水泄多时**羖羊角一枚，白矾末填满，烧存性为末。每新汲水服二钱。圣惠方。**小儿痫疾**羖羊角烧存性，以酒服少许。普济。**赤秃发落**羖羊角、牛角烧灰等分，猪脂调敷。普济。**赤瘢瘰子**身面卒得赤瘢，或瘰子肿起，不治杀人。羖羊角烧灰，鸡子清和涂，甚妙。肘后。**打扑伤痛**羊角灰，以沙糖水拌，瓦焙焦为末。每热酒下二钱，仍揉痛处。简便。**脚气疼痛**羊角一副，烧过为末，热酒调涂，以帛裹之，取汗，永不发也。

齿

三月三日取之。

‖**气味**‖

温。

‖**主治**‖

小儿羊痫寒热。别录。

头骨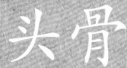

已下并用羖羊者良。

‖**气味**‖

甘，平，无毒。

按张景阳七命云：耶溪之铤，赤山之精。消以羊骨，镆以锻成。注云：羊头骨能消铁也。

‖ **主治** ‖

风眩瘦疾，小儿惊痫。苏恭。

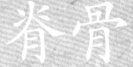

脊骨

‖ **气味** ‖

甘，热，无毒。

‖ **主治** ‖

虚劳寒中羸瘦。别录。**补肾虚，通督脉，治腰痛下痢**。时珍。

‖ **附方** ‖

旧一，新八。**老人胃弱**羊脊骨一具捶碎，水五升，煎取汁二升，入青粱米四合，煮粥常食。食治方。**老人虚弱**白羊脊骨一具剉碎，水煮取汁，枸杞根剉一斗，水五斗，煮汁一斗五升，合汁同骨煮至五升，去骨，瓷盒盛之。每以一合，和温酒一盏调服。多能鄙事。**肾虚腰痛**心镜用羊脊骨一具，捶碎煮，和蒜薤食，饮少酒妙。正要用羊脊骨一具捶碎，肉苁蓉一两，草果五枚，水煮汁，下葱、酱作羹食。**肾虚耳聋**羖羊脊骨一具炙研，磁石煅醋淬七次、白术、黄芪、干姜炮、白伏苓各一两，桂三分，为末。每服五钱，水煎服。普济。**虚劳白浊**羊骨为末，酒服方寸匕，日三。千金。**小便膏淋**羊骨烧研，榆白皮煎汤，服二钱。圣惠方。**洞注下痢**羊骨灰，水服方寸匕。千金方。**痔疮成漏**脓水不止。用羊羔儿骨，盐泥固济，煅过研末五钱，入麝香、雄黄末各一钱，填疮口。三日外必合。总微论。

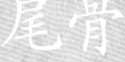

尾骨

‖ **主治** ‖

益肾明目，补下焦虚冷。正要。

‖ **附方** ‖

新一。**虚损昏聋**大羊尾骨一条，水五碗，煮减半，入葱白五茎，荆芥一握，陈皮一两，面三两，煮熟，取汁搜面作索饼，同羊肉四两煮熟，和五味食。多能鄙事。

胫骨

音行。亦作骱，又名骴骨，胡人名颇儿必。入药煅存性用。

‖ **气味** ‖

甘，温，无毒。[诜曰] 性热，有宿热人勿食。镜源云：羊骴骨伏硇。

‖主治‖

虚冷劳。孟诜。脾弱，肾虚不能摄精，白浊，除湿热，健腰脚，固牙齿，去黯黵，治误吞铜铁。时珍。

‖发明‖

[杲曰] 齿者骨之余，肾之标。故牙疼用羊胫骨以补之。[时珍曰] 羊胫骨灰可以磨镜，羊头骨可以消铁，故误吞铜铁者用之，取其相制也。按张景阳七命云：耶溪之铤，赤山之精。消以羊骨，镤以锻成。注云：羊头骨能消铁也。又名医录云：汉上张成忠女七八岁，误吞金锁子一只，胸膈痛不可忍，忧惶无措。一银匠炒末药三钱，米饮服之，次早大便取下。叩求其方，乃羊胫灰一物耳。谈野翁亦有此方，皆巧哲格物究理之妙也。

‖附方‖

新十一。**擦牙固齿**食鉴用火煅羊胫骨为末，入飞盐二钱，同研匀，日用。又方：烧白羊胫骨灰一两，升麻一两，黄连五钱，为末，日用。濒湖方：用羊胫骨烧过、香附子烧黑各一两，青盐煅过、生地黄烧黑各五钱，研用。**湿热牙疼**用羊胫骨灰二钱，白芷、当归、牙皂、青盐各一钱，为末，擦之。东垣方。**脾虚白浊**过虑伤脾，脾不能摄精，遂成此疾。以羊胫骨灰一两，姜制厚朴末二两，面糊丸梧子大。米饮下百丸，日二服。一加茯苓一两半。济生方。**虚劳瘦弱**用颇儿必四十枚，以水一升，熬减大半，去滓及油，待凝任食。正要。**筋骨挛痛**用羊胫骨，酒浸服之。**月水不断**羊前左脚胫骨一条，纸裹泥封令干，煅赤，入棕榈灰等分。每服一钱，温酒服之。**黯黵丑陋**治人面体黧黑，皮厚状丑。用㸐羊胫骨为末，鸡子白和敷，旦以白粱米泔洗之。三日如素，神效。肘后。**误吞铜钱**羊胫骨烧灰，以煮稀粥食，神效。谈野翁方。**咽喉骨哽**羊胫骨灰，米饮服一钱。圣惠。

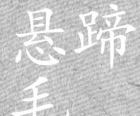

悬蹄毛

‖主治‖

转筋，醋煮裹脚。孟诜。又见毡。

须

㸐羊者良。

‖主治‖

小儿口疮，蟙蟔尿疮，烧灰和油敷。时珍。出广济。

‖附方‖

新二。**香瓣疮**生面上耳边，浸淫水出，久不愈。用㸐羊须、荆芥、干枣肉各二钱，烧存性，入轻粉半钱。每洗拭，清油调搽。二三次必愈。圣惠方。**口吻疮**方同上。

溺

‖主治‖

伤寒热毒攻手足，肿痛欲断。以一升，和盐、豉捣，渍之。李时珍。

屎

青羖羊者良。

‖气味‖

苦，平，无毒。[时珍曰]制粉霜。

‖主治‖

燔之，主小儿泄痢，肠鸣惊痫。别录。烧灰，理聤耳，并署竹刺入肉，治箭镞不出。日华。烧灰淋汁沐头，不过十度，即生发长黑。和雁肪涂头亦良。藏器。[颂曰]屎纳鲫鱼腹中，瓦缶固济，烧灰涂发，易生而黑，甚效。煮汤灌下部，治大人小儿腹中诸疾，疳、湿，大小便不通。烧烟熏鼻，治中恶心腹刺痛，亦熏诸疮中毒、痔瘘等。治骨蒸弥良。苏恭。

‖附方‖

旧五，新十六。**疳痢欲死**新羊屎一升，水一升，渍一夜，绞汁顿服，日午乃食。极重者，不过三服。总录。**呕逆酸水**羊屎十枚，酒二合，煎一合，顿服。未定，更服之。兵部手集。**反胃呕食**羊粪五钱，童子小便一大盏，煎六分，去滓，分三服。圣惠。**小儿流涎**白羊屎频纳口中。千金。**心气疼痛**不问远近。以山羊粪七枚，油头发一团，烧灰酒服。永断根。孙氏集效方。**妊娠热病**青羊屎研烂涂脐，以安胎气。外台秘要。**伤寒肢痛**手足疼欲脱。取羊屎煮汁渍之，瘥乃止。或和猪膏涂之，亦佳。外台。**时疾阴肿**囊及茎皆热肿。以羊屎、黄檗煮汁洗之。外台。**疗疮恶肿**青羊屎一升，水二升，渍少时，煮沸，绞汁一升，顿服。广济方。**里外臁疮**羊屎烧存性，研末，入轻粉涂之。集要。**痘风疮证**羊屎烧灰，清油调，敷之。全幼心鉴。**小儿头疮**羊粪煎汤洗净，仍以羊粪烧灰，同屋上悬煤，清油调涂。普济。**头风白屑**乌羊粪煎汁洗之。圣惠。**发毛黄赤**羊屎烧灰，和腊猪脂涂之，日三夜一，取黑乃止。圣惠方。**木刺入肉**干羊屎烧灰，猪脂和涂，不觉自出。千金。**箭镞入肉**方同上。**反花恶疮**鲫鱼一个去肠，以羖羊屎填满，烧存性。先以米泔洗过，搽之。**瘰疬已破**羊屎烧五钱，杏仁烧五钱，研末，猪骨髓调搽。海上。**湿病浸淫**新羊屎绞汁涂之。干者烧烟熏之。圣济总录。**雷头风病**羊屎焙研，酒服二钱。普济方。**慢脾惊风**活脾散：用羊屎二十一个，炮，丁香一百粒，胡椒五十粒，为末。每服半钱，用六年东日照处壁土煎汤调下。圣济录。

羊胲子

乃羊腹内草积块也。

‖主治‖
翻胃。煅存性，每一斤入枣肉、平胃散末一半，和匀。每服一钱，空心沸汤调下。叶氏摘玄。

‖附录‖
大尾羊 [时珍曰] 羊尾皆短，而哈密及大食诸番有大尾羊。细毛薄皮，尾上旁广，重一二十斤，行则以车载之。唐书谓之灵羊，云可疗毒。**胡羊** 方国志云：大食国出胡羊。高三尺余，其尾如扇。每岁春月割取脂，再缝合之，不取则胀死。叶盛水东日记云：庄浪卫近雪山，有饕羊。土人岁取其脂，不久复满。**洮羊**出临洮诸地，大者重百斤。郭义恭广志云：西域驴羊，大如驴。即此类也。

挲羊 此思切。出西北地，其皮蹄可以割漆。

封羊 其背有肉封如驼，出凉州郡县，亦呼为驼羊。

地生羊 出西域。刘郁出使西域记：以羊脐种于土中，溉以水，闻雷而生，脐与地连。及长，惊以木声，脐乃断，便能行啮草。至秋可食，脐内复有种，名垄种羊。段公路北户录云：大秦国有地生羊，其羔生土中，国人筑墙围之。脐与地连，割之则死。但走马击鼓以骇之，惊鸣脐绝，便逐水草。吴策渊颖集云：西域地生羊，以胫骨种土中，闻雷声，则羊子从骨中生。走马惊之，则脐脱也。其皮可为褥。一云：漠北人种羊角而生，大如兔而肥美。三说稍异，未知果种何物也。当以刘说为是，然亦神矣。造化之妙，微哉。

羵羊 土之精也，其肝土也，有雌雄，不食，季桓子曾掘土得之。又千岁树精，亦为青羊。

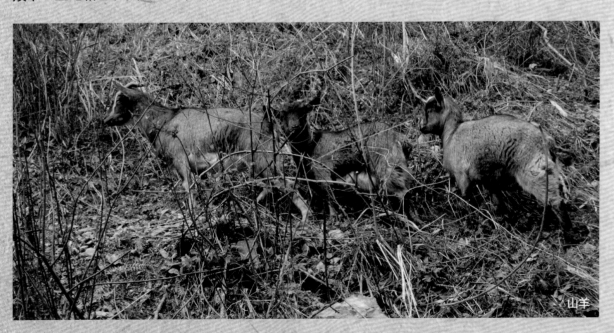
◁山羊

‖ **基原** ‖

据《纲目彩图》《纲目图鉴》等综合分析考证，本品为牛科动物黄羊 *Procapra gutturosa* Pallas。分布于东北、华北、西北等地。《动物药志》《中华本草》认为还包括鹅喉羚 *Gazella subgutturosa*，可能还包括藏原羚（西藏黄羊）*Procapra picticaudata* Hodgson 和斑羚（青羊）*Naemorhedus goral* Hardwicke。黄羊、鹅喉羚、藏原羚、斑羚均为国家二级保护动物。

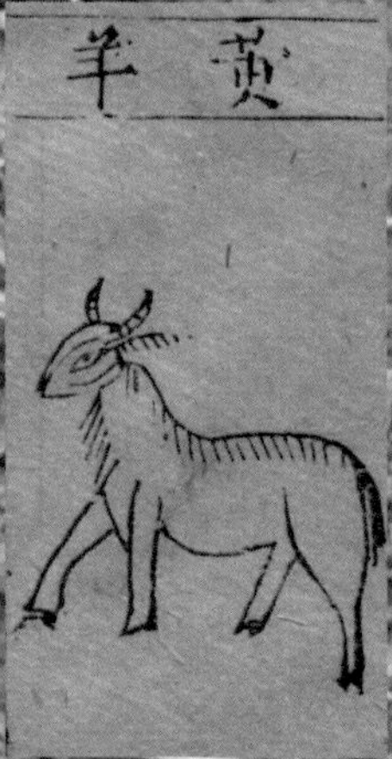

黄□羊

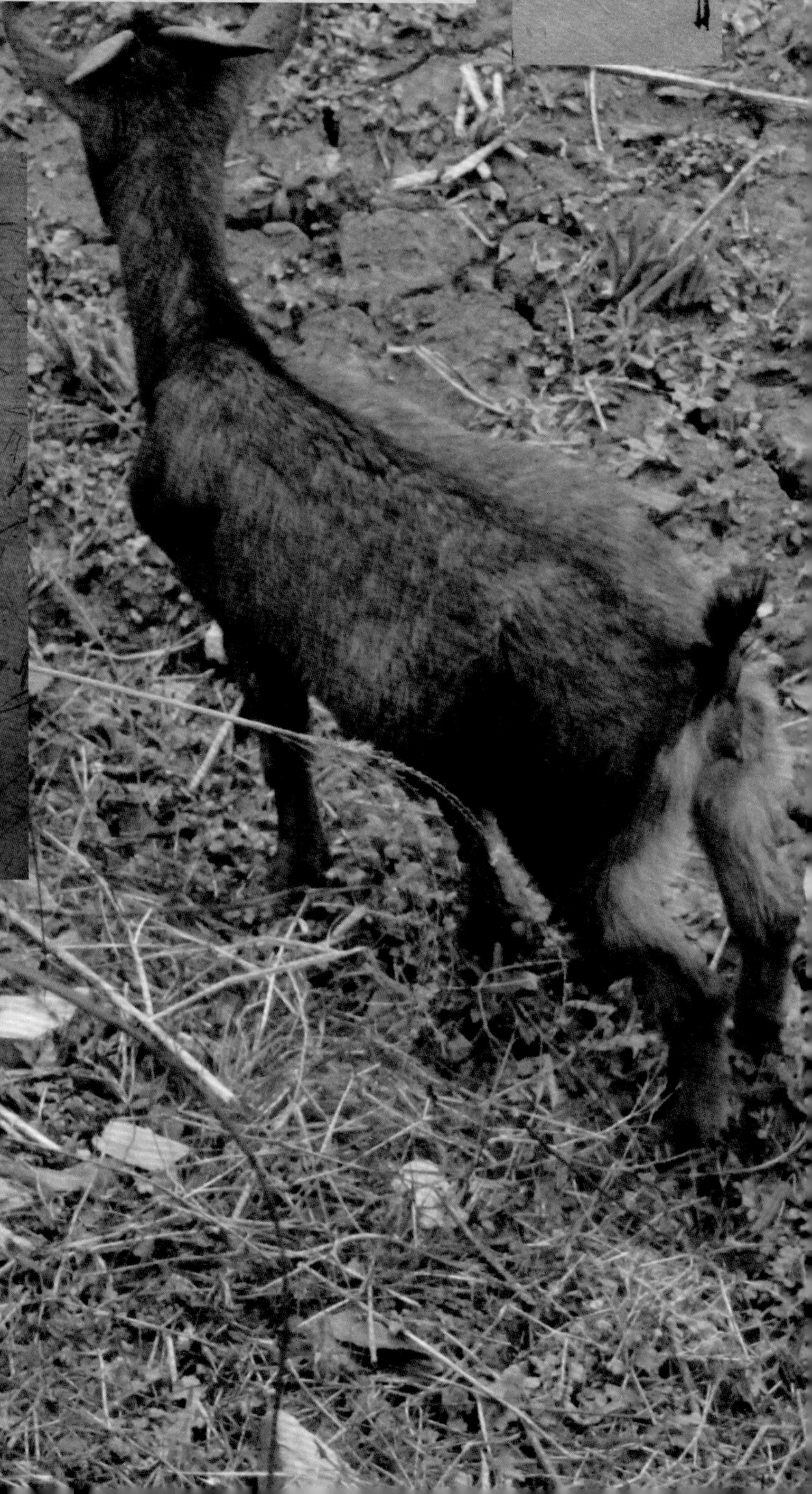

《纲目》

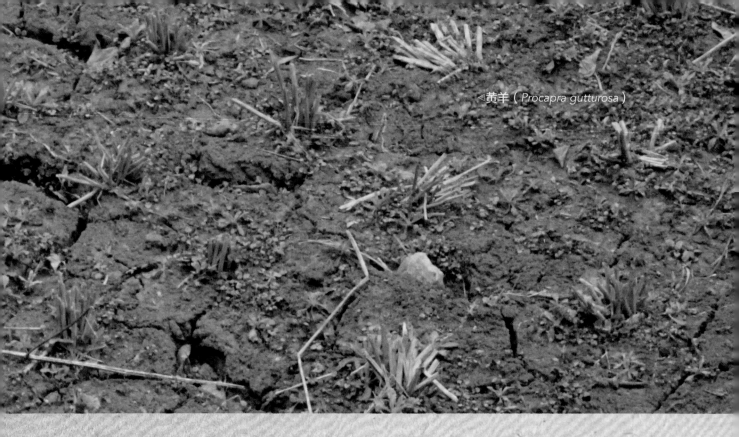

◁黄羊（*Procapra gutturosa*）

‖ **释名** ‖

羱羊音烦。**茧耳羊。** [时珍曰] 羊腹带黄，故名。或云幼稚曰黄，此羊肥小故也。尔雅谓之羱，出西番也。其耳甚小，西人谓之茧耳。

‖ **集解** ‖

[时珍曰] 黄羊出关西、西番及桂林诸处。有四种，状与羊同，但低小细肋，腹下带黄色，角似羖羊，喜卧沙地。生沙漠，能走善卧，独居而尾黑者，名黑尾黄羊。生野草内，或群至数十者，名白黄羊。生临洮诸处，甚大而尾似獐、鹿者，名洮羊。其皮皆可为裘褥。出南方桂林者，则深褐色，黑脊白斑，与鹿相近也。

肉

‖ **气味** ‖

甘，温，无毒。正要云：煮汤少味。脑不可食。

‖ **主治** ‖

补中益气，治劳伤虚寒。时珍。

髓

‖ **主治** ‖

补益功同羊髓。正要。

‖ 基原 ‖

据《纲目彩图》《动物药志》《中华本草》《中药志》等综合分析考证，本品为牛科动物黄牛 *Bos taurus domesticus* Gmelin 和水牛 *Bubalus bubalis* Linnaeus。全国各地均有饲养，水牛以南方水稻地区为多。黄牛的干燥胆结石称牛黄，参见本卷"牛黄"项下。《药典》收载水牛角药材为牛科动物水牛的角；取角后，水煮，除去角塞，干燥。《药典》四部收载牛角尖粉药材为牛科动物水牛除去角塞的干燥角之角尖实芯部分，经刨片、粉碎而成的细粉；收载牛胆汁药材为牛科动物黄牛的胆汁；收载药材牛心、牛乳及牛髓分别为牛科动物黄牛或水牛的心、乳汁及骨髓。

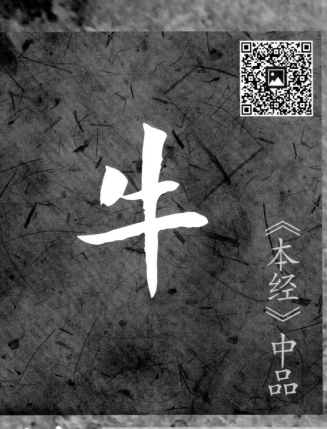

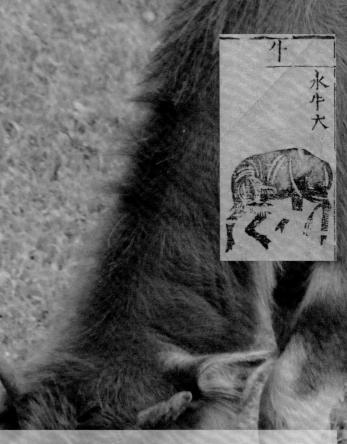

牛 *Bos taurus domesticus* CO1 条形码主导单倍型序列：

```
1   TACCCTTTAT CTACTATTTG GTGCTTGGGC CGGTATAGTA GGAACAGCTC TAAGCCTTCT AATTCGCGCT GAATTAGGCC
81  AACCCGGAAC TCTGCTCGGA GACGACCAAA TCTACAACGT AGTTGTAACC GCACACGCAT TTGTAATAAT CTTCTTCATA
161 GTAATACCAA TCATAATTGG AGGATTCGGT AACTGACTTG TTCCCCTAAT AATTGGTGCT CCCGATATAG CATTTCCCCG
241 AATAAATAAT ATAAGCTTCT GACTCCTCCC TCCCTCATTC CTACTACTCC TCGCATCCTC TATAGTTGAA GCTGGGGCAG
321 GAACAGGCTG AACCGTGTAC CCTCCCTTAG CAGGCAACCT AGCCCATGCA GGAGCTTCAG TAGATCTAAC CATTTTCTCT
401 TTACACTTAG CAGGAGTTTC CTCAATTTTA GGAGCCATCA ACTTCATTAC AACAATTATC AACATAAAGC CCCCCGCAAT
481 GTCACAATAC CAAACCCCTC TGTTCGTATG ATCCGTAATA ATTACCGCCG TACTACTACT ACTCTCGCTC CCTGTATTAG
561 CAGCCGGCAT CACAATGCTA TTAACAGACC GGAACCTAAA TACAACCTTC TTCGACCCGG CAGGAGGAGG AGACCCTATT
641 CTATATCAAC ACTTATTC
```

▷水牛（*Bubalus bubalis*）

校正：别录上品牛乳，拾遗犊脐屎，今并为一。

释名

[时珍曰] 按许慎云：牛，件也。牛为大牲，可以件事分理也。其文象角头三、封及尾之形。周礼谓之大牢。牢乃豢畜之室，牛牢大，羊牢小，故皆得牢名。内则谓之一元大武。元，头也。武，足迹也。牛肥则迹大。犹史记称牛为四蹄，今人称牛为一头之义。梵书谓之瞿摩帝。牛之牡者曰牯，曰特，曰㸪，曰牭；牝者曰㸺，曰牸。南牛曰㹀，北牛曰㹁。纯色曰牺，黑曰𤚐，白曰㹊，赤曰𤙕，驳曰犁。去势曰犍，又曰犗。无角曰牝。子曰犊，生二岁曰㹀，三岁曰㸬，四岁曰牭，五岁曰㸾，六岁曰㹑。

集解

[藏器曰] 牛有数种，本经不言黄牛、乌牛、水牛，但言牛尔。南人以水牛为牛，北人以黄牛、乌牛为牛。牛种既殊，入用当别。[时珍曰] 牛有㹀牛、水牛二种。㹀牛小而水牛大。㹀牛有黄、黑、赤、白、驳杂数色。水牛色青苍，大腹锐头，其状类猪，角若担矛，能与虎斗，亦有白色者，郁林人谓之周留牛。又广南有稜牛，即果下牛，形最卑小，尔雅谓之犤牛，王会篇谓之纨牛是也。牛齿有下无上，察其齿而知其年，三岁二齿，四岁四齿，五岁六齿，六岁以后，每年接脊骨一节也。牛耳聋，其听以鼻。牛瞳竖而不横。其声曰牟，项垂曰胡，蹄肉曰𤛑，百叶曰膍，角胎曰鰓，鼻木曰桊，嚼草复出曰齝，腹草未化曰圣𧆑。牛在畜属土，在卦属坤，土缓而和，其性顺也。造化权舆云：乾阳为马，坤阴为牛，故马蹄圆，牛蹄坼。马病则卧，阴胜也；牛病则立，阳胜也。马起先前足，卧先后足，从阳也；牛起先后足，卧先前足，从阴也。独以乾健坤顺为说，盖知其一而已。

黄牛肉

‖气味‖

甘，温，无毒。[弘景曰]牸牛惟胜，青牛为良，水牛惟可充食。[日华曰]黄牛肉微毒，食之发药毒动病，不如水牛。[诜曰]黄牛动病，黑牛尤不可食。牛者稼穑之资，不可多杀。若自死者，血脉已绝，骨髓已竭，不可食之。[藏器曰]牛病死者，发痼疾疮癣，令人洞下疰病。黑牛白头者不可食。独肝者有大毒，令人痢血至死。北人牛瘦，多以蛇从鼻灌之，故肝独也。水牛则无之。[时珍曰]张仲景云：啖蛇牛，毛发向后顺者是也。人乳可解其毒。内则云：牛夜鸣则痈，臭不可食。病死者有大毒，令人生疔暴亡。食经云：牛自死、白首者食之杀人。疥牛食之发痒。黄牛、水牛肉，合猪肉及黍米酒食，并生寸白虫；合韭、薤食，令人热病；合生姜食，损齿。煮牛肉，入杏仁、芦叶易烂，相宜。[诜曰]恶马食牛肉即驯，亦物性也。

‖主治‖

安中益气，养脾胃。别录。补益腰脚，止消渴及唾涎。孙思邈。

‖发明‖

[时珍曰]韩悉言：牛肉补气，与黄芪同功。观丹溪朱氏倒仓法论而引申触类，则牛之补土，可心解矣。今天下日用之物，虽严法不能禁，亦因肉甘而补，皮角有用也。朱震亨倒仓论曰：肠胃为积谷之室，故谓之仓。倒者，推陈以致新也。胃属土，受物而不能自运。七情五味，有伤中宫，停痰积血，互相缠纠。发为痈疽，为劳瘵，为蛊胀，成形成质，为窠为臼，以生百病而中宫愆和，自非丸散所能去也。此方出自西域异人。其法：用黄肥牡牛肉二十斤，长流水煮成糜，去滓滤取液，再熬成琥珀色收之。每饮一钟，随饮至数十钟，寒月温饮。病在上则令吐，在下则令利，在中则令吐而利，在人活变。吐利后渴，即服其小便一二碗，亦可荡涤余垢。睡二日，乃食淡粥。养半月，即精神强健，沉疴悉亡也。须五年忌牛肉。盖牛，坤土也。黄，土色也。以顺德配乾牡之用也。肉者胃之药也，熟而为液，无形之物也。故能由肠胃而透肌肤，毛窍爪甲，无所不到。在表者因吐而得汗，在清道者自吐而去，在浊道者自利而除。有如洪水泛涨，陈莝顺流而去，益然焕然，润泽枯槁，而有精爽之乐也。[王纶云]牛肉本补脾胃之物，非吐下药也，特饮之既满而溢尔。借补为泻，故病去而胃得补，亦奇法也。但病非肠胃者，似难施之。

‖附方‖

新五。小刀圭 [韩飞霞曰]凡一切虚病，皆可服之。用小牛犊儿未交感者一只，腊月初八日或戊己日杀之，去血焯毛洗净，同脏腑不遗分寸，大铜锅煮之。每十斤，入黄芪十两，人参四两，茯苓六两，官桂、良姜各五钱，陈皮三两，甘草、蜀椒各二两，食盐二两，淳酒二斗同煮，水以八分为率，文火煮至如泥，其骨皆捶碎，并滤取稠汁。待冷以瓮盛之，埋于土内，露出瓮面。凡饮食中，皆任意食之，或以酒调服更妙。肥犬及鹿，皆可依此法作之。**返本丸**补诸虚百损。用黄犍牛肉去筋膜切片，河水洗数遍，仍浸一夜，次日再洗三遍，水清为度。用无灰好酒同入坛内，重泥封固，桑柴文武火煮一昼夜，取出如黄沙为佳，焦黑无用，焙干为末听用。山药盐炒过、莲肉去心盐炒过，并去盐、白茯苓、小茴香炒各四两，为末。每牛肉半斤，入药末一斤，以红枣蒸熟去皮和捣，丸梧子大。每空心酒下五十丸，日三服。乾坤生意。**腹中痞积**牛肉四两切片，以风化石灰一钱擦上，蒸熟食。常食痞积自下。经验秘方。**腹中癖积**黄牛肉一斤，恒山三钱，同煮熟。食肉饮汁，癖必自消，甚效。笔峰杂兴。**牛皮风癣**每五更炙牛肉一片食，以酒调轻粉敷方。直指方。

水牛肉

‖气味‖

甘，平，无毒。[日华曰]冷，微毒。宜忌同黄牛。

‖主治‖

消渴，止呕泄，安中益气，养脾胃。别录。补虚壮健，强筋骨，消水肿，除湿气。藏器。

‖附方‖

旧二，新一。**水肿尿涩**牛肉一斤熟蒸，以姜、醋空心食之。心镜。**手足肿痛**伤寒时气，毒攻手足，肿痛欲断，牛肉裹之，肿消痛止。范汪方。**白虎风痛**寒热发歇，骨节微肿。用水牛肉脯一两，炙黄、燕窠土、伏龙肝、飞罗面各二两，吡黄一钱，为末。每以少许，新汲水和作弹丸大，于痛处摩之。痛止，即取药抛于热油铛中。圣惠。

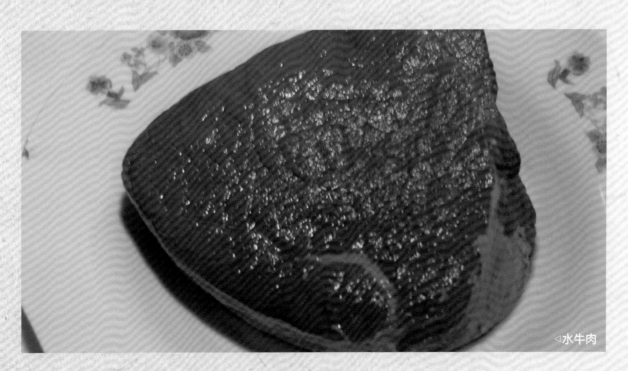

◁水牛肉

头蹄

水牛者良。

‖气味‖

凉。食经云：患冷人勿食蹄中巨筋。多食令人生肉刺。

‖主治‖

下热风。孟诜。

‖附方‖

旧一。**水肿**胀满，小便涩者。用水牛蹄一具去毛，煮汁用羹，切食之。或以水牛尾一条，切作腊食。或煮食亦佳。食医心镜。

鼻

水牛者良。

‖主治‖

消渴，同石燕煮汁服。藏器。治妇人无乳，作羹食之，不过两日，乳下无限，气壮人尤效。孟诜。疗口眼㖞斜。不拘干湿者，以火炙热，于不患处一边熨之，即渐正。宗奭。

皮

水牛者良。

‖主治‖

水气浮肿、小便涩少。以皮蒸熟，切入豉汁食之。心镜。熬胶最良。详阿胶。

乳

‖气味‖

甘，微寒，无毒。[弘景曰] 犊牛乳佳。[恭曰] 犊牛乳性平，生饮令人利，热饮令人口干，温可也。水牛乳作酪，浓厚胜犊牛，造石蜜须之。[藏器曰] 黑牛乳胜黄牛。凡服乳，必煮一二沸，停冷啜之，热食即壅。不欲顿服，与酸物相反，令人腹中癥结，患冷气人忌之。合生鱼食，作瘕。[时珍曰] 凡取，以物撞之则易得。余详乳酪下。制秦艽、不灰木。

‖ 主治 ‖

补虚羸，止渴。别录。养心肺，解热毒，润皮肤。日华。冷补，下热气。和蒜煎沸食，去冷气痃癖。藏器。患热风人宜食之。孟诜。老人煮食有益。入姜、葱，止小儿吐乳，补劳。思邈。治反胃热哕，补益劳损，润大肠，治气痢，除疸黄，老人煮粥甚宜。时珍。

‖ 发明 ‖

[震亨曰] 反胃噎膈，大便燥结，宜牛、羊乳时时咽之，并服四物汤为上策。不可用人乳，人乳有饮食之毒，七情之火也。[时珍曰] 乳煎荜茇，治痢有效。盖一寒一热，能和阴阳耳。按独异志云：唐太宗苦气痢，众医不效，下诏访问。金吾长张宝藏曾困此疾，即具疏以乳煎荜茇方上，服之立愈。宣下宰臣与五品官。魏征难之，逾月不拟。上疾复发，复进之又平。因问左右曰：进方人有功，未见除授何也。征惧曰：未知文武二吏。上怒曰：治得宰相，不妨授三品，我岂不及汝耶？即命与三品文官，授鸿胪寺卿。其方用牛乳半斤，荜茇三钱，同煎减半，空腹顿服。

‖ 附方 ‖

旧三，新八。**风热毒气** 煎过牛乳一升，生牛乳一升，和匀。空腹服之，日三服。千金方。**小儿热哕** 牛乳二合，姜汁一合，银器文火煎五六沸，量儿与服之。**下虚消渴** 心脾中热，下焦虚冷，小便多者。牛羊乳，每饮三四合。广利方。**病后虚弱** 取七岁以下、五岁以上黄牛乳一升，水四升，煎取一升，稍稍饮，至十日止。外台方。**补益劳损** 千金翼崔尚书方：钟乳粉一两，袋盛，以牛乳一升，煎减三分之一，去袋饮乳，日三。又方：白石英末三斤和黑豆，与十岁以上生犊牸牛食，每日与一两。七日取牛乳，或热服一升，或作粥食。其粪以种菜食。百无所忌，能润脏腑，泽肌肉，令人壮健。**脚气痹弱** 牛乳五升，硫黄三两，煎取三升，每服三合。羊乳亦可。或以牛乳五合，煎调硫黄末一两服，取汗尤良。肘后。**肉人怪病** 人顶生疮五色，如樱桃状，破则自顶分裂，连皮剥脱至足，名曰肉人。常饮牛乳自消。夏子益奇疾方。**重舌出涎** 特牛乳饮之。圣惠。**蚰蜒入耳** 牛乳少少滴入即出。若入腹者，饮一二升即化为水。圣惠方。**蜘蛛疮毒** 牛乳饮之良。生生编。

血

‖ 气味 ‖

咸，平，无毒。

‖ 主治 ‖

解毒利肠，治金疮折伤垂死，又下水蛭。煮拌醋食，治血痢便血。时珍。

‖ 发明 ‖

[时珍曰] 按元史云：布智儿从太祖征回回，身中数矢，血流满体，闷仆几绝。太祖命取一牛剖

其腹，纳之牛腹中，浸热血中，移时遂苏。又云：李庭从伯颜攻郢州，炮伤左胁，矢贯于胸，几绝。伯颜命剖水牛腹纳其中，良久而苏。何孟春云：予在职方时，问各边将无知此术者，非读元史弗知也。故书于此，以备缓急。

‖ 附方 ‖

新一。**误吞水蛭**肠痛黄瘦。牛血热饮一二升，次早化猪脂一升饮之，即下出也。肘后。

脂

黄牛者良，炼过用。

‖ 气味 ‖

甘、温，微毒。多食发痼疾、疮疡。镜源云：牛脂软铜。

‖ 主治 ‖

诸疮疥癣白秃，亦入面脂。时珍。

‖ 附方 ‖

新五。**消渴不止**栝楼根煎：用生栝楼根切十片，以水三斗，煮至一斗，滤净，入炼净黄牛脂一合，慢火熬成膏，瓶收。每酒服一杯，日三。总录。**腋下胡臭**牛脂和胡粉涂之，三度永瘥。姚氏。**食物入鼻**介介作痛不出。用牛脂一枣大，纳鼻中吸入，脂消则物随出也。外台方。**走精黄病**面目俱黄，多睡，舌紫，甚面裂，若爪甲黑者死。用豉半两，牛脂一两，煎过，绵裹烙舌，去黑皮一重，浓煎豉饮之。三十六黄方。

髓

黑牛、黄牛、牳牛者良，炼过用。

‖ 气味 ‖

甘，温，无毒。

‖ 主治 ‖

补中，填骨髓。久服增年。本经。安五脏，平三焦，续绝伤，益气力，止泄利，去消渴，皆以清酒暖服之。别录。平胃气，通十二经脉。思邈。治瘦病，以黑牛髓、地黄汁、白蜜等分，煎服。孟诜。润肺补肾，泽肌悦面，理折伤，擦损痛，甚妙。时珍。

‖ 附方 ‖

新三。**补精润肺**壮阳助胃。用炼牛髓四两，胡桃肉四两，杏仁泥四两，山药末半斤，炼蜜一

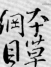

斤，同捣成膏，以瓶盛汤煮一日。每服一匙，空心服之。瑞竹方。**劳损风湿**陆抗膏：用牛髓、羊牛脂各二升，白蜜、姜汁、酥各三升，煎三上三下，令成膏。随意以温酒和服之。经心录。**手足皴裂**牛髓敷之。

脑

水牛、黄牛者良。

‖气味‖
甘，温，微毒。[心镜曰] 牛热病死者，勿食其脑，令生肠痛。

‖主治‖
风眩消渴。苏恭。脾积痞气。润皴裂，入面脂用。时珍。

‖附方‖
新四。**吐血咯血**五劳七伤。用水牛脑一枚，涂纸上阴干。杏仁煮去皮、胡桃仁、白蜜各一斤，香油四两，同熬干为末。每空心烧酒服二钱匕。乾坤秘韫。**偏正头风**不拘远近，诸药不效者，如神。用白芷、芎藭各三钱，为细末。以黄牛脑子搽末在上，瓷器内加酒顿熟，乘热食之，尽量一醉。醒则其病如失，甚验。保寿堂方。**脾积痞气**牛脑丸：治男妇脾积痞病，大有神效。黄犎牛脑子一个，去皮筋，擂烂，皮消末一斤，蒸饼六个，晒研，和匀，糊丸梧子大。每服三十丸，空心好酒下，日三服。百日有验。圣济总录。**气积成块**牛脑散：用牛脑子一个，去筋，雄鸡肫一个，连黄，并以好酒浸一宿，捣烂，入木香、沉香、砂仁各三两，皮消一碗，杵千下，入生铜锅内，文武火焙干为末，入轻粉三钱，令匀。每服二钱，空心烧酒服，日三服。同上。

心

已下黄牛者良。

‖主治‖
虚忘，补心。别录。

脾

‖主治‖
补脾。藏器。腊月淡煮，日食一度，治痔瘘。和朴消作脯食，消痞块。时珍。出千金、医通。

肺

已下水牛者良。

‖**主治**‖

补肺。藏器。

‖**主治**‖

补肝，明目。别录。治疟及痢，醋煮食之。孟诜。妇人阴䘌，纳之引虫。时珍。

‖**主治**‖

补肾气，益精。别录。治湿痹。孙思邈。

黄牛、水牛俱良。

‖**气味**‖

甘，温，无毒。[弘景曰]青牛肠胃，合犬肉、犬血食，病人。

‖**主治**‖

消渴风眩，补五脏，醋煮食之。诜。补中益气，解毒，养脾胃。时珍。

‖**附方**‖

新一。啖蛇牛毒牛肚细切，水一斗，煮一升服，取汗即瘥。金匮要略。

膍一名百叶

[时珍曰] 膍，音毗，言其有比列也。牛羊食百草，与他兽异也。故其胃有膍，有肳，有蜂窠，亦与他兽异也。肳即胃之厚处。

‖**主治**‖

热气水气，治痢，解酒毒药毒、丹石毒发热，同肝作生，以姜、醋食之。藏器。

腊月黄牛、青牛者良。[弘景曰]胆原附黄条中，今拔出于此，以类相从耳。

‖气味‖

苦，大寒，无毒。

‖主治‖

可丸药。本经。除心腹热渴，止下痢及口焦燥，益目精。别录。腊月酿槐子服，明目，治疮湿弥佳。苏恭。酿黑豆，百日后取出，每夜吞一枚，镇肝明目。药性。酿南星末，阴干，治惊风有奇功。苏颂。除黄杀虫，治痈肿。时珍。

‖发明‖

[时珍曰] 淮南子万毕术云：牛胆涂热釜，釜即鸣。牛胆涂桂，莫知其谁。注云：能变乱人形。详见本书。峋嵝云：蛙得牛胆则不鸣。此皆有所制也。

‖附方‖

旧一，新二。谷疸食黄用牛胆汁一枚，苦参三两，龙胆草一两，为末，和少蜜丸梧子大。每姜汤下五十丸。男子阴冷以食茱萸纳牛胆中，百日令干。每取二七枚，嚼纳阴中，良久如火。千金。痔瘘出水用牛胆、猬胆各一枚，腻粉五十文，麝香二十文，以三味和匀，入牛胆中，悬四十九日取出，为丸如大麦大。以纸捻送入疮内，有恶物流出为验也。经验。

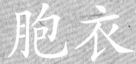

胞衣

‖附方‖

新一。臁疮不敛牛胞衣一具，烧存性，三搽。海上方。

喉

白水牛者良。

‖主治‖

小儿呷气。思邈。疗反胃吐食，取一具去膜及两头，逐节以醋浸炙燥，烧存性，每服一钱，米饮下，神效。时珍。出法天生意。

‖发明‖

[时珍曰] 牛喉咙治呷气、反胃，皆以类相从也。按普济方云：反胃吐食，药物不下，结肠三五日至七八日，大便不通，如此者必死。昔全州周禅师得正胃散方于异人，十痊八九，君子收之，可济人命。用白水牛喉一条，去两头节并筋、膜、脂、肉，节节取下如阿胶黑片，收之。临时旋炙，用米醋一盏浸之，微火炙干淬之，再炙再淬，醋尽为度。研末，厚纸包收。或遇阴湿时，微火烘之再收。遇此疾，每服一钱，食前陈米饮调下。轻者一服立效。

屪

水牛者良。

‖ **主治** ‖

喉痹气瘿，古方多用之。时珍。

齿

‖ **主治** ‖

小儿牛痫。外台。

‖ **发明** ‖

[时珍曰] 六畜齿治六痫，皆比类之义也。耳珠先生有固牙法：用牛齿三十枚，瓶盛固济，煅赤为末。每以水一盏，末二钱，煎热含漱，冷则吐去。有损动者，以末揩之。此亦以类从也。

牛角䚡

‖ **释名** ‖

角胎 [时珍曰] 此即角尖中坚骨也。牛之有䚡，如鱼之有鳃，故名。胎者，言在角内也。[藏器曰] 水牛、黄犎牛者可用，余皆不及。久在粪土烂白者，亦佳。

‖ **气味** ‖

苦，温，无毒。[甄权曰] 苦、甘。

‖ **主治** ‖

下闭血瘀血疼痛，女人带下血。燔之酒服。本经。烧灰，主赤白痢。藏器。黄牛者烧之，主妇人血崩，大便下血，血痢。宗奭。水牛者烧之，止妇人血崩，赤白带下，冷痢泻血，水泄。药性。治水肿。时珍。千金徐王煮散用之。

‖ **发明** ‖

[时珍曰] 牛角䚡，筋之粹，骨之余，而䚡又角之精也。乃厥阴、少阴血分之药，烧之则性涩，故止血痢、崩中诸病。

‖ **附方** ‖

旧四，新二。**大肠冷痢**犉牛角䚡烧灰，饮服二钱，日二次。**小儿滞下**犉牛角胎烧灰，水服方寸匕。千金。**大便下血**黄牛角䚡一具，煅末，煮豉汁服二钱，日三，神效。近效方。**赤白带下**牛角䚡烧令烟断、附子以盐水浸七度去皮，等分为末，每空心酒服二钱匕。孙用和方。**鼠乳痔疾**牛角䚡烧灰，酒服方寸匕。塞上方。**蜂虿螫疮**牛角䚡烧灰，醋和傅之。肘后方。

角

‖气味‖
苦，寒，无毒。[之才曰]平。

‖主治‖
水牛者燔之，治时气寒热头痛。别录。煎汁，治热毒风及壮热。日华。犗牛者治喉痹肿塞欲死，烧灰，酒服一钱。小儿饮乳不快似喉痹者，取灰涂乳上，咽下即瘥。苏颂。出崔元亮方。治淋破血。时珍。

‖附方‖
旧二，新一。**石淋破血**牛角烧灰，酒服方寸匕，日五服。总录。**血上逆心烦闷刺痛**。水牛角烧末，酒服方寸匕。子母秘录。**赤秃发落**牛角、羊角烧灰等分，猪脂调涂。圣惠方。

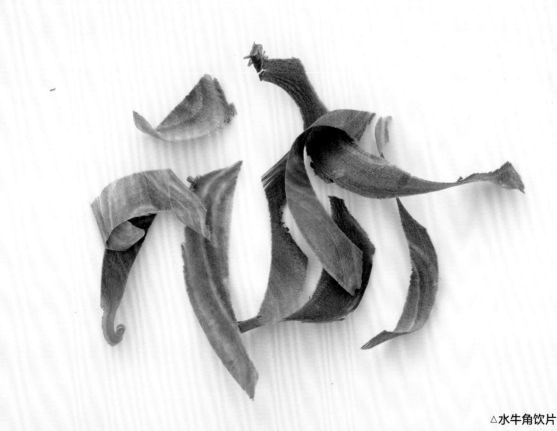

△水牛角饮片

骨

‖气味‖

甘，温，无毒。

‖主治‖

烧灰，治吐血鼻洪，崩中带下，肠风泻血，水泻。日华。治邪疟。烧灰同猪脂，涂疳疮蚀人口鼻，有效。时珍。出十便。

‖发明‖

[时珍曰]东夷以牛骨占卜吉凶，无往不中。牛非含智之物，骨有先事之灵，宜其可入药治病也。

‖附方‖

新二。**鼻中生疮**牛骨、狗骨烧灰，腊猪脂和敷。千金。**水谷痢疾**牛骨灰同六月六日曲炒等分为末，饮服方寸匕，乃御传方也。张文仲方。

蹄甲

青牛者良。

‖主治‖

妇人崩中，漏下赤白。苏恭。烧灰水服，治牛痫。和油，涂臁疮。研末贴脐，止小儿夜啼。时珍。出集要诸方。

‖附方‖

新五。**卒魇不寤**以青牛蹄或马蹄临人头上，即活。肘后。**损伤接骨**牛蹄甲一个，乳香、没药各一钱为末，入甲内烧灰，以黄米粉糊和成膏，敷之。秘韫。**牛皮风癣**牛蹄甲、驴粪各一两，烧存性研末，油调，抓破敷之。五七日即愈。蔺氏经验方。**臁胫烂疮**牛蹄甲烧灰，桐油和敷。海上方。**玉茎生疮**牛蹄甲烧灰，油调敷之。奚囊。

阴茎

黄牛、乌牛、水牛并良。

‖主治‖

妇人漏下赤白，无子。苏恭。

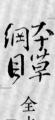

牯牛卵囊

‖ **主治** ‖

疝气。一具煮烂，入小茴香，盐少许拌食。吴球。

毛

‖ **主治** ‖

脐毛，治小儿久不行。苏恭。**耳毛、尾毛、阴毛，并主通淋闭。** 时珍。

‖ **发明** ‖

[时珍曰] 古方牛耳毛、阴毛、尾毛，治淋多用之，岂以牛性顺而毛性下行耶？又治疟病，盖禳之之义耳。

‖ **附方** ‖

旧一，新二。**卒患淋疾** 牛耳中毛烧取半钱，水服。尾毛亦可。集验方。**小儿石淋** 特牛阴头毛烧灰，浆水服一刀圭，日再。张文仲方。**邪气疟疾** 外台用牛尾烧末，酒服方寸匕，日三服。一用牯牛阴毛七根，黄荆叶七片，缚内关上，亦效。

口涎

[日华曰] 以水洗老牛口，用盐涂之，少顷即出。或以荷叶包牛口使耕，力乏涎出，取之。

‖ **主治** ‖

反胃呕吐。日华。水服二匙，终身不噎。思邈。**吮小儿，治客忤。灌一合，治小儿霍乱。入盐少许，顿服一盏，治喉闭口噤。** 时珍。出外台胡居士方。

‖ **附方** ‖

新七。**噎膈反胃** 集成用糯米末，以牛涎拌作小丸，煮熟食。危氏得效香牛饮：用牛涎一盏，入麝香少许，银盏顿热。先以帛紧束胃脘，令气喘，解开，乘热饮之。仍以丁香汁入粥与食。普济千转丹：用牛涎、好蜜各半斤，木鳖仁三十个研末，入铜器熬稠。每以两匙和粥与食，日三服。**小儿流涎** 取东行牛口中涎沫，涂口中及颐上，自愈。外台方。**小儿口噤** 身热吐沫不能乳。方同上。圣惠方。**损目破睛** 牛口涎日点二次，避风。黑睛破者亦瘥。肘后。**身面疣目** 牛口涎频涂之，自落。千金。

鼻津

‖**主治**‖

小儿中客忤，水和少许灌之。又涂小儿鼻疮及湿癣。时珍。出外台诸方。

耳垢

乌牛者良。[时珍曰]以盐少许入牛耳中，痒即易取。

‖**主治**‖

蛇伤，恶蜇毒。恭。蜇，毛虫也。治痈肿未成脓，封之即散。疳虫蚀鼻生疮，及毒蛇螫人，并敷之。时珍。

‖**附方**‖

新三。**疔疮恶肿**黑牛耳垢敷之。圣惠方。**胁漏出水**不止。用乌牛耳垢傅之，即瘥。**鼻衄不止**牛耳中垢、车前子末等分和匀，塞之良。总录。

溺

黄犍牸牛、黑牯牛者良。

‖**气味**‖

苦、辛，微温，无毒。[之才曰]寒。

‖**主治**‖

水肿，腹胀脚满，利小便。别录。

‖**附方**‖

旧三，新五。**水肿尿涩**小品用乌犍牛尿半升，空腹饮。小便利，良。肘后用黄犍牛尿，每饮三升。老、幼减半。**水气喘促**小便涩。用牸牛尿一斗，诃黎皮末半斤。先以铜器熬尿至三升，入末熬至可丸，丸梧子大。每服茶下三十丸，日三服。当下水及恶物为效。普济方。**风毒脚气**以铜器，取乌犊牛尿三升，饮之。小便利则消。肘后。**脚气胀满尿涩**。取乌犊牛尿一升，一日分服，消乃止。杨炎南行方。**久患气胀**乌牛尿一升，空心温服，气散止。广济方。**癥癖鼓胀**乌牛尿一升，微火煎如稠饴，空心服枣许，当鸣转病出。隔日更服之。千金翼。**霍乱厥逆**服乌牛尿二升。千金方。**刺伤中水**服乌牛尿二升，三服止。梅师。

屎

稀者名牛洞。乌牯、黄牯牛者良。

‖ 气味 ‖

苦，寒，无毒。镜源云：牛屎抽铜晕。烧火，能养一切药力。

‖ 主治 ‖

水肿恶气。干者燔之，敷鼠瘘恶疮。别录。烧灰，敷灸疮不瘥。藏器。敷小儿烂疮烂痘，及痈肿不合，能灭瘢痕。时珍。绞汁，治消渴黄瘅，脚气霍乱，小便不通。苏恭。

‖ 发明 ‖

[时珍曰] 牛屎散热解毒利溲，故能治肿、疸、霍乱、疳痢、伤损诸疾。烧灰则收湿生肌拔毒，故能治痈疽、疮瘘、烂痘诸疾也。宋书：孙法宗苦头创。夜有女人至，曰：我天使也。事本不关善人，使者误及尔。但取牛粪煮敷之，即验。如其言果瘥。此亦一异也。

‖ 附方 ‖

旧七，新二十二。**水肿溲涩**黄牛屎一升，绞汁饮，溲利瘥，勿食盐。梅师。**湿热黄病**黄牛粪日干为末，面糊丸梧子大。每食前，白汤下七十丸。简便方。**霍乱吐下**不止，四肢逆冷。外台用黄牛屎半升，水二升，煮三沸，服半升止。圣惠用乌牛粪绞汁一合，以百日儿乳汁一合和，温服。**疳痢垂死**新牛屎一升，水一升，搅澄汁服。不过三服。必效方。**卒死不省**四肢不收。取牛洞一升，和温酒灌之。或以湿者绞汁亦可。此扁鹊法也。肘后。**卒阴肾痛**牛屎烧灰，酒和敷之，良。梅师。**脚跟肿痛**不能着地。用黄牛屎，入盐炒热，罨之。王永辅惠济方。**妊娠腰痛**牛屎烧末，水服方寸匕，日三。外台。**妊娠毒肿**揉牛屎烧灰，水服方寸匕，日三。并以酢和封。千金方。**子死腹中**湿牛粪涂腹上，良。产宝。**小儿口噤**白牛粪涂口中取瘥。总录。**小儿夜啼**屎一块安席下，勿令母知。食疗。**小儿头疮**野外久干牛屎不坏者烧灰，入轻粉，麻油调搽。普济。**小儿白秃**牛屎厚封之。秘录。**小儿烂疮**牛屎烧灰封之。灭瘢痕。千金。**痘疮溃烂**王兑白龙散：以腊月黄牛屎烧取白灰敷之，或卧之。即易痂疤，而无瘢痕。**痈肿不合**牛屎烧末，用鸡子白和封，干即易之，神验也。千金月令。**鼠瘘瘰疬**千金五白散：白牛屎、白马屎、白羊屎、白鸡屎、白猪屎各一升，于石上烧灰，漏芦末二两，以猪膏一升，煎乱发一两，同熬五六沸涂之，神验。肘后：治鼠瘘有核脓血。用热牛屎封之，日三。**蜣螂瘘疾**热牛屎封之，日数易，当有蜣螂出。千金。**乳痈初起**牛屎和酒敷之，即消。姚僧坦方。**燥癣疮痒**热牛屎涂之。千金。**疮伤风水**痛剧欲死者。牛屎烧灰，熏令汁出即愈。外台秘要。**跌磕伤损**黄牛屎炒热封之，裹定即效。简便。**汤火烧灼**湿牛屎捣涂之。姚和众。**恶犬咬伤**洗净毒，以热牛屎封之，即时痛止。千金。**蜂虿螫痛**牛屎烧灰，苦酒和敷。千金方。**背疮溃烂**黄黑牛粪多年者，晒干为末，入百草霜匀细，糁之。谈野翁方。

黄犊子脐屎

新生未食草者，收干之。

‖ **主治** ‖

九窍四肢指歧间血出，乃暴怒所为。烧此末，水服方寸匕，日四五服，良。藏器。出姚僧坦方。**主中恶霍乱，及鬼击吐血。**以一升，和酒三升，煮汁服。时珍。出肘后。

屎中大豆

洗晒收用。

‖ **主治** ‖

小儿惊痫，妇人难产。苏恭。

‖ **附方** ‖

旧一，新二。**小儿牛痫**白牛屎中豆，日日服之，良。总微论。**妇人难产**牛屎中大豆一枚，擘作两片，一书父，一书子。仍合住，水吞之，立产。昝殷产宝。**齿落不生**牛屎中大豆十四枚，小开豆头，以注齿根，数度即生。千金方。

圣齑

[时珍曰] 按刘恂岭表录异云：广之容南好食水牛肉，或炮或炙，食讫即啜圣齑消之，调以姜、桂、盐、醋，腹遂不胀。圣齑如青苔状，乃牛肠胃中未化草也。

‖ **主治** ‖

食牛肉作胀，解牛肉毒。时珍。

齝草

音痴。**一名牛转草** 即牛食而复出者，俗曰回嗛。

‖主治‖

绞汁服，止哕。藏器。**疗反胃霍乱，小儿口噤风。** 时珍。

‖发明‖

[时珍曰] 牛齝治反胃噎膈，虽取象回嗛之义，而沾濡口涎为多，故主疗与涎之功同。

‖附方‖

新四。**反胃噎膈** 大力夺命丸：牛转草、杵头糠各半斤，糯米一升，为末，取黄母牛涎和，丸龙眼大，煮熟食之。入砂糖二两，尤妙。医学正传。**霍乱吐利** 不止。用乌牛齝草一团，人参、生姜各三两，甜浆水一升半，煮汁五合服。刘涓子鬼遗方。**小儿流涎** 用牛嗛草绞汁，少少与服。普济方。**初生口噤** 十日内者。用牛口齝草绞汁灌之。圣惠。

鼻桊

音卷。穿鼻绳木也。

‖主治‖

木桊：主小儿痫。别录。治消渴，煎汁服；或烧灰，酒服。时珍。草桊：烧研，傅小儿鼻下疮。别录。烧灰，吹缠喉风，甚效。时珍。

‖附方‖

新一。**消渴** 牛鼻木二个洗剉，男用牝牛，女用牡牛，人参、甘草半两，大白梅十个，水四碗，煎三碗，热服甚妙。普济方。

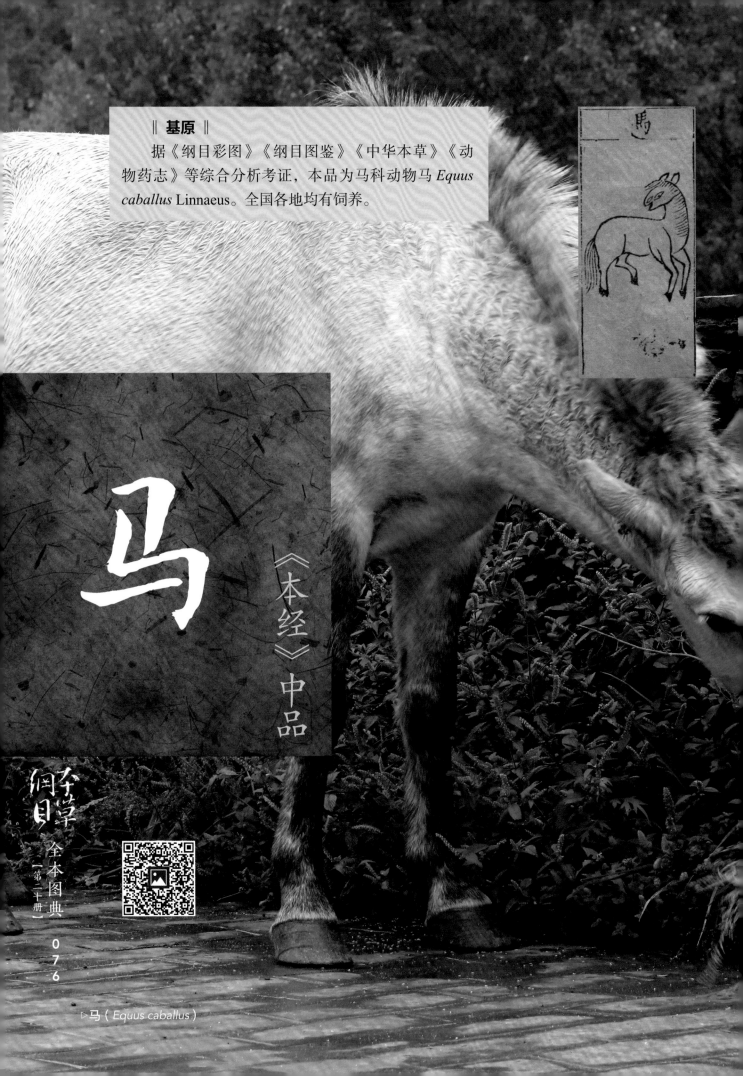

‖ **基原** ‖

据《纲目彩图》《纲目图鉴》《中华本草》《动物药志》等综合分析考证，本品为马科动物马 *Equus caballus* Linnaeus。全国各地均有饲养。

马

《本经》中品

▷ 马（*Equus caballus*）

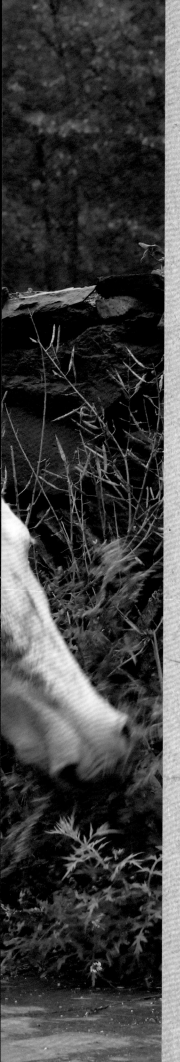

校正：别录上品出马乳，今并为一。

‖释名‖

[时珍曰] 按许慎云：马，武也。其字象头、髦、尾、足之形。牡马曰骘，音质，曰儿；牝马曰骒，曰课，曰草。去势曰骟。一岁曰驹（音注），二岁曰驹，三岁曰騑，四岁曰駣，音桃。名色甚多，详见尔雅及说文。梵书谓马为阿湿婆。

‖集解‖

[别录曰] 马出云中。[弘景曰] 马色类甚多，入药以纯白者为良。其口、眼、蹄皆白者，俗中时有两三尔。小小用则不必拘也。[时珍曰] 别录以云中马为良。云中，今大同府也。大抵马以西北方者为胜，东南者劣弱不及。马应月，故十二月而生。其年以齿别之。在畜属火，在辰属午。或云：在卦属乾，属金。马之眼光照人全身者，其齿最少；光愈近，齿愈大。马食杜衡善走，食稻则足重，食鼠屎则腹胀，食鸡粪则生骨眼。以僵蚕、乌梅拭牙则不食，得桑叶乃解。挂鼠狼皮于槽亦不食。遇侮马骨则不行。以猪槽饲马，石灰泥马槽，马汗着门，并令马落驹。系猕猴于厩，辟马病。皆物理当然耳。

肉

以纯白牡马者为良。

‖气味‖

辛、苦，冷，有毒。[诜曰] 有小毒。[士良曰] 有大毒。[思邈曰] 无毒。[日华曰] 只堪煮食，余食难消。渍以清水，搦洗血尽乃煮。不然则毒不出，患疔肿。或曰以冷水煮之，不可盖釜。[鼎曰] 马生角，马无夜眼，白马青蹄，白马黑头者，并不可食，令人癫。马鞍下肉色黑及马自死者，并不可食，杀人。马黑脊而斑臂者漏，不可食。[萧炳曰] 患痢、生疥人勿食，必加剧。妊妇食之，令子过月；乳母食之，令子疳瘦。[诜曰] 同仓米、苍耳食，必得恶病，十有九死。同姜食，生气嗽。同猪肉食，成霍乱。食马肉毒发心闷者，饮清酒则解，饮浊酒则加。[弘景曰] 秦穆公云：食骏马肉不饮酒，必杀人。[时珍曰] 食马中毒者，饮芦菔汁、食杏仁可解。

‖主治‖

伤中除热下气，长筋骨，强腰脊，壮健，强志轻身，不饥。作脯，治寒热痿痹。别录。煮汁，洗头疮白秃。时珍。出圣惠。

‖附方‖

旧一。**豌豆疮毒**马肉煮清汁，洗之。兵部手集。**鬐膏鬐**，项上也。白马者良。

‖气味‖

甘，平，有小毒。[镜源云] 马脂柔五金。

‖主治‖

生发。别录。治面皯，手足皴粗。人脂泽，用疗偏风口㖞僻。时珍。

‖发明‖

[时珍曰] 按灵枢经云：卒口僻急者，颊筋有寒，则急引颊移，颊筋有热，则纵缓不收。以桑钩钩之，以生桑灰置坎中坐之，以马膏熨其急颊，以白酒和桂末涂其缓颊，且饮美酒，啖炙肉，为之三拊而已。灵枢无注本，世多不知此方之妙。窃谓口颊㖞僻，乃风中血脉也。手足阳明之筋络于口，会太阳之筋络于目。寒则筋急而僻，热则筋缓而纵。故左中寒则逼热于右，右中寒则逼热于左，寒者急而热者缓也。急者皮肤顽痹，荣卫凝滞。治法急者缓之，缓者急之。故用马膏之甘平柔缓，以摩其急，以润其痹，以通其血脉。用桂酒之辛热急束，以涂其缓，以和其荣卫，以通其经络。桑能治风痹，通节窍也。病在上者，酒以行之，甘以助之；故饮美酒，啖炙肉云。

乳

[时珍曰] 汉时以马乳造为酒，置挏马之官，谓挏撞而成也。挏音同。

‖气味‖

甘，冷，无毒。[思邈曰] 性冷利。同鱼鲙食，作瘕。

‖主治‖

止渴治热。别录。作酪，性温，饮之消肉。苏恭。

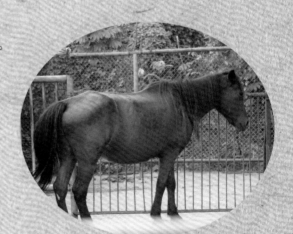

心

已下并用白马者良。

‖主治‖

喜忘。别录。肘后方：治心昏多忘。牛、马、猪、鸡心，干之为末。酒服方寸匕，日三，则闻一知十。[诜曰] 患痢人食马心，则痞闷加甚。

肺

‖主治‖

寒热，小儿茎痿。[掌禹锡曰] 小儿无茎萎，疑误。[时珍曰] 按千金方无小儿二字。

肝

‖气味‖

有大毒。[弘景曰] 马肝及鞍下肉，杀人。[时珍曰] 按汉武帝云：食肉毋食马肝。又云：文成食马肝而死。韦庄云：食马留肝。则其毒可知矣。方家以豉汁、鼠矢解之。

‖附方‖

新一。**月水不通**心腹滞闷，四肢疼痛。用赤马肝一片炙研，每食前热酒服一钱。通乃止。圣惠。

肾 [时珍曰] 按熊太古冀越集云：马有墨在肾，牛有黄在胆，造物之所钟也。此亦牛黄、狗宝之类，当有功用。惜乎前人不知，漫记于此以俟。

白马阴茎

‖修治‖

[藏器曰] 凡收，当取银色无病白马，春月游牝时，力势正强者，生取阴干，百日用。[敩曰] 用时以铜刀破作七片，将生羊血拌蒸半日，晒干，以粗布去皮及干血，剉碎用。

‖气味‖

甘、咸，平，无毒。

‖主治‖

伤中，绝脉阴不起，强志益气，长肌肉肥健，生子。本经。小儿惊痫。别录。益丈夫阴气。[诜曰] 阴干，同肉苁蓉等分为末，蜜丸梧子大。每空心酒下四十丸，日再。百日见效。[甄权曰] 主男子阴痿，房中术偏用之。

驹胞衣

‖主治‖

妇人天癸不通。煅存性为末，每服三钱，入麝香少许，空腹新汲水下，不过三服，良。孙氏集效。

眼

白马者，生杀取之。

‖气味‖

平，无毒。

‖主治‖

惊痫腹满疟疾。别录，小儿魃病，与母带之。苏恭。

夜眼

在足膝上。马有此能夜行，故名。

‖主治‖

卒死尸厥，龋齿痛。时珍。

‖附方‖

旧一，新二。**卒死尸厥**用白马前脚夜目二枚，白马尾十四茎，合烧，以苦酒丸如小豆大。白汤灌下二丸，须臾再服即苏。肘后。**虫牙龋痛**用马夜眼如米大，绵裹纳孔中，有涎吐去，永断根源。或加生附子少许。玉机微义用马夜眼烧存性敷之，立愈。

牙齿

已下并用白马者良。

‖气味‖

甘，平，有小毒。

‖主治‖

小儿马痫。水磨服。别录。烧灰唾和，涂痈疽疔肿，出根效。藏器。

‖附方‖

旧一，新三。**肠痈未成**马牙烧灰，鸡子白和，涂之。千金方。**疔肿未破**白马齿烧灰，先以针刺破乃封之，用湿面围肿处，醋洗去之，根出大验。肘后。**赤根疔疮**马牙齿捣末，腊猪脂和敷，根即出也。烧灰亦可。千金方。**虫牙作痛**马牙一枚，煅热投醋中，七次，待冷含之，即止。唐瑶经验方。

骨

‖ 气味 ‖

有毒。

‖ 主治 ‖

烧灰和醋，敷小儿头疮及身上疮。孟诜。止邪疟。烧灰和油，敷小儿耳疮、头疮、阴疮、瘭疽有浆如火灼。敷乳头饮儿，止夜啼。时珍。出小品、外台诸方。

‖ 附方 ‖

旧一。**辟瘟疫气**绛袋盛马骨佩之，男左女右。肘后方。

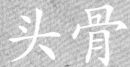

头骨

‖ 气味 ‖

甘，微寒，有小毒。[韩保升曰]大热。[藏器曰]头骨埋于午地，宜蚕；浸于上流，绝水蜞虫。

‖ 主治 ‖

喜眠，令人不睡。烧灰，水服方寸匕，日三夜一。作枕亦良。别录。治齿痛。烧灰，敷头、耳疮。日华。疗马汗气入疮痛肿，烧灰敷之，白汁出，良。时珍。

‖ 附方 ‖

新三。**胆虚不眠**用马头骨灰、乳香各一两，酸枣仁炒二两，为末。每服二钱，温酒服。圣惠。**胆热多眠**马头骨灰、铁粉各一两，朱砂半两，龙脑半分，为末，炼蜜丸梧子大。每服三十丸，竹叶汤下。圣惠方。**臁疮溃烂**三四年。马牙匡骨烧研，先以土窖过，小便洗数次，搽之。

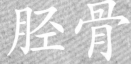

胫骨

‖ 气味 ‖

甘，寒，无毒。

‖ 主治 ‖

煅存性，降阴火，中气不足者用之，可代黄芩、黄连。朱震亨。

悬蹄

赤、白马俱入用。

‖气味‖

甘，平，无毒。[甄权曰] 热。

‖主治‖

惊邪瘈疭乳难，辟恶气鬼毒，蛊疰不祥。本经。止衄内漏，龋齿。赤马者治妇人赤崩，白马者治漏下白崩。别录。主癫痫、齿痛。蜀本。疗肠痈，下瘀血，带下，杀虫。又烧灰入盐少许，掺走马疳蚀，甚良。时珍。出钩玄诸方。赤马者辟温疟。孟诜。

‖附方‖

旧四，新五。**损伤瘀血**在腹。用白马蹄烧烟尽，研末。酒服方寸匕，日三夜一，血化为水也。刘涓子鬼遗方。**妇人血病**方同上。**五色带下**白马左蹄烧灰。酒服方寸匕，日三。外台。**肠痈腹痛**其状两耳轮甲错，腹痛，或绕脐有疮如粟，下脓血。用马蹄灰和鸡子白涂，即拔毒气出。千金。**虫蚀肛烂**见五脏则死。以猪脂和马蹄灰，绵裹导入下部。日数度瘥。肘后方。**龋齿疼痛**削白马蹄塞之，不过三度。千金方。**赤秃头疮**出脓，昼开夜合。马蹄烧灰，生油调涂。圣惠方。**小儿夜啼**马蹄末，敷乳上饮之。总录。**辟禳瘟疫**以绛囊盛马蹄屑佩之，男左女右。肘后。

皮

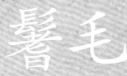

‖主治‖

妇人临产，赤马皮催生，良。孟诜。治小儿赤秃，以赤马皮、白马蹄烧灰，和腊猪脂敷之，良。时珍。出圣惠。

鬐毛

即鬃也。一名騣。

‖气味‖

有毒。

‖主治‖

小儿惊痫，女子崩中赤白。别录。[思邈曰] 赤用赤马，白用白马。烧灰，服止血。涂恶疮。日华。

尾

‖主治‖

女人崩中，小儿客忤。时珍。

‖发明‖

[时珍曰] 马尾，济生方治崩中，十灰散中用之。又延寿书云：刷牙用马尾，今齿疏损。近人多用烧灰揩拭，最腐齿龈。不可不知。

‖附方‖

旧二。**小儿客忤**小儿中马毒客忤。烧马尾烟于前，每日熏之，瘥乃止。圣惠方。**腹内蛇癥**白马尾切细，酒服。初服五分一匕，次服三分一匕，更服二分一匕，不可顿服，杀人。千金翼。

脑

‖气味‖

有毒。[诜曰] 食之令人癫。

‖主治‖

断酒，腊月者温酒服之。孙思邈。

血

‖气味‖

有大毒。[诜曰] 凡生马血入人肉中，一二日便肿起，连心即死。有人剥马伤手，血入肉，一夜致死。

汗

‖气味‖

有大毒。[弘景曰] 患疮人，触马汗、马气、马毛、马尿、马屎者，并令加剧。[诜曰] 马汗入疮，毒攻心欲死者，烧粟秆灰淋汁浸洗，出白沫，乃毒气也。岭南有人用此得力。

‖附方‖

新二。**黥刺雕青**以白马汗搽上，再以汗调水蛭末涂之。子和。**饮酒欲断**刮马汗，和酒服之。千金。

白马溺

‖气味‖

辛，微寒，有毒。

‖主治‖

消渴，破癥坚积聚，男子伏梁积疝，妇人瘕积，铜器承饮之。别录。洗头疮白秃，渍恶刺疮，日十次，愈乃止。孟诜。热饮，治反胃杀虫。时珍。

‖发明‖

[时珍曰] 马尿治癥瘕有验。按祖台之志怪云：昔有人与其奴皆患心腹痛病。奴死剖之，得一白鳖，赤眼仍活。以诸药纳口中，终不死。有人乘白马观之，马尿堕鳖而鳖缩。遂以灌之，即化成水。其人乃服白马尿而疾愈。此其征效也。反胃亦有虫积者，故亦能治之。

‖附方‖

旧二，新七。**肉癥思肉**用白马尿三升，饮之。当吐肉出，不出者死。千金。**食发成瘕**咽中如有虫上下是也。白马尿饮之，佳。千金。**伏梁心积**铜器盛白马尿一升，旦旦服之，妙。小品。**妇人乳肿**马尿涂之，立愈。产宝。**小儿赤疵**生身上者。马尿频洗之。千金。**虫牙疼痛**随左右含马溺，不过三五度瘥。千金方。**利骨取牙**白马尿浸茄科三日，炒为末，点牙即落。或煎巴豆点牙亦落。勿近好牙。鲍氏。**狐尿刺疮**痛甚者。热白马尿渍之。千金。**痞块心痛**僵蚕末二钱，白马尿调服，并敷块上。摘玄方。

白马通

[时珍曰] 马屎曰通，牛屎曰洞，猪屎曰零，皆讳其名也。凡屎必达胴肠乃出，故曰通，曰洞。胴，即广肠也。

‖气味‖

微温，无毒。镜源云：马屎煴火，养一切药力。

‖主治‖

止渴，止吐血、下血、鼻衄，金疮出血，妇人崩中。别录。敷顶，止衄。徐之才。绞汁服，治产后诸血气，伤寒时疾当吐下者。藏器。治时行病起合阴阳垂死者，绞汁三合，日夜各二服。又治杖疮、打损伤疮中风作痛者，炒热，包熨五十遍，极效。孟诜。绞汁灌之，治卒中恶死。

酒服，治产后寒热闷胀。烧灰水服，治久痢赤白。和猪脂，涂马咬人疮，及马汗入疮，剥死马骨刺伤人，毒攻欲死者。时珍。出小品诸方。

‖附方‖

旧五，新十五。**吐血不止**烧白马通，以水研，绞汁一升服。梅师方。**衄血不止**录验用绵裹白马屎塞之。千金用赤马粪绞汁，饮一二升，并滴鼻内。干者浸水亦可。**口鼻出血**用赤马粪烧灰，温酒服一钱。铃方。**久痢赤白**马粪一丸烧灰，水服。肘后方。**卒中恶死**吐利不止，不知是何病，不拘大人小儿，马粪一丸，绞汁灌之，干者水煮汁亦可。此扁鹊法也。肘后。**搅肠沙痛**欲死者。用马粪研汁饮之，立愈。经验方。**小儿卒忤**马屎三升烧末，以酒三斗，煮三沸，取汁浴儿。避风。千金。**小儿躽啼**面青腹强，是忤客气。新马粪一团，绞汁灌之。总录。**伤寒劳复**马屎烧末，冷酒服方寸匕，便验。圣惠方。**热毒攻肢**手足肿痛欲脱。以水煮马屎汁渍之。外台。**风虫牙痛**白马屎汁，随左右含之，不过三口愈。圣惠。**鼻齆不闻**新马屎汁，含满口，灌入即通。圣惠。**筋骨伤破**以热白马屎傅之，无瘢。千金。**疔肿伤风**作肿。以马屎炒，熨疮上五十遍，极效。圣惠方。**多年恶疮**或痛痒生胑。用马粪并齿同研烂，敷上，不过数次。武丞相在蜀时，胫有疮，痒不可忍，用此而瘥。兵部手集。**诸疮伤水**或伤风寒痛剧。用马屎烧烟熏，令汁出愈。千金方。**冻指欲堕**马粪煮水，渍半日即愈。千金。**积聚胀满**白马粪同蒜捣膏，傅患处，效。活人心统。**一切漏疾**白马通汁，每服一升，良。千金。

屎中粟

‖主治‖

金创，小儿寒热客忤不能食。苏恭。治小儿胁痛。时珍。千金有马通粟丸。

‖附方‖

旧一。**剥马中毒**被骨刺破欲死。以马肠中粟屎捣傅，以尿洗之，大效。绞汁饮之亦可。外台。
白马头蛆见虫部。

马绊绳

‖主治‖

煎水，洗小儿痫。苏恭。烧灰，掺鼻中生疮。时珍。
东行马蹄下土 [弘景曰] 作方术，可知女人外情。[时珍曰] 淮南万毕术云：东行白马蹄下土，合三家井中泥，置人脐下，即卧不能起也。

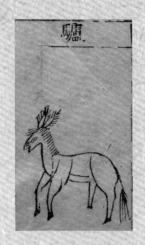

‖ 基原 ‖

据《动物药志》《中华本草》《大辞典》《纲目图鉴》等综合分析考证，本品为马科动物驴 *Equus asinus* Linnaeus。为我国主要役用家畜之一，全国各地均有饲养。《纲目图鉴》《动物药志》还收载有同属动物野驴 *E. hemionus* Pallas。

‖ 释名 ‖

[时珍曰] 驴，胪也。胪，腹前也。马力在膊，驴力在胪也。

‖ 集解 ‖

[时珍曰] 驴，长颊广额，磔耳修尾，夜鸣应更，性善驮负。有褐、黑、白三色，入药以黑者为良。女直、辽东出野驴，似驴而色驳，鬃尾长，骨骼大，食之功与驴同。西土出山驴，有角如羚羊，详羚羊下。东海岛中出海驴，能入水不濡。又有海马、海牛、海猪、海獭等物，其皮皆供用。[藏器曰] 海驴、海马、海牛皮毛在陆地，皆候风潮则毛起。物性如此。

肉已下通用乌驴者良。

‖ 气味 ‖

甘，凉，无毒。[思邈曰] 酸，平。[吴瑞曰] 食驴肉，饮荆芥茶，杀人。妊妇食之，难产。同凫茈食，令人筋急。病死者有毒。

‖ 主治 ‖

解心烦，止风狂。酿酒，治一切风。日华。主风狂，忧愁不乐，能安心气。同五味煮食，或以汁作粥食。孟诜。补血益气，治远年劳损，煮汁空心饮。疗痔引虫。时珍。野驴肉功同。正要。

‖ 发明 ‖

[宗奭曰] 驴肉食之动风，脂肥尤甚，屡试屡验。日华子以为止一切风狂，未可凭也。

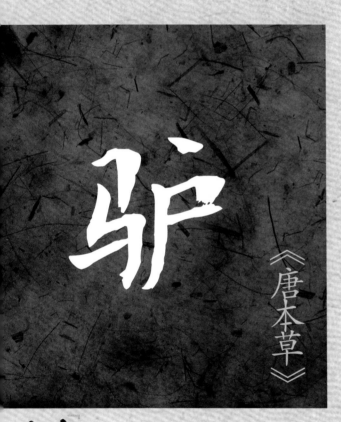

驴

《唐本草》

头肉

‖ **主治** ‖

煮汁，服二三升，治多年消渴，无不瘥者。又以渍曲酝酒服，去大风动摇不休者。孟诜。亦洗头风风屑。日华。同姜齑煮汁日服，治黄疸百药不治者。时珍。出张文仲方。

‖ **附方** ‖

旧一。**中风头眩**心肺浮热，肢软骨疼，语蹇身颤。用乌驴头一枚，如食法，豉汁煮食。心镜。

脂

‖ **主治** ‖

敷恶疮疥癣及风肿。日华。和酒服三升，治狂癫，不能语，不识人。和乌梅为丸，治多年疟，未发时服二十丸。又生脂和生椒捣熟，绵裹塞耳，治积年聋疾。孟诜。和酒等分服，治卒咳嗽。和盐，涂身体手足风肿。时珍。出千金。

‖ **附方** ‖

旧一，新一。**滴耳治聋**乌驴脂少许，鲫鱼胆一个，生油半两，和匀，纳楼葱管中，七日取滴耳中，日二。圣惠。**眼中息肉**驴脂、白盐等分，和匀，注两目眦头，日三次，一月瘥。千金方。

驴 *Equus asinus* CO1 条形码主导单倍型序列：

```
1   CCTTTTTCTT ATTATTTGGT GCCAGCTGGA TGGTAGGAAG CACCCTAAGC CTCTTAATTC ATGCTAAATT AGGTCAGCCC
81  AGAGCCTTAT TAGGGGATGA CCAAATCTAT AATGTAATCG TAACTGCCCA TGCATTTGTA ACAATTTTCT TTATAGTAAT
161 GCCCATCATA ATTGGGGAAT TTGGAAACTG GCTAGTCCCA CTAATAATTG GAGCACCTGA CATGGCATTT CCCTGTATAA
241 ATAATATAAG CTTCTGGCTA ATCCCTCCAT CATTTCTACT GCTACTTGCA TCTTCAATAA TTGAAACGGG CAATGGAACA
321 AGTTGAACTG TATATCCTCC CCTAGCTGGT AACTAAGCCC ATGCAGGAGC TTCTGTTGAC TTAACCATTT TCTCTCTCCA
401 CCTACAATAT GTATCTTCAA TTTTAGGTGC CATCAATTTT ACCACCACAA TTATTAATAT AAAACCATGA GCTATGTCTC
481 AATATCAGAT AACATTATTT GTTTGATCTA TCATCACAGT TGGTACTCTG TCTTAGCAGC AGGTATTGCC ATGCTATTAA
561 CAGATCTTAA CCTAAACACA ACTTTCTTTG ACCCTGCAGG AGGAGGAGAC CCCATCCTTT ATCAATACCT TCTC
```

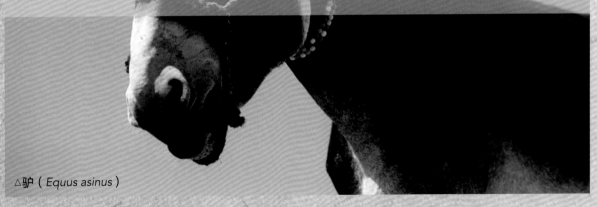

△驴（*Equus asinus*）

髓

‖气味‖

甘，温，无毒。

‖主治‖

耳聋。时珍。

‖附方‖

新二。**多年耳聋**重者用三两度，初起者一上便效。用驴前脚胫骨打破，向日中沥出髓，以瓷盒盛收。每用绵点少许入耳内，侧卧候药行。其髓不可多用，以白色者为上，黄色者不堪。又方：驴髓以针砂一合，水二合，浸十日。取清水少许，和髓搅匀，滴少许入耳中。外以方新砖半个烧赤，泼醋，铺磁石末一两在砖上，枕之至晚。如此三度，即通。并普济方。

血

[时珍曰] 热血，以麻油一盏，和搅去沫，煮熟即成白色。此亦可异，昔无言及者。

‖气味‖

咸，凉，无毒。

‖主治‖

利大小肠，润燥结，下热气。时珍。

乳

‖气味‖

甘，冷利，无毒。[思邈曰] 酸，寒。

‖主治‖

小儿热急黄。多服使利。唐本。疗大热，止消渴。孙思邈。小儿热，急惊邪赤痢。萧炳。小儿痫疾，客忤天吊风疾。日华。卒心痛连腰脐者，热服三升。孟诜。蜘蛛咬疮，器盛浸之。蚰蜒及飞虫入耳，滴之当化成水。藏器。频热饮之，治气郁，解小儿热毒，不生痘疹。浸黄连取汁，点风热赤眼。时珍。出千金诸方。

‖附方‖

旧一，新三。**心热风痫**黑驴乳，暖服三合，日再服。广利方。**小儿口噤**驴乳、猪乳各二升，煎一升五合服。千金。**重舌出涎**方同上。**撮口胎风**先灸两乳中三壮，后用此方大验。用乌驴乳一合，以东引槐枝三寸长十根，火煨，一头出津，拭净，浸乳中。取乳滴口中甚妙。圣惠方。

阴茎
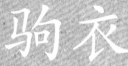

‖气味‖

甘，温，无毒。

‖主治‖

强阴壮筋。时珍。

驹衣

‖主治‖

断酒。煅研，酒服方寸匕。外台。

皮

‖主治‖

煎胶食之，治一切风毒，骨节痛，呻吟不止。和酒服更良。孟诜。煎胶食，主鼻洪吐血，肠风血痢，崩中带下。其生皮，覆疟疾人良。日华。详见阿胶。

‖附方‖

旧一，新一。**中风喎僻**骨疼烦躁者。用乌驴皮燖毛，如常治净蒸熟，入豉汁中，和五味煮食。心镜。**牛皮风癣**生驴皮一块，以朴消腌过，烧灰，油调搽之。名一扫光。李楼奇方。

毛

‖主治‖

头中一切风病，用一斤炒黄，投一斗酒中，渍三日。空心细饮令醉，暖卧取汗。明日更饮如前。忌陈仓米、面。孟诜。

‖附方‖

新二。**小儿客忤**剪驴膊上旋毛一弹子大，以乳汁煎饮。外台。**褓襁中风**取驴背前交脊中毛一拇指大，入麝香豆许，以乳汁和，铜器中慢炒为末。乳汁和，灌之。千金。

骨

‖主治‖

煮汤，浴历节风。孟诜。牝驴骨煮汁服，治多年消渴，极效。时珍。

头骨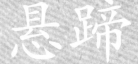

‖ **主治** ‖

烧灰和油，涂小儿颅解。时珍。

悬蹄

‖ **主治** ‖

烧灰，傅痈疽，散脓水。和油，傅小儿解颅，以瘥为度。时珍。

‖ **附方** ‖

旧一，新三。**肾风下注**生疮。用驴蹄二十片烧灰，密陀僧、轻粉各一钱，麝香半钱，为末，傅之。奇效方。**天柱毒疮**生脊大椎上，大如钱，赤色，出水。驴蹄二片，胡粉熬一分，麝香少许，为末。醋和涂之。干则掺之。圣惠。**饮酒穿肠**饮酒过度，欲至穿肠者。用驴蹄硬处削下，水煮浓汁，冷饮之。襄州散将乐小蛮，得此方有效。经验方。**鬼疟不止**用白驴蹄剉炒、砒霜各二分，大黄四分，绿豆三分，雄黄一分，朱砂半分，研，丸梧子大。未发平旦冷水服二丸，即止。七日忌油。肘后。

溺

‖ **气味** ‖

辛，寒，有小毒。

‖ **主治** ‖

浸蜘蛛咬疮，良。藏器。治反胃噎病，狂犬咬伤，癣疬恶疮，并多饮取瘥。风虫牙痛，频含漱之，良。时珍。出千金诸方。

‖ **发明** ‖

[震亨曰] 一妇病噎，用四物加驴尿与服，以防其生虫，数十帖而愈。[时珍曰] 张文仲备急方言：幼年患反胃，每食羹粥诸物，须臾吐出。贞观中，许奉御兄弟及柴、蒋诸名医奉敕调治，竟不能疗。渐疲困，候绝旦夕。忽一卫士云：服驴小便极验。遂服二合，后食止吐一半。哺时再服二合，食粥便定。次日奏知，则宫中五六人患反胃者同服，一时俱瘥。此物稍有毒，服时不可过多。须热饮之。病深者七日当效。后用屡验。

‖ **附方** ‖

新三。**狐尿刺疮**驴尿顿热渍之。千金。**白癜风**驴尿、姜汁等分，和匀频洗。圣济录。**耳聋**人中白一分，干地龙一条，为末，以乌驴驹尿一合和匀，瓷器盛之。每滴少许入耳。圣惠。

屎

‖主治‖

熬之，熨风肿漏疮。绞汁，主心腹疼痛，诸痊忤癥癖，反胃不止，牙齿痛，治水肿，每服五合良。画体成字者为燥水，用牝驴屎不成字者为湿水，用驳驴屎。唐本。烧灰吹鼻，止衄甚效。和油，涂恶疮湿癣。时珍。

‖附方‖

新四。**卒心气痛**驴屎绞汁五合，热服即止。肘后方。**经水不止及血崩。**用黑驴屎烧存性研末，面糊丸梧子大。每空心黄酒下五七十丸，神妙。龚云林医鉴。**疔疮中风肿痛。**用驴屎炒，熨疮上五十遍，极效。普济方。**小儿眉疮**黑驴屎烧研，油调涂，立效。圣惠方。

耳垢

‖主治‖

刮取涂蝎螫。崔氏。

尾轴垢

‖主治‖

新久疟无定期者。以水洗汁，和面如弹丸二枚，作烧饼。未发前食一枚，发时食一枚，效。恭。

溺下泥

‖主治‖

傅蜘蛛伤。藏器。

驴槽

‖主治‖

小儿拗哭不止，令三姓妇人抱儿卧之，移时即止，勿令人知。藏器。

‖发明‖

时珍曰：锦囊诗云：系蟹悬门除鬼疾，画驴挂壁止儿啼。言关西人以蟹壳悬之，辟邪疟；江左人画倒驴挂之，止夜啼。与驴槽止哭之义同，皆厌禳法耳。

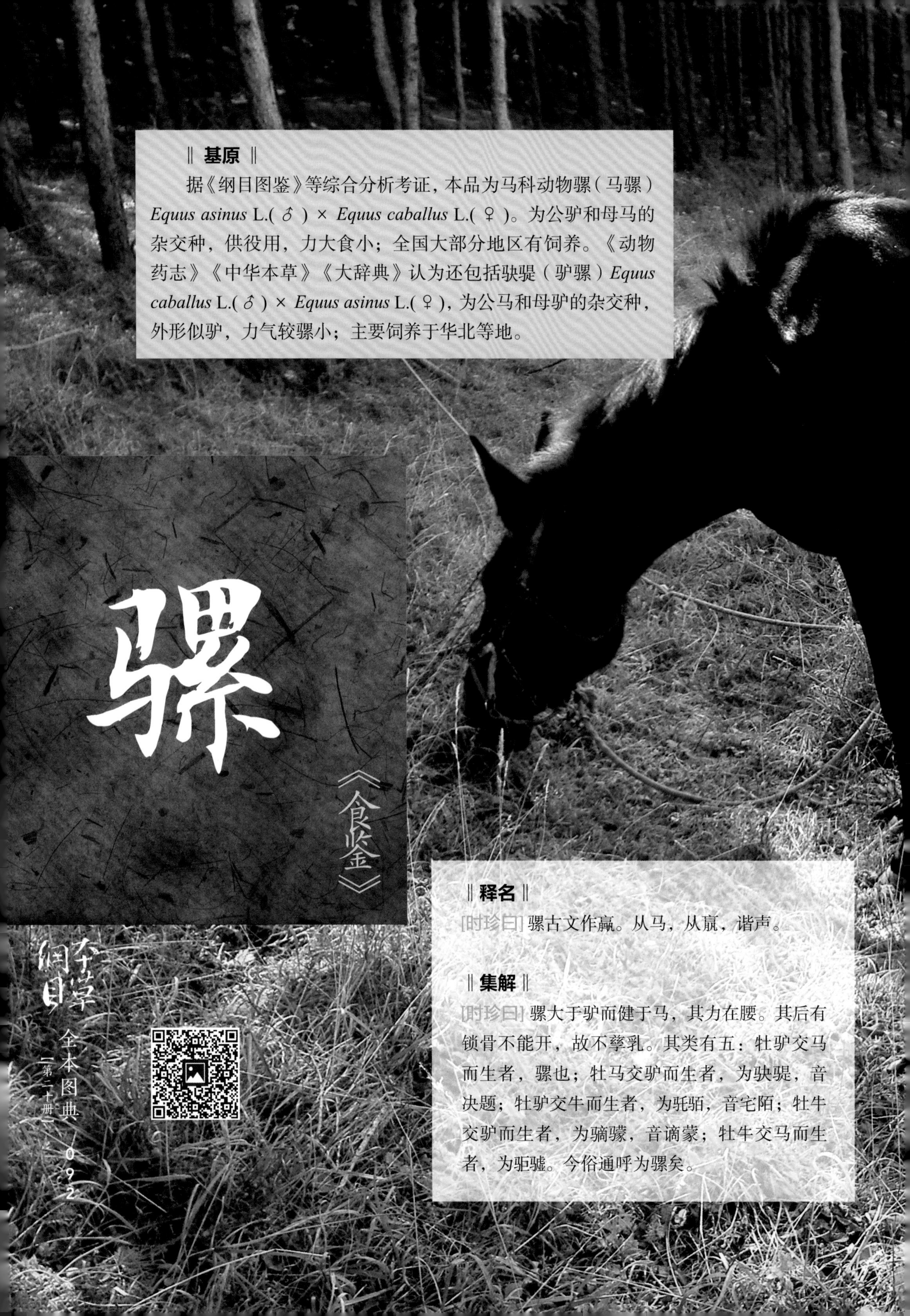

‖ 基原 ‖

据《纲目图鉴》等综合分析考证，本品为马科动物骡（马骡）*Equus asinus* L.(♂) × *Equus caballus* L.(♀)。为公驴和母马的杂交种，供役用，力大食小；全国大部分地区有饲养。《动物药志》《中华本草》《大辞典》认为还包括䮫骡（驴骡）*Equus caballus* L.(♂) × *Equus asinus* L.(♀)，为公马和母驴的杂交种，外形似驴，力气较骡小；主要饲养于华北等地。

骡

《食鉴》

‖ 释名 ‖

[时珍曰] 骡古文作赢。从马，从赢，谐声。

‖ 集解 ‖

[时珍曰] 骡大于驴而健于马，其力在腰。其后有锁骨不能开，故不孳乳。其类有五：牡驴交马而生者，骡也；牡马交驴而生者，为䮫骡，音决题；牡驴交牛而生者，为驼𩢲，音宅陌；牡牛交驴而生者，为骑骡，音谪蒙；牡牛交马而生者，为驱骒。今俗通呼为骡矣。

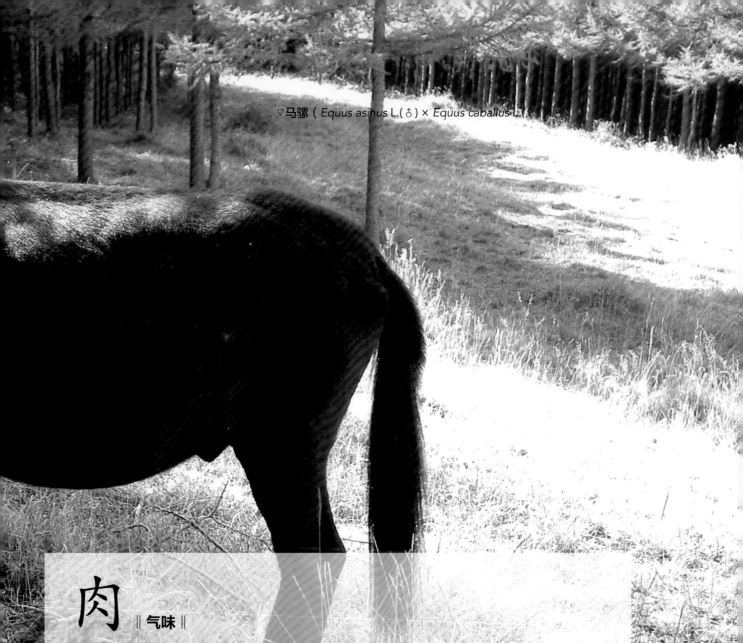

▽马骡（ *Equus asinus* L.(♂) × *Equus caballus* L.(♀)）

肉

‖气味‖

辛、苦，温，有小毒。[宁源曰] 骡性顽劣，肉不益人，孕妇食之难产。[时珍曰] 古方未见用骡者，近时小籍时有其方云。按吕氏春秋云：赵简子有白骡甚爱之。其臣阳城胥渠有疾。医云得白骡肝则生，不得则死。简子闻之，曰：杀畜活人，不亦仁乎？乃杀骡取肝与之。胥渠病愈。此亦剪须以救功臣之意，书之于此，以备医案。

蹄

‖主治‖

难产。烧灰，入麝香少许，酒服一钱。普济方。

屎

‖主治‖

打损，诸疮，破伤中风，肿痛，炒焦裹熨之，冷即易。时珍。

据《纲目图鉴》《纲目彩图》《中华本草》《动物药志》等综合分析考证，本品为骆驼科动物双峰驼 *Camelus bactrianus* Linnaeus。分布于新疆、青海、甘肃、内蒙古等地。

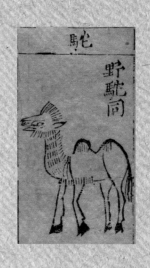

∥ 释名 ∥

橐驼汉书骆驼。[时珍曰] 驼能负橐囊，故名。方音讹为骆驼也。

∥ 集解 ∥

[马志曰] 野驼、家驼生塞北、河西。其脂在两峰内，入药俱可。[颂曰] 野驼，今惟西北番界有之。家驼，则此中人家蓄养生息者，入药不及野驼。[时珍曰] 驼状如马，其头似羊，长项垂耳，脚有三节，背有两肉峰如鞍形，有苍、褐、黄、紫数色，其声曰圈，其食亦齝。其性耐寒恶热，故夏至退毛至尽，毛可为毼。其粪烟亦直上如狼烟。其力能负重，可至千斤，日行二三百里。又能知泉源水脉风候。凡伏流人所不知，驼以足踏处即得之。流沙夏多热风，行旅遇之即死，风将至驼必聚鸣，埋口鼻于沙中，人以为验也。其卧而腹不着地，屈足露明者名明驼，最能行远。于阗有风脚驼，其疾如风，日行千里。土番有独峰驼。西域传云：大月氏出一封驼，脊上有一峰隆重起若封土，故俗呼为封牛，亦曰犦牛。穆天子传谓之牝牛，尔雅谓之犦牛，岭南徐闻县及海康皆出之。南史云：滑国有两脚驼，诸家所未闻也。

驼脂即驼峰。脂在峰内，谓之峰子油。入药以野驼者为良。[宗奭曰] 家驼峰、蹄最精，人多煮熟糟食。

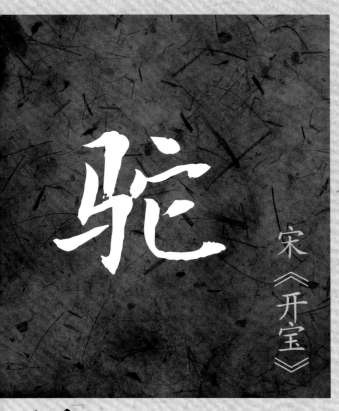

驼
宋《开宝》

‖气味‖

甘，温，无毒。[镜源曰] 能柔五金。

‖主治‖

顽痹风瘙，恶疮毒肿死肌，筋皮挛缩，踠损筋骨。火炙摩之，取热气透肉。亦和米粉作煎饼食之，疗痔。开宝。治一切风疾，皮肤痹急，及恶疮肿漏烂，并和药傅之。大明。主虚劳风，有冷积者，以烧酒调服之。正要。

‖附方‖

新一。周痹野驼脂炼净一斤，入好酥四两，和匀。每服半匙，加至一匙，日三服。圣济总录。

肉

‖气味‖

甘，温，无毒。

‖主治‖

诸风下气，壮筋骨，润肌肤，主恶疮。大明。

乳

‖气味‖

甘，冷，无毒。

‖主治‖

补中益气，壮筋骨，令人不饥。正要。

黄

‖气味‖

苦，平，微毒。

‖主治‖

风热惊疾。时珍。

‖发明‖

[时珍曰] 骆驼黄，似牛黄而不香。戎人以乱牛黄，而功不及之。

毛

‖主治‖

妇人赤白带下，最良。苏恭。颔毛：疗痔，烧灰，酒服方寸匕。时珍。出崔行功纂要。

‖附方‖

新一。阴上疿疮驼绒烧灰，水澄过，入炒黄丹等分为末，搽之即效。龚氏经验方。

屎

‖主治‖

干研嚊鼻，止衄。寇宗奭。烧烟，杀蚊虱。博物志。

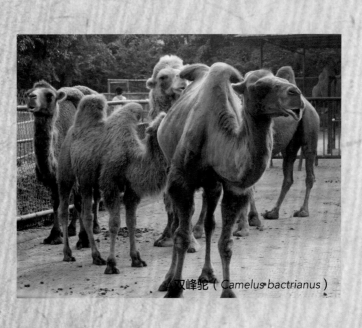
双峰驼（ Camelus bactrianus ）

据《中华本草》《大辞典》《动物药志》等综合分析考证，本品为牛乳、羊乳、马乳及驼乳等炼制而成的乳制品。参见本卷"牛""羊""马"及"驼"项下。

酪

音洛。《唐本草》

‖ 释名 ‖

潼音董。

‖ 集解 ‖

[恭曰] 牛、羊、水牛、马乳，并可作酪。水牛乳作者，浓厚味胜。牦牛、马乳作酪性冷。驴乳尤冷，不堪作酪也。[藏器曰] 酪有干、湿，干酪更强。[时珍曰] 酪潼，北人多造之。水牛、牦牛、犎牛、羊、马、驼之乳，皆可作之。入药以牛酪为胜，盖牛乳亦多尔。按饮膳正要云：造法用乳半杓，锅内炒过，入余乳熬数十沸，常以杓纵横搅之，乃倾出罐盛。待冷，掠取浮皮以为酥。入旧酪少许，纸封放之，即成矣。又干酪法：以酪晒结，掠去浮皮再晒，至皮尽，却入釜中炒少时，器盛、曝令可作块，收用。

‖ 气味 ‖

甘、酸，寒，无毒。[时珍曰] 水牛、马、驼之酪冷，牦牛、羊乳酪温。[诜曰] 患冷、患痢人，勿食羊乳酪，合酢食，成血瘕。

‖ 主治 ‖

热毒，止渴，解散发利，除胸中虚热，身面上热疮、肌疮。唐本。
止烦渴热闷，心膈热痛。日华。润燥利肠，摩肿，生精血，补虚
损，壮颜色。时珍。

‖ 发明 ‖

[时珍曰] 按戴原礼云：乳酪，血液之属，血燥所宜也。

‖ 附方 ‖

旧三。**火丹瘾疹**以酪和盐煮热，摩之即消。千金翼。**蚰蜒入耳**华陀
方：用牛酪灌入即出。若入腹，则饮二升，即化为黄水。广利方。
马出黑汗水化干酪灌之。藏器。

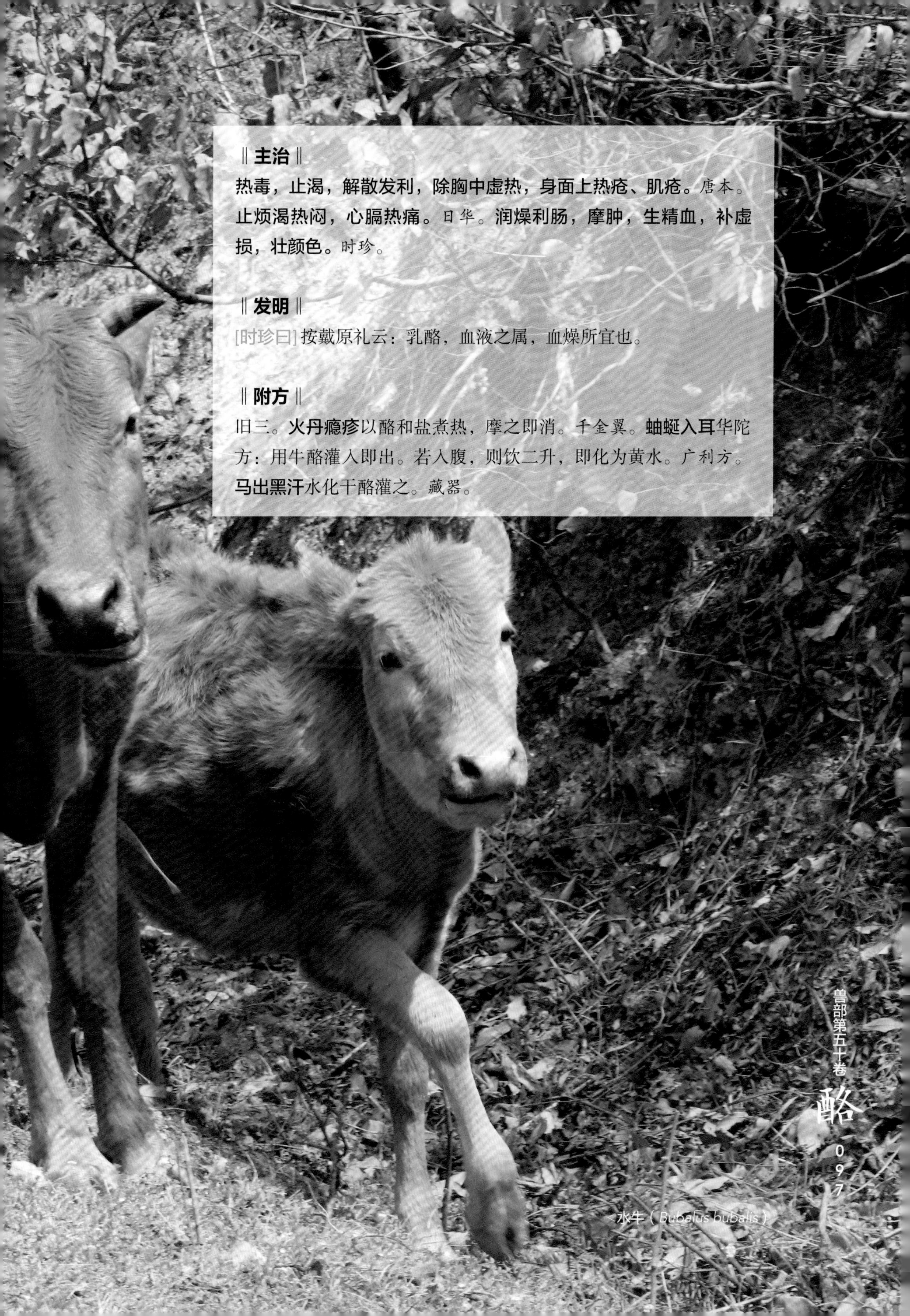

水牛（*Bubalus bubalis*）

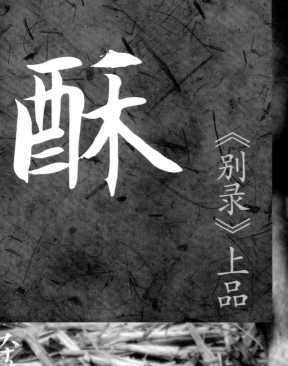

‖ 基原 ‖

据《中华本草》《大辞典》《动物药志》等综合分析考证，本品为牛乳或羊乳经提炼而成的酥油。参见本卷"牛""羊"及第五十一卷"犛牛"项下。

酥

《别录》上品

‖ 释名 ‖

酥油 北虏名马思哥油。

‖ 集解 ‖

〔弘景曰〕酥出外国，亦从益州来。本牛、羊乳所作也。〔恭曰〕酥乃酪作，其性与酪异。然牛酥胜羊酥，其犛牛酥复胜家牛也。〔诜曰〕牦牛、犛牛乳者为上，白羊者次之。〔藏器曰〕水牛酥与羊酥同功。其羊酥胜牛酥。〔宗奭曰〕牛乳冷，羊乳温。牛酥不离寒，病之兼热者宜之；羊酥不离温，病之兼寒者宜之。各有所长也。犛酥虽胜，然而难得。〔时珍曰〕酥乃酪之浮面所成，今人多以白羊脂杂之，不可不辨。按朦仙神隐云：造法以乳入锅煮二三沸，倾入盆内冷定，待面结皮，取皮再煎，油出去渣，入在锅内，即成酥油。一法：以桶盛牛乳，以木安板，捣半日，候沫出，撇取煎，去焦皮，即成酥也。凡入药，以微火熔化滤净用之良。

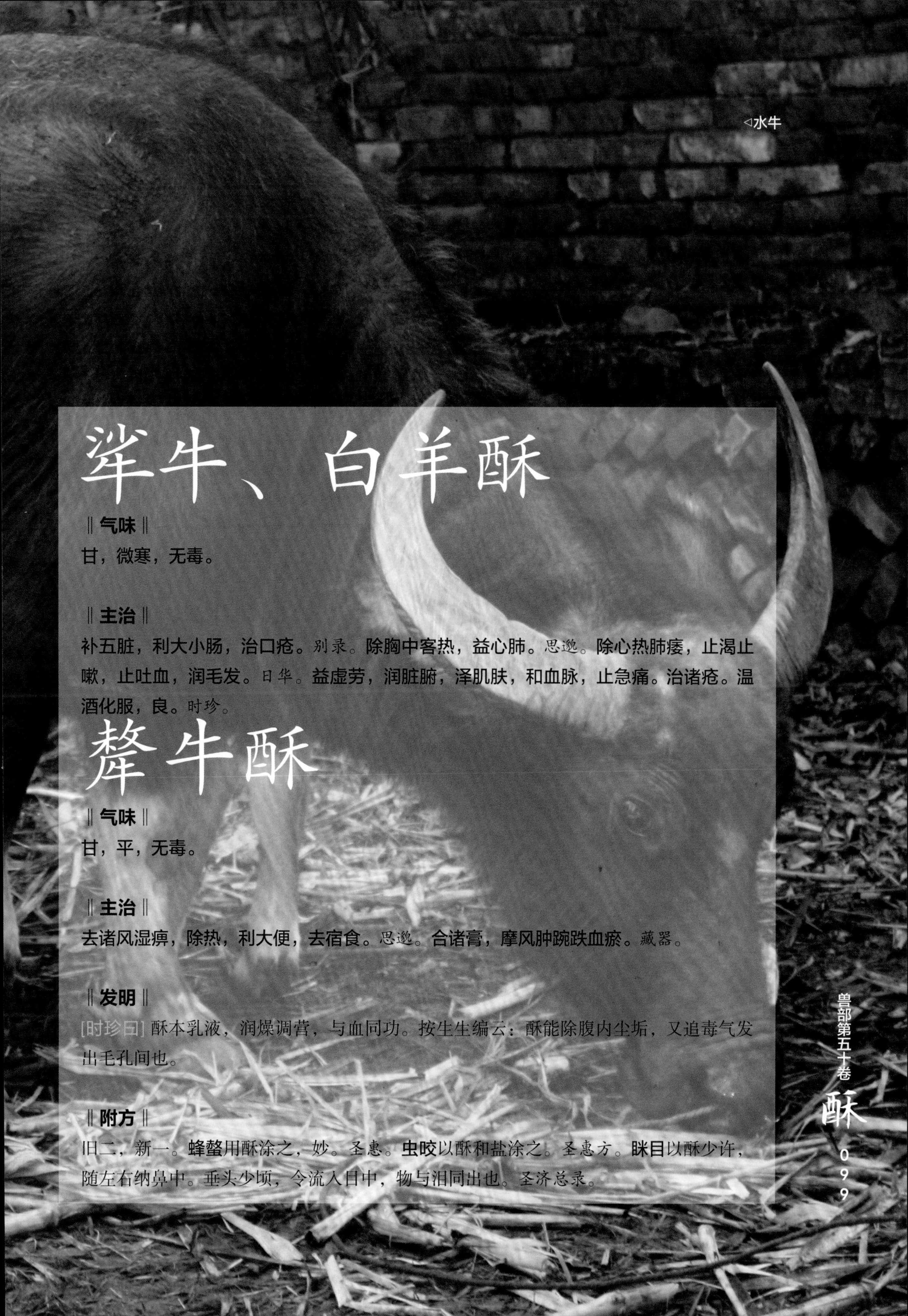

犛牛、白羊酥

‖气味‖

甘，微寒，无毒。

‖主治‖

补五脏，利大小肠，治口疮。别录。除胸中客热，益心肺。思邈。除心热肺痿，止渴止嗽，止吐血，润毛发。日华。益虚劳，润脏腑，泽肌肤，和血脉，止急痛。治诸疮。温酒化服，良。时珍。

犛牛酥

‖气味‖

甘，平，无毒。

‖主治‖

去诸风湿痹，除热，利大便，去宿食。思邈。合诸膏，摩风肿踠跌血瘀。藏器。

‖发明‖

[时珍曰] 酥本乳液，润燥调营，与血同功。按生生编云：酥能除腹内尘垢，又追毒气发出毛孔间也。

‖附方‖

旧二，新一。蜂螫用酥涂之，妙。圣惠。虫咬以酥和盐涂之。圣惠方。眯目以酥少许，随左右纳鼻中。垂头少顷，令流入目中，物与泪同出也。圣济总录。

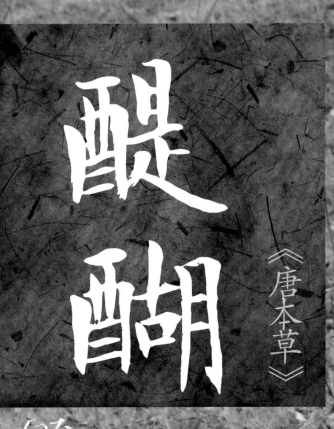

醍醐

《唐本草》

‖ 集解 ‖

［弘景曰］佛书称乳成酪，酪成酥，酥成醍醐。色黄白作饼，甚甘肥，是也。［恭曰］醍醐出酥中，乃酥之精液也。好酥一石，有三四升醍醐。熟抨炼，贮器中待凝，穿中至底便津出，取之。陶言黄白作饼，乃未达之言也。［藏器曰］在酥中，盛冬不凝、盛夏不融者，是也。［宗奭曰］作酪时，上一重凝者为酥，酥上如油者为醍醐。熬之即出，不可多得，极甘美，用处亦少。［斅曰］醍醐乃酪之浆。凡用以重绵滤过，铜器煎三两沸用。［慎微曰］此物性滑，物盛皆透；惟鸡子壳及壶卢盛之，乃不出也。

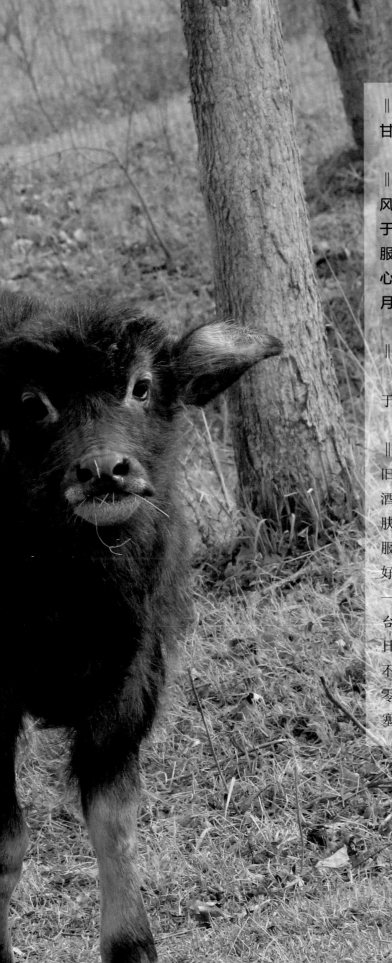

|| 气味 ||

甘，冷利，无毒。

|| 主治 ||

风邪痹气，通润骨髓，可为摩药，功优于酥。唐本。添精补髓，益中填骨。久服延年，百炼弥佳。孙思邈。主惊悸，心热头疼，明目，傅脑顶心。日华。治月蚀疮，润养疮痂最宜。宗奭。

|| 发明 ||

　　酥、酪、醍醐，大抵性皆润滑，宜于血热枯燥之人，其功亦不甚相远也。

|| 附方 ||

旧三，新二。**风虚湿痹**醍醐二两，温酒，每服一匙，效。心镜。**中风烦热皮肤瘙痒。**醍醐四两，每服半匙，温酒和服，日一。**一切肺病**咳嗽脓血不止。用好酥五十斤，炼三遍，当出醍醐。每服一合，日三服，以瘥为度，神效。外台。**鼻中衄血**以三炼酥中精液灌鼻中。日三夜一，良。外台。**小儿鼻塞**不通，不能食乳。刘氏：用醍醐二合，木香、零陵香各四分，汤煎成膏。涂头上，并塞鼻中。外台。

水牛（*Bubalus bubalis*）

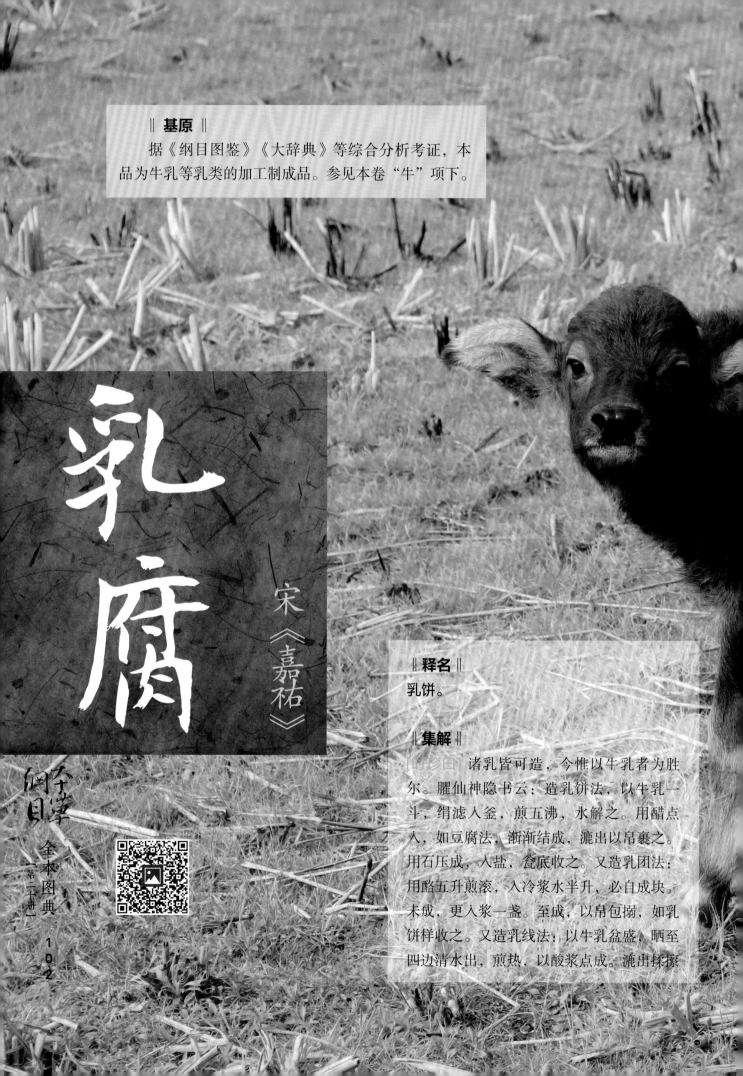

乳腐

宋《嘉祐》

纲目拾掌 全本图典

‖释名‖
乳饼。

‖集解‖
诸乳皆可造，今惟以牛乳者为胜尔。臞仙神隐书云：造乳饼法，以牛乳一斗，绢滤入釜，煎五沸，水解之。用醋点入，如豆腐法，渐渐结成，漉出以帛裹之。用石压成，入盐，瓮底收之。又造乳团法：用酪五升煎滚，入冷浆水半升，必自成块。未成，更入浆一盏。至成，以帛包搦，如乳饼样收之。又造乳线法：以牛乳盆盛，晒至四边清水出，煎热，以酸浆点成。漉出揉擦

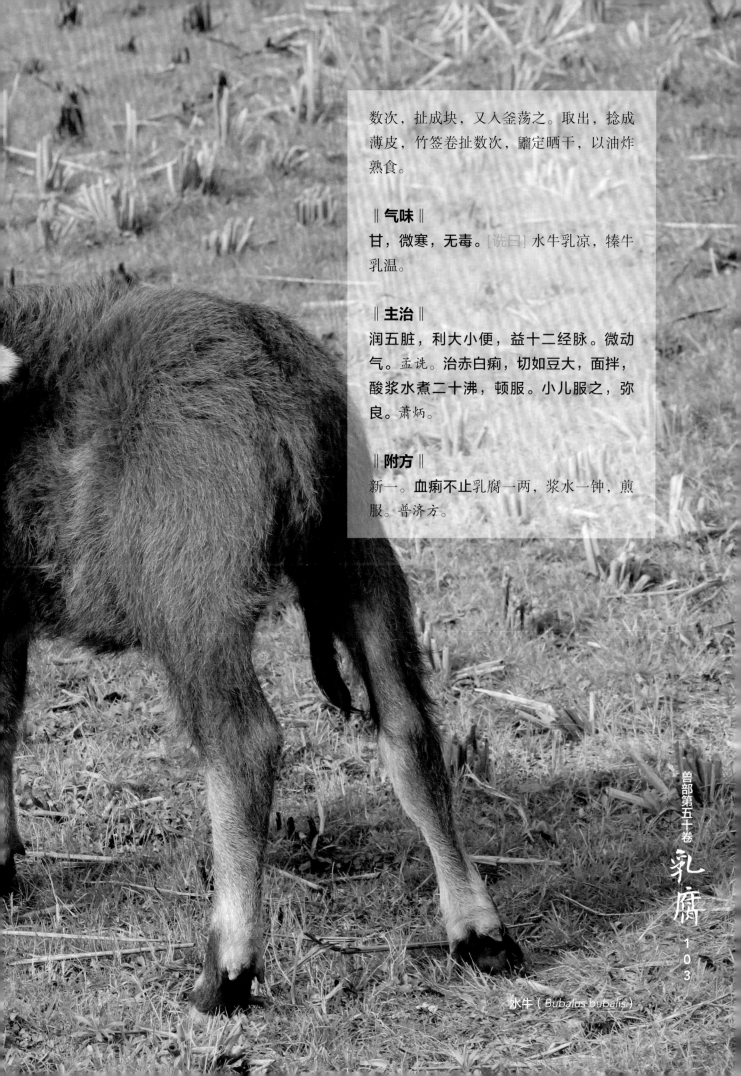

数次，扯成块，又入釜荡之。取出，捻成薄皮，竹签卷扯数次，镏定晒干，以油炸熟食。

‖ 气味 ‖

甘，微寒，无毒。[诜曰] 水牛乳凉，犏牛乳温。

‖ 主治 ‖

润五脏，利大小便，益十二经脉。微动气。孟诜。治赤白痢，切如豆大，面拌，酸浆水煮二十沸，顿服。小儿服之，弥良。萧炳。

‖ 附方 ‖

新一。血痢不止乳腐一两，浆水一钟，煎服。普济方。

水牛（*Bubalus bubalis*）

‖ 基原 ‖

据《中药志》《纲目彩图》《纲目图鉴》《动物药志》等综合分析考证，本品为牛科动物黄牛 *Bos taurus domesticus* Gmelin、马科动物驴 *Equus asinus* L. 及其他多种动物的皮经熬制而成的胶，但以驴皮所制为贵。参见本卷"牛""驴"项下。现阿胶以驴皮制得为正品，以山东阿城制造为地道，主产于山东、浙江等地；而以牛皮制得者称黄明胶，参见本卷"黄明胶"项下。《药典》收载阿胶药材为马科动物驴的干燥皮或鲜皮经煎煮、浓缩制成的固体胶。

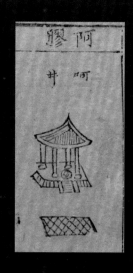

阿胶

《本经》上品

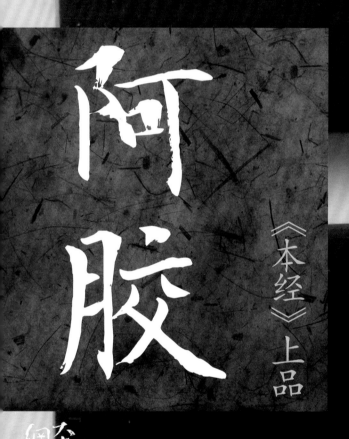

▷阿胶药材

‖ 释名 ‖

傅致胶本经。[弘景曰] 出东阿，故名阿胶。[时珍曰] 阿井，在今山东兖州府阳谷县东北六十里，即古之东阿县也。有官舍禁之。郦道元水经注云东阿有井大如轮，深六七丈，岁常煮胶以贡天府者，即此也。其井乃济水所注，取井水煮胶，用搅浊水则清。故人服之，下膈疏痰止吐。盖济水清而重，其性趋下，故治淤浊及逆上之痰也。

‖集解‖

[别录曰] 阿胶出东平郡东阿县，煮牛皮作之。[弘景曰] 今东都亦能作之。用皮有老少，胶有清浊。熬时须用一片鹿角即成胶，不尔不成也。胶有三种：清而薄者，画家用；清而厚者名覆盆胶，入药用；浊而黑者不入药，但可胶物尔。[颂曰] 今郓州亦能作之，以阿县城北井水作煮者为真。其井官禁，真胶极难得，货者多伪。其胶以乌驴皮得阿井水煎成乃佳尔。今时方家用黄明胶，多是牛皮；本经阿胶，亦用牛皮，是二皮可通用。但今牛皮胶制作不甚精，止可胶物，故不堪入药也。陈藏器言诸胶皆能疗风止泄补虚，而驴皮胶主风为最，此阿胶所以胜诸胶也。[时珍曰] 凡造诸胶，自十月至二三月间，用犀牛、水牛、驴皮者为上，猪、马、骡、驼皮者次之，其旧皮、鞋、履等物者为下。俱取生皮，水浸四五日，洗刮极净。熬煮，时时搅之，恒添水。至烂，滤汁再熬成胶，倾盆内待凝，近盆底者名垩胶，煎胶水以咸苦者为妙。大抵古方所用多是牛皮，后世乃贵驴皮。若伪者皆杂以马皮、旧革、鞍、靴之类，其气浊臭，不堪入药。当以黄透如琥珀色，或光黑如翳漆者为真。真者不作皮臭，夏月亦不湿软。

‖修治‖

[弘景曰] 凡用皆火炙之。[敩曰] 凡用，先以猪脂浸一夜，取出，柳木火上炙燥研用。[时珍曰] 今方法或炒成珠，或以面炒，或以酥炙，或以蛤粉炒，或以草灰炒，或酒化成膏，或水化膏，当各从本方。

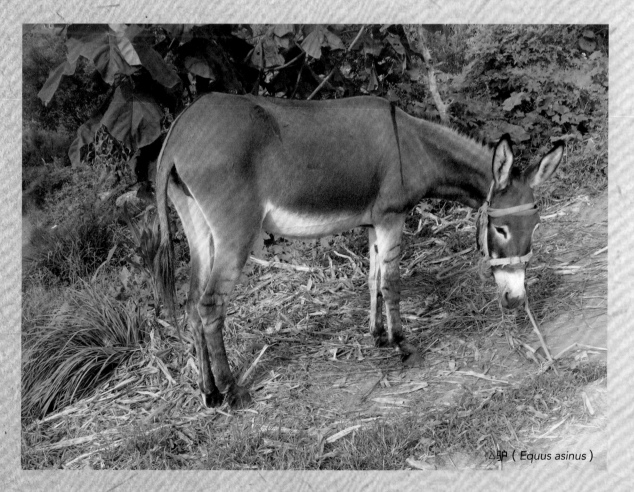

△驴（ *Equus asinus* ）

‖气味‖

甘，平，无毒。[别录曰] 微温。[张元素曰] 性平味淡，气味俱薄，浮而升，阳也。入手少阴、足少阴、厥阴经。得火良。薯蓣为之使。畏大黄。

‖主治‖

心腹内崩，劳极洒洒音藓。如疟状，腰腹痛，四肢酸痛，女子下血，安胎。久服，轻身益气。本经。丈夫小腹痛，虚劳羸瘦，阴气不足，脚酸不能久立，养肝气。别录。坚筋骨，益气止痢。药性。[颂曰] 止泄痢，得黄连、蜡尤佳。疗吐血衄血，血淋尿血，肠风下痢。女人血痛血枯，经水不调，无子，崩中带下，胎前产后诸疾。男女一切风病，骨节疼痛，水气浮肿，虚劳咳嗽喘急，肺痿唾脓血，及痈疽肿毒。和血滋阴，除风润燥，化痰清肺，利小便，调大肠，圣药也。时珍。

‖发明‖

[藏器曰] 诸胶皆主风、止泄、补虚，而驴皮主风为最。[宗奭曰] 驴皮煎胶，取其发散皮肤之外也。用乌者，取乌色属水，以制热则生风之义，如乌蛇、乌鸦、乌鸡之类皆然。[时珍曰] 阿胶大要只是补血与液，故能清肺益阴而治诸证。按陈自明云：补虚用牛皮胶，去风用驴皮胶。成无己云：阴不足者补之以味，阿胶之甘以补阴血。[杨士瀛云] 凡治喘嗽，不论肺虚肺实，可下可温，须用阿胶以安肺润肺。其性和平，为肺经要药。小儿惊风后瞳人不正者，以阿胶倍人参煎服最良。阿胶育神，人参益气也。又痢疾多因伤暑伏热而成，阿胶乃大肠之要药。有热毒留滞者，则能疏导；无热毒留滞者，则能平安。数说足以发明阿胶之蕴矣。

‖附方‖

旧四，新十四。**摊缓偏风**治摊缓风及诸风，手脚不遂，腰脚无力者。驴皮胶微炙熟。先煮葱豉粥一升，别贮。又以水一升，煮香豉二合，去滓入胶，更煮七沸，胶烊如饧，顿服之乃暖，吃葱豉粥。如此三四剂即止。若冷吃粥，令人呕逆。广济方。**肺风喘促**涎潮眼窜。用透明阿胶切炒，以紫苏、乌梅肉焙研等分，水煎服之。直指。**老人虚秘**阿胶炒二钱，葱白三根，水煎化，入蜜二匙，温服。**胞转淋闭**阿胶三两，水二升，煮七合，温服。千金方。**赤白痢疾**黄连阿胶丸：治肠胃气虚，冷热不调，下痢赤白，里急后重，腹痛，小便不利。用阿胶炒过，水化成膏一两，黄连三两，伏苓二两，为末，捣丸梧子大。每服五十丸，粟米汤下，日三。和剂局方。**吐血不止**千金翼用阿胶炒二两，蒲黄六合，生地黄三升，水五升，煮三升，分服。经验：治大人、小儿吐血。用阿胶炒、蛤粉各一两，辰砂少许，为末。藕节捣汁，入蜜调服。**肺损呕血**并开胃。用阿胶炒三钱，木香一钱，糯米一合半，为末。每服一钱，百沸汤点服，日一。普济。**大衄不止**口耳俱出。用阿胶炙，蒲黄半两，每服二钱，水一盏，生地黄汁一合，煎至六分，温服。急以帛系两乳。圣惠。**月水不调**阿胶一钱，蛤粉炒成珠，研末，热酒服即安。一方入辰砂末半钱。**月水不止**阿胶炒焦为末，酒服二钱。秘韫。**妊娠尿血**阿胶炒黄为末，食前粥饮下二钱。圣惠。**妊娠血痢**阿胶二两，酒一升半，煮一升，顿服。**妊娠下血**不止。阿胶三两炙为末，酒一升半煎化，一服即愈。又方：用阿胶末二两，生地黄半斤捣汁，入清酒二升，分三服。梅师方。**妊娠胎动**删繁用阿胶炙研二两，香豉一升，葱一升，水三升，煮取一升，入胶化服。产宝胶艾汤：用阿胶炒，熟艾叶二两，葱白一升，水四升，煮一升，分服。**产后虚闷**阿胶炒、枳壳炒各一两，滑石二钱半，为末，蜜丸梧子大。每服五十丸，温水下。未通，再服。和剂局方。**久嗽经年**阿胶炒、人参各二两，为末。每用三钱，豉汤一盏，葱白少许，煎服，日三次。圣济总录。

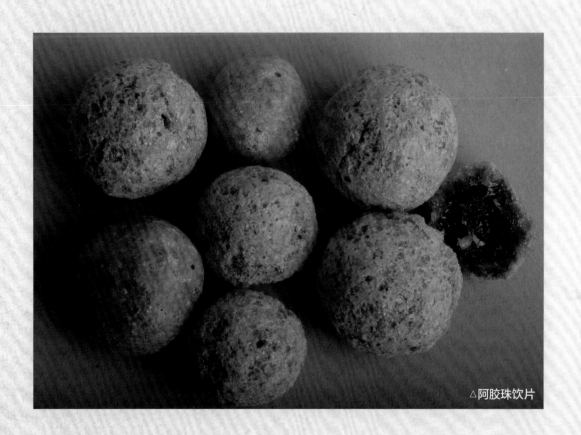

△阿胶珠饮片

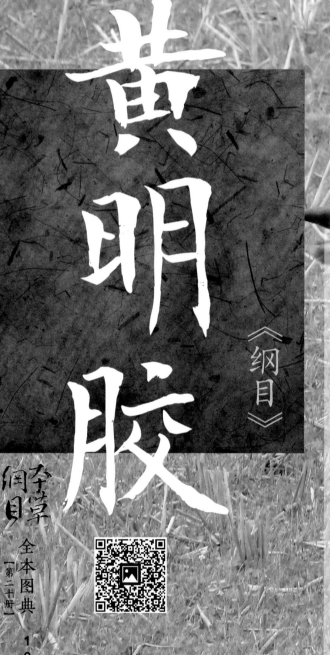

据《纲目彩图》《纲目图鉴》《大辞典》《动物药志》等综合分析考证，本品为牛科动物黄牛 *Bos taurus domesticus* Gmelin 的皮制成的胶。产于全国大部分地区，黄牛分布参见本卷"牛"项下。

黄明胶

《纲目》

纲目草

全本图典
【第二十册】

108

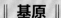

∥释名∥

牛皮胶食疗 水胶外台 海犀膏。

∥正误∥

[权曰]白胶，一名黄明胶。[颂曰]今方家所用黄明胶，多是牛皮。本经阿胶亦用牛皮。是二胶亦通用。但今牛皮胶制作不精，故不堪用，止以胶物耳。而鹿角胶本经谓之白胶，处处能作；但功倍于牛胶，故鲜有真者。[时珍曰]案本经，白胶一名鹿角胶，煮鹿角作之；阿胶一名傅致胶，煮牛皮作之。其说甚明。黄明胶即今水胶，乃牛皮所作，其色黄明，非白胶也，但非阿井水所作耳。甄权以黄明为鹿角白胶，唐慎微又采黄明诸方附之，并误矣。今正其误，析附阿胶之后。但其功用，亦与阿胶仿佛。苟阿胶难得，则真牛皮胶亦可权用。其性味皆平补，宜于虚热。若鹿角胶则性味热补，非虚热者所宜，不可不致辩也。

▷黄牛（*Bos taurus domesticus*）

‖气味‖

甘，平，无毒。

‖主治‖

吐血、衄血、下血、血淋下痢，妊妇胎动血下，风湿走注疼痛，打扑伤损，汤火灼疮，一切痈疽肿毒，活血止痛，润燥，利大小肠。时珍。

‖附方‖

新二十四。**肺痿吐血**黄明胶炙干、花桑叶阴干各二两，研末。每服三钱，生地黄汁调下。普济方。**肺破出血**或嗽血不止。用海犀膏即水胶一大片炙黄，涂酥再炙，研末。用白汤化三钱服之，即止。斗门方。**吐血咯血**黄明胶一两切片炙黄，新绵一两烧研。每服一钱，食后米饮服，日再。食疗。**衄血不止**黄明胶荡软，贴山根至发际。三因。**妊娠下血**黄明胶二两，酒煮化，顿服之。肘后方。**咳嗽不瘥**黄明胶炙研。每服一钱，人参末二钱，薄豉汤二盏，葱白少许，煎沸。嗽时温呷三五口，即止。食疗。**肾虚失精**水胶三两，研末。以酒二碗化服，日三服。千金。**面上木痹**牛皮胶化，和桂末，厚涂一二分，良。叶氏摘玄方。**寒湿脚气**牛皮胶一块细切，面炒成珠，研末。每服一钱，酒下，其痛立止。万氏。**风湿走痛**牛皮胶一两，姜汁半杯，同化成膏，摊纸上，热贴之，冷即易，甚效。一加乳香、没药一钱。邓笔峰方。**脚底木硬**牛皮胶，生姜汁化开，调南星末涂上，烘物熨之。**尸脚坼裂**烊胶着布上，烘贴之。千金方。**破伤中风**黄明胶烧存性，研末。酒服二钱，取汗。普济方。**跌扑伤损**真牛皮胶一两，干冬瓜皮一两剉，同炒存性，研末。每服五钱，热酒一钟调服。仍饮酒二三钟，暖卧，微汗痛止，一宿接元如故。蔺氏。**汤火伤灼**水煎胶如糊，冷扫涂之。斗门。**一切肿毒**已成未成。用水胶一片，水渍软，当头开孔贴之。未有脓者自消，已溃者令脓自出。王焘外台秘要。**诸般痈肿**黄明胶一两，水半升化开，入黄丹一两煮匀，以翎扫上疮口。如未成者，涂其四围自消。本事方。**便毒初起**水胶熔化，涂之即散。直指方。**乳疖初发**黄明水胶，以浓醋化，涂之立消。杨起简便方。**背疽初发**阮氏经验方用黄明牛皮胶四两，酒一碗，重汤顿化，随意饮尽。不能饮者，滚白汤饮之。服此毒不内攻，不传恶症。谈野翁试效方以新瓦上烧存性研末，酒二碗服之。唐氏经验方又加穿山甲四片，同烧存性。云极妙无比。**瘰疬结核**黑牛皮胶熔化，摊膏贴之。已溃者，将膏搓作线，长寸许，纴入孔中，频换拭之，取效。杨氏经验。**小儿痘瘢**黄明胶炒研末，温酒调服一钱匕。痘已出者，服之无瘢；未出者，服之泻下。**物入耳中**以麻绳剪令头散，着胶粘上，徐引出之。千金。

‖ 基原 ‖

据《纲目图鉴》《中华本草》《纲目彩图》《中药志》等综合分析考证，本品主要为牛科动物牛（黄牛）*Bos taurus domesticus* Gmelin 的胆囊、胆管与肝管内所形成的结石。取自胆囊的习称"胆黄"或"蛋黄"，取自胆管及肝管的习称"管黄"或"干黄"。《动物药志》认为其原动物还包括同科动物水牛 *Bubalus bubalis* Linnaeus。《动物药志》还收载有牛科动物牦牛 *Bos grunniens* Linnaeus 及犏牛（牦牛与黄牛的杂交种）的胆囊结石。《药典》收载牛黄药材为牛科动物牛的干燥胆结石；宰牛时，如发现有牛黄，即滤去胆汁，将牛黄取出，除去外部薄膜，阴干。收载药材人工牛黄由牛胆粉、胆酸、猪去氧胆酸、牛磺酸、胆红素、胆固醇、微量元素等加工制成。收载体外培育牛黄药材以牛科动物牛的新鲜胆汁作母液，加入去氧胆酸、胆酸、复合胆红素钙等制成。

牛黄

《本经》上品

纲目草李时珍

全本图典

【第二十册】

110

▷牛（*Bubalus bubalis*）

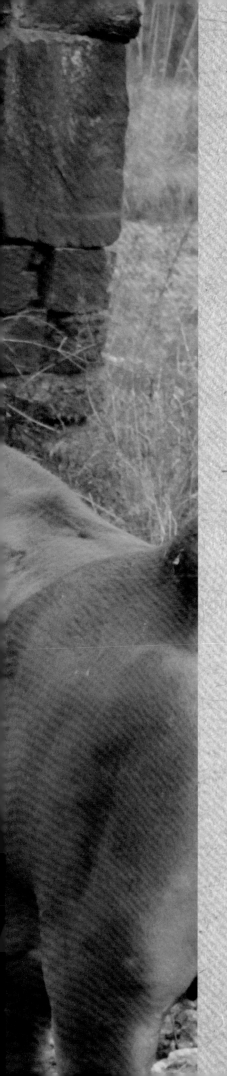

‖释名‖

丑宝。[时珍曰]牛属丑，故隐其名。金光明经谓之瞿卢折娜。

‖集解‖

[别录曰]牛黄生陇西及晋地，特牛胆中得之，即阴干百日使燥，无令见日月光。[普曰]牛死则黄入胆中，如鸡子黄也。[弘景曰]旧云神牛出入鸣吼者有之，夜视有光走入牛角中，以盆水承而吐之，即堕落水中。今人多就胆中得之。一子大如鸡子黄，相重叠。药中之贵，莫复过此。一子及三二分，好者值五六千至一万也。多出梁州、益州。[恭曰]牛黄今出莱州、密州、淄州、青州、巂州、戎州。牛有黄者，必多吼唤，喝迫而得者，谓之生黄，最佳。黄有三种：散黄粒如麻豆；漫黄若鸡卵中黄糊，在肝胆间；圆黄为块，形有大小，并在肝胆中。多生于犍特牛，其牸牛未闻有黄也。[颂曰]今出登、莱州。他处或有，不甚佳。凡牛有黄者，身上夜有光，眼如血色，时复鸣吼，恐惧人。又好照水，人以盆水承之，伺其吐出，乃喝迫，即堕下水中，取得阴干百日。一子如鸡子黄大，重叠可揭折，轻虚而气香者佳。然人多伪之，试法但揩摩手甲上，透甲黄者为真。[雷曰]此有四种：喝迫而得者，名生神黄；杀死在角中得者，名角中黄；牛病死后心中剥得者，名心黄，初在心中如黄浆汁，取得便投水中，沾水乃硬，如碎蒺藜及豆与帝珠子者是也；肝胆中得者，名肝黄，大抵皆不及生黄为胜。[宗奭曰]牛黄轻松，自然微香。西戎有牦牛黄，坚而不香。又有骆驼黄，极易得，亦能相乱，不可不审之。

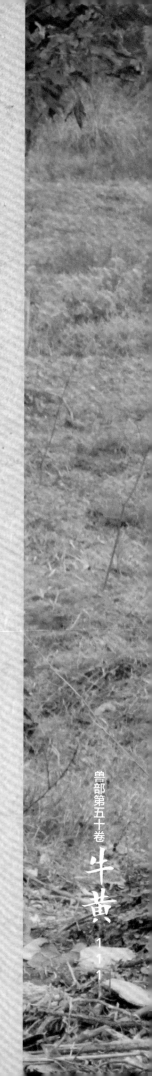

‖修治‖

[敩曰] 凡用，单捣细研如尘，绢裹定，以黄嫩牛皮裹，悬井中一宿，去水三四尺，明早取之。

‖气味‖

苦，平，有小毒。[日华曰] 甘，凉。[普曰] 无毒。[之才曰] 人参为之使。得牡丹、菖蒲，利耳目。恶龙骨、龙胆、地黄、常山、蜚蠊，畏牛膝、干漆。[时珍曰] 别录言牛黄恶龙胆，而钱乙治小儿急惊疳病，凉惊丸、麝香丸皆两用之，何哉？龙胆治惊痫解热杀虫，与牛黄主治相近，亦肝经药也，不应相恶如此。

‖主治‖

惊痫寒热，热盛狂痉，除邪逐鬼。本经。疗小儿百病，诸痫热，口不开，大人狂癫，又堕胎。久服，轻身增年，令人不忘。别录。主中风失音口噤，妇人血噤惊悸，天行时疾，健忘虚乏。日华。安魂定魄，辟邪魅，卒中恶，小儿夜啼。甄权。益肝胆，定精神，除热，止惊痢，辟恶气，除百病。思邈。清心化热，利痰凉惊。宁源。痘疮紫色，发狂谵语者可用。时珍。出王氏方。

‖发明‖

[李杲曰] 牛黄入肝，治筋病。凡中风入脏者，必用牛、雄、脑、麝之剂，入骨髓，透肌肤，以

△牛黄药材

牛 *Bos taurus domesticus* CO1 条形码主导单倍型序列：

```
1   TACCCTTTAT CTACTATTTG GTGCTTGGGC CGGTATAGTA GGAACAGCTC TAAGCCTTCT AATTCGCGCT GAATTAGGCC
81  AACCCGGAAC TCTGCTCGGA GACGACCAAA TCTACAACGT AGTTGTAACC GCACACGCAT TTGTAATAAT CTTCTTCATA
161 GTAATACCAA TCATAATTGG AGGATTCGGT AACTGACTTG TTCCCCTAAT AATTGGTGCT CCCGATATAG CATTTCCCCG
241 AATAAATAAT ATAAGCTTCT GACTCCTCCC TCCCTCATTC CTACTACTCC TCGCATCCTC TATAGTTGAA GCTGGGGCAG
321 GAACAGGCTG AACCGTGTAC CCTCCCTTAG CAGGCAACCT AGCCCATGCA GGAGCTTCAG TAGATCTAAC CATTTTCTCT
401 TTACACTTAG CAGGAGTTTC CTCAATTTTA GGAGCCATCA ACTTCATTAC AACAATTATC AACATAAAGC CCCCCGCAAT
481 GTCACAATAC CAAACCCCTC TGTTCGTATG ATCCGTAATA ATTACCGCCG TACTACTACT ACTCTCGCTC CCTGTATTAG
561 CAGCCGGCAT CACAATGCTA TTAACAGACC GGAACCTAAA TACAACCTTC TTCGACCCGG CAGGAGGAGG AGACCCTATT
641 CTATATCAAC ACTTATTC
```

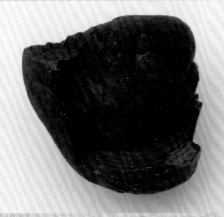

△牛黄药材

引风出。若风中腑及血脉者用之，恐引风邪流入于骨髓，如油入面，莫之能出也。[时珍曰] 牛之黄，牛之病也。故有黄之牛，多病而易死。诸兽皆有黄，人之病黄者亦然。因其病在心及肝胆之间，凝结成黄，故还能治心及肝胆之病。正如人之淋石，复能治淋也。按宋史云：宗泽知莱州，使者取牛黄。泽云：方春疫疠，牛饮其毒则结为黄。今和气流行，牛无黄矣。观此，则黄为牛病，尤可征矣。

‖ 附方 ‖

旧四，新四。**初生三日**去惊邪，辟恶气。以牛黄一豆许，以赤蜜如酸枣许，研匀，绵蘸令儿吮之，一日令尽。姚和众方。**七日口噤**牛黄为末，以淡竹沥化一字，灌之。更以猪乳滴之。外台。**初生胎热**或身体黄者。以真牛黄一豆大，入蜜调膏，乳汁化开，时时滴儿口中。形色不实者，勿多服。钱氏小儿方。**小儿热惊**牛黄一杏仁大，竹沥、姜汁各一合，和匀与服。总微论。**惊痫嚼舌**迷闷仰目。牛黄一豆许研，和蜜水灌之。广利方。**小儿惊候**小儿积热毛焦，睡中狂语，欲发惊者。牛黄六分，朱砂五钱，同研。以犀角磨汁，调服一钱。总微论。**腹痛夜啼**牛黄一豆许，乳汁化服。仍书田字于脐下。圣惠方。**痘疮黑陷**牛黄二粒，朱砂一分，研末。蜜浸胭脂，取汁调搽，一日一上。王氏痘疹方。

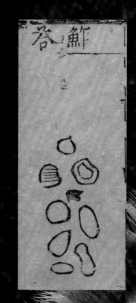

‖ **基原** ‖

据《动物药志》《中华本草》《纲目图鉴》等综合分析考证，本品为马科动物马 *Equus caballus* Linnaeus 的胃肠道结石，即"马宝"。主产于东北、西北、西南等地。部分学者 * 认为本品应是多种动物的胃肠道结石，包括牛胃肠道结石和马宝、狗宝等；与藏药专著《晶珠本草》（约 1840）中所载之腹中宝相似。

* 刘海青.《本草纲目》鲊答疑考 [J]. 中药材，1995(01)：40.

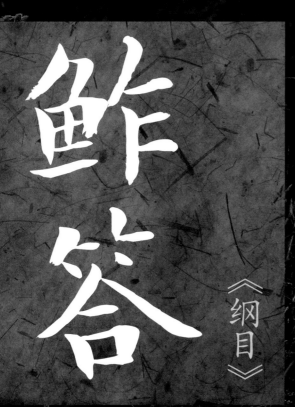

鲊答 《纲目》

▷马（*Equus caballus*）

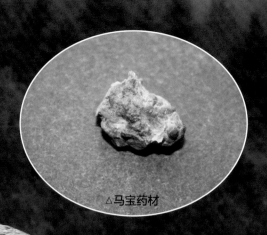
△马宝药材

‖集解‖

[时珍曰]鲊答生走兽及牛马诸畜肝胆之间，有肉囊裹之，多至升许，大者如鸡子，小者如栗如榛。其状白色，似石非石，似骨非骨，打破层叠。嘉靖庚子年，蕲州侯屠杀一黄牛得此物，人无识者。有番僧云：此至宝也，牛马猪畜皆有之。可以祈雨，西域有密咒，则霖雨立至；不知咒者，但以水浸搬弄，亦能致雨。后考陶九成辍耕录所载鲊答，即此物也。其言曰：蒙古人祷雨，惟以净水一盆，浸石子数枚，淘漉玩弄，密持咒语，良久辄雨。石子名鲊答，大者如鸡卵，小者不等，乃走兽腹中所产，狗、牛、马者最妙，盖牛黄、狗宝之类也。又按京房易占云：兵强主武，则牛腹生石。据此则鲊答、狗宝同一类也。但生于狗腹者，为狗宝耳。

‖气味‖

甘、咸，平，无毒。

‖主治‖

惊痫毒疮。时珍。

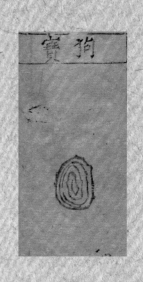

‖ **基原** ‖

　　据《中华本草》《纲目图鉴》《动物药志》等综合分析考证，本品为犬科动物狗 Canis familiaris Linnaeus 的胃中结石。主产于内蒙古、新疆、西藏、河北等地。《动物药志》还记载曾有以狗膀胱、胆结石为狗宝之说。

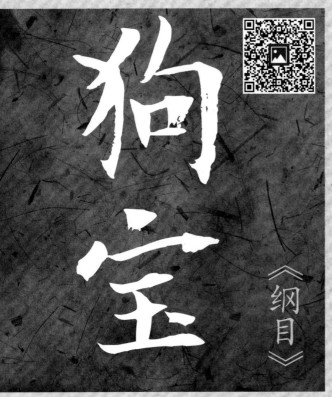

狗宝《纲目》

李时珍 纲目草

全本图典

[第二十册]

116

◁狗宝药材

‖ **集解** ‖

[时珍曰] 狗宝生癞狗腹中，状如白石，带青色，其理层叠，亦难得之物也。按贾似道悦生随抄云：任丘县民家一犬甚恶，后病衰，为众犬所噬而死。剖之，其心已化，似石非石，其重如石，而包膜络之如寒灰，观其脉理犹是心，不知何缘致此？尝闻人患石淋，有石块刀斧不能破。又尝见龙胫骨中髓皆是白石，虎目光落地亦成白石，星之光气也落则成石，松亦化石，蛇、蟹、蚕皆能成石。万物变化如此，不可一概断也。时珍尝静思之，牛之黄，狗之宝，马之墨，鹿之玉，犀之通天，兽之鲊答，皆物之病，而人以为宝。人灵于物，而犹不免此病，况物乎？人之病淋有沙石者，非兽之鲊答乎？人之病癖，有心似金石者，非狗之宝乎。此皆囿于物而不能化者，故禽鸟有生卵如石者焉。按程氏遗书载：有波斯人发闽中古冢，棺内俱尽，惟心坚如石。锯开观之，有山水青碧如画，傍有一女，靓妆凭栏。盖此女有爱山癖，朝夕注意，故融结如此。又宋潜溪文集载：临川浮屠法循，行般舟三昧法，示寂后火焚，惟心不化，出五色光，有佛像高三寸，非骨非石，百体具足。又徽水有优婆塞，行禅观之法，及死火葬，心内包观音像如刻成。此皆志局于物，用志不分，精灵气液，因感而凝形，正如孕女感异像而成鬼胎之类，非祥也，病也，有情之无情也。

‖气味‖

甘、咸，平，有小毒。

‖主治‖

噎食及痈疽疮疡。时珍。

‖附方‖

新四。**噎食病数月不愈者**。用狗宝为末。每服一分，以威灵仙二两，盐二钱，捣如泥，将水一钟搅匀，去滓调服，日二。不过三日愈，后服补剂。杏林摘要。**狗宝丸**治痈疽发背诸毒，视觉壮热烦渴者。用癞狗宝一两，腊月黑狗胆、腊月鲤鱼胆各一枚，蟾酥二钱，蜈蚣炙七条，硇砂、乳香、没药、轻粉、雄黄、乌金石各一钱，粉霜三钱，麝香一分，同为末。用首生男儿乳一合，黄蜡三钱，熬膏和丸绿豆大。每服一丸或三丸，以白丁香七枚研，调新汲水送下。暖卧，汗出为度。不过三服立效，后食白粥补之。济生方。**赤疔疮**狗宝丸：用狗宝八分，蟾酥二钱，龙脑二钱，麝香一钱，为末，好酒和丸麻子大。每服三丸，以生葱三寸同嚼细，用热葱酒送下，暖卧，汗出为度。后服流气追毒药，贴拔毒膏，取愈。通玄论。**反胃膈气**丁丹崖祖传狗宝丸：用硫黄、水银各一钱，同炒成金色，入狗宝三钱，为末。以鸡卵一枚，去白留黄，和药搅匀，纸封泥固，煻火煨半日，取出研细。每服五分，烧酒调服，不过三服见效。杨氏颐真堂方。

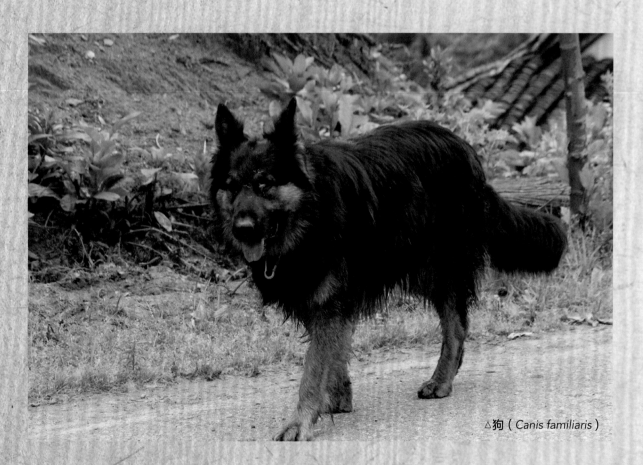

△狗（*Canis familiaris*）

‖ 基原 ‖

《纲目图鉴》认为本品为猪胆等的加工品，参见本卷"豕"项下。有学者*认为本品仅是含阿片的制剂。但也有学者**认为其虽含鸦片，并非单纯鸦片制剂，并认为前人很可能受底野迦由"诸胆"合成的启示，尝试"猪胆合为牛黄"（即以猪胆制取人造牛黄）。部分学者***认为本品为一种红黑色药丸，是由多种（几十种甚至几百种）药物配制而成的大复方，常常被称为"万应解毒药"；很可能最迟在隋代已传到我国，"地也伽""的里亚加"或"德里鸦噶"等，是拉丁语 Theriaca 的音译。

* 尚志钧.阿片输入中国考 [J].人民保健，1959(6)：573.
** 郑金生.从唐代底野迦到宋代人工牛黄 [J].中成药研究，1982(02)：36.
*** 万涛等.底野迦考 [J].中医文献杂志，2017，35(05)：19.

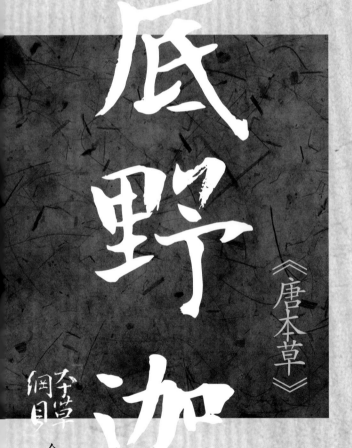

底野迦 《唐本草》

纲目草学

‖ 集解 ‖

[恭曰] 出西戎。彼人云：用诸胆作之。状似久坏丸药，赤黑色。胡人时将至此，甚珍重之。试用有效。[颂曰] 宋时南海亦或有之。

‖ 气味 ‖

苦，寒，无毒。

‖ 主治 ‖

百病中恶，客忤邪气，心腹积聚。唐本草。

‖集解‖

[时珍曰]兽畜有水陆之产，方土之殊，寒热温凉之不同，有毒无毒之各异。陈氏概以诸血立条，主病似欠分明，姑存其旧而已。其各血主治，俱见本条。

‖气味‖

甘，平。

‖主治‖

补人身血不足，或患血枯，皮上肤起，面无颜色者，皆不足也，并宜生饮。又解诸药毒、菌毒，止渴，除丹毒，去烦热。藏器。

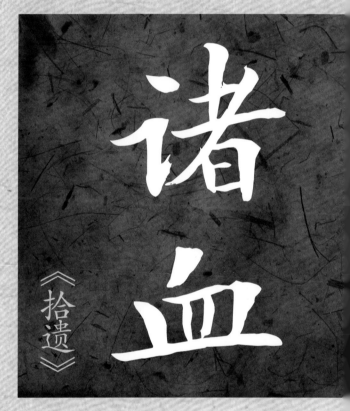

诸血

《拾遗》

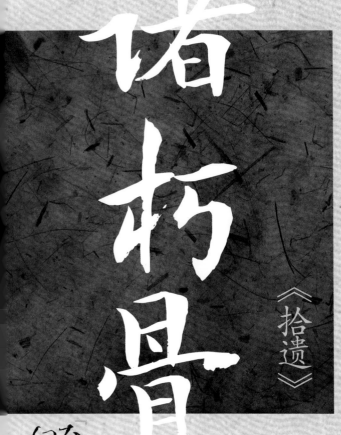

诸朽骨

《拾遗》

‖集解‖

[时珍曰] 朽骨不分何骨，然亦当取所知无毒之骨可也。

‖主治‖

骨蒸。东墙腐骨：磨醋，涂痕令灭。又涂疬疡风疮癣白烂者，东墙向阳也。藏器。治风牙痛，止水痢。时珍。

‖附方‖

旧一，新三。**骨蒸发热**多取诸朽骨，洗净土气，釜煮；入桃柳枝各五斗，煮枯；再入棘针三斗，煮减半；去滓，以酢浆水和之，煮三五沸。令患者正坐散发，以汤从顶淋之，唯热为佳。若心闷，可少进冷粥，当得大汗，出恶气。汗干乃粉身，食豉粥。拾遗。**水痢不止**朽骨灰、六月六日曲，炒等分，为末，饮服方寸匕。乃御传方也。张文仲方。**风牙作痛**东墙下朽骨，削之如疼牙齿许大，煻灰中煨热，病处咬之，冷即易。外台秘要。**打击青肿**墙上朽骨，和唾于石上磨，涂之，干即易。千金方。

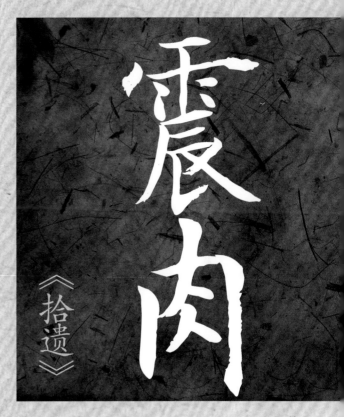

震肉

《拾遗》

‖ 集解 ‖

[藏器曰] 此六畜为天雷所霹雳者，因其事而用之也。[时珍曰] 按雷书云：雷震六畜肉，不可食，令人成大风疾。

‖ 主治 ‖

小儿夜惊，大人因惊失心，作脯食之。藏器。

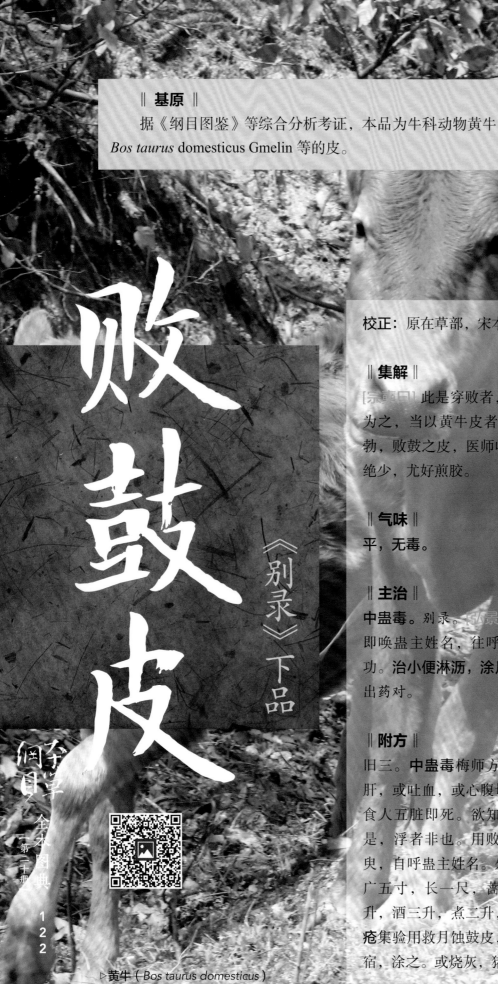

据《纲目图鉴》等综合分析考证，本品为牛科动物黄牛 *Bos taurus* domesticus Gmelin 等的皮。

败鼓皮

《别录》下品

▷黄牛（*Bos taurus domesticus*）

校正：原在草部，宋本移入兽部。

‖ 集解 ‖

[宗奭曰] 此是穿败者，不言是何皮，马、驴皮皆可为之，当以黄牛皮者为胜。唐·韩退之所谓牛溲马勃，败鼓之皮，医师收畜，待用无遗者也。今用处绝少，尤好煎胶。

‖ 气味 ‖

平，无毒。

‖ 主治 ‖

中蛊毒。别录。[弘景曰] 烧作屑，水和服之。病人即唤蛊主姓名，往呼本主取蛊即瘥，与白蘘荷同功。治小便淋沥，涂月蚀耳疮，并烧灰用。时珍。出药对。

‖ 附方 ‖

旧三。中蛊毒梅师方云：凡中蛊毒，或下血如鹅肝，或吐血，或心腹切痛，如有物咬。不即治之，食人五脏即死。欲知是蛊，但令病人吐水，沉者是，浮者非也。用败鼓皮烧灰，酒服方寸匕。须臾，自呼蛊主姓名。外台秘要云：治蛊，取败鼓皮广五寸，长一尺，蔷薇根五寸，如拇指大，水一升，酒三升，煮二升，服之。当下蛊虫即愈。月蚀疮集验用救月蚀鼓皮，掌大一片，以苦酒三升渍一宿，涂之。或烧灰，猪脂调涂。外台。

‖集解‖

[时珍曰] 毡属甚多，出西北方，皆畜毛所作。其白、其黑者，本色也。其青、乌、黄、赤者，染色也。其毡毯、褐缡、氍毹、毾㲪等称者，因物命名也。大抵入药不甚相远。

乌毡

‖气味‖

无毒。

‖主治‖

火烧生疮，令不着风水，止血，除贼风。烧灰，酒服二钱匕，治产后血下不止。久卧，吸人脂血，损颜色，上气。藏器。

‖附方‖

新四。**坠损疼痛**故马毡两段，酒五升，盐一抄，煮热裹之，冷即易，三五度瘥。广济方。**牙疳鼻疳**毡褐不拘红黑烧存性、白矾烧枯各一钱，尿桶白碱一钱半，烧过，同研搽，神效。简便。**夜梦魇寐**以赤缡一尺，枕之即安。肘后。**赤白崩漏**毡烧灰，酒服二钱。白崩用白毡，红崩用红毡。海上。

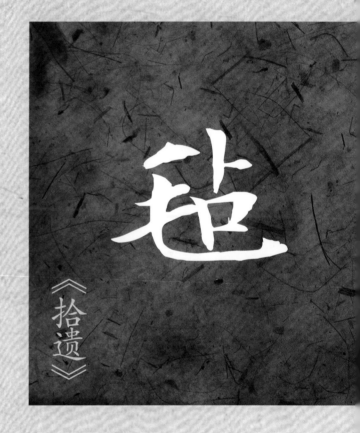

毡

《拾遗》

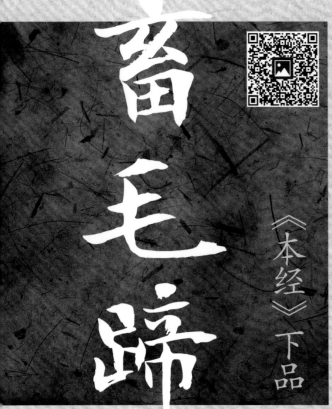

六畜毛蹄甲

《本经》下品

本草纲目 全本图典【第二十册】

‖集解‖

[弘景曰] 六畜，谓牛、羊、猪、马、鸡、狗也。驴、骡亦其类，各条已有主疗，亦不必出此矣。[时珍曰] 此系本经一品，姑存以见古迹。

‖气味‖

咸，平，有毒。

‖主治‖

鬼疰蛊毒，寒热惊痫，癫痓狂走。骆驼毛尤良。本经。

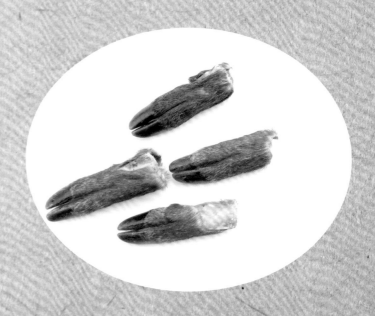

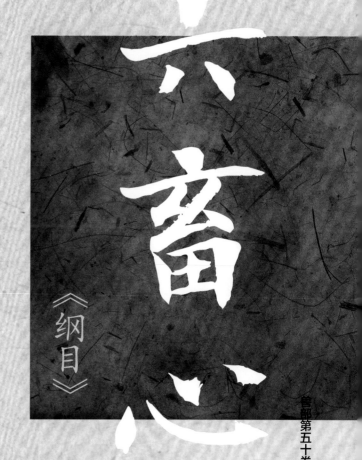

六畜心

《纲目》

‖集解‖

[时珍曰] 古方多用六畜心治心病，从其类也。而又有杀时惊气入心，怒气入肝、诸心损心、诸肝损肝之说，与之相反。

‖主治‖

心昏多忘，心虚作痛，惊悸恐惑。时珍。

‖附方‖

新二。健忘心孔昏塞，多忘喜误。取牛、马、猪、鸡、羊、犬心，干之为末。向日酒服方寸匕，日三服，闻一知十。外台。蛔虫心痛用六畜心，生切作四胾，纵横割路，纳朱砂或雄黄于中，吞之，虫死即愈。集验。

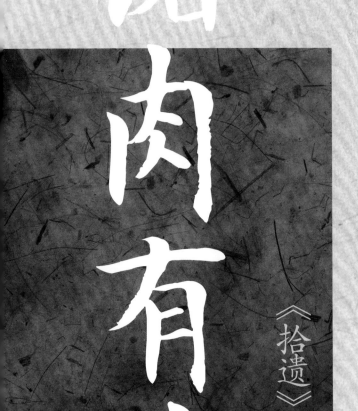

诸肉有毒

《拾遗》

牛独肝　黑牛白头　牛马生疗死　羊独角　黑羊白头　猪羊心肝有孔　马生角　白羊黑头　马鞍下黑肉　马肝　白马黑头　六畜自死首北向　马无夜眼白马青蹄　六畜自死口不闭　猘犬肉　犬有悬蹄六畜疫病疮疥死　鹿白臆　鹿文如豹　诸畜带龙形兽歧尾　诸兽赤足　诸畜肉中有米星　兽并头　禽兽肝青　诸兽中毒箭死　脯沾屋漏　米瓮中肉脯六畜肉热血不断　祭肉自动　诸肉经宿未煮　六畜五脏着草自动　脯曝不燥　生肉不敛水　六畜肉得咸酢不变色　肉煮不熟　肉煮熟不敛水　六畜肉堕地不沾尘　肉落水浮　肉汁器盛闭气　六畜肉与犬，犬不食者　乳酪煎脍

已上并不可食，杀人病人，令人生痈肿疗毒。

诸心损心　诸脑损阳滑精　六畜脾一生不可食　诸肝损肝　诸血损血败阳　经夏臭脯，痿人阴，成水病　鱼馁肉败　诸脂燃灯损目　本生命肉，令人神魂不安　春不食肝　夏不食心　秋不食肺　冬不食肾　四季不食脾

中六畜肉毒六畜干屎末，伏龙肝末，黄檗末，赤小豆烧末；东壁土末，白扁豆，并水服。饮人乳汁，头垢一钱，水服。起死人，豆豉汁服。

马肉毒芦根汁，甘草汁，嚼杏仁，饮美酒。

马肝毒猪骨灰，狗屎灰，牡鼠屎，人头垢，豆豉，并水服。

牛马生疗泽兰根擂水，猪牙灰，水服，生菖蒲擂酒，甘菊根擂水，甘草煎汤服，取汗。

牛肉毒猪脂化汤饮，甘草汤，猪牙灰，水服。

独肝牛毒人乳服之。

狗肉毒杏仁研水服。

羊肉毒甘草煎水服。

猪肉毒杏仁研汁，猪屎绞汁，韭菜汁，朴硝煎汁，猪骨灰调水，大黄汤。

药箭肉毒大豆煎汁，盐汤。

诸肉过伤本畜骨灰水服，生韭汁，芫荽煎汁。

食肉不消还饮本汁即消，食本兽脑亦消。

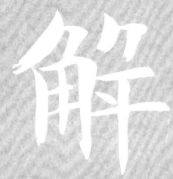

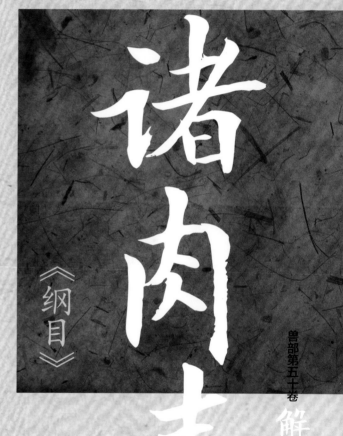

《纲目》

本草纲目

兽部第五十一卷

兽之二兽类三十八种

兽之三鼠类一十二种

兽之四寓类、怪类共八种

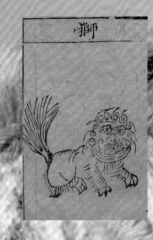
狮

‖ 基原 ‖

据《动物药志》《纲目彩图》《纲目图鉴》等综合分析考证，本品为猫科动物狮 *Panthera leo* Linnaeus。分布于印度、非洲、美洲等地，我国各地公园有人工饲养。

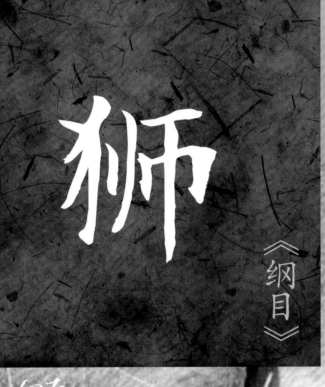

狮

《纲目》

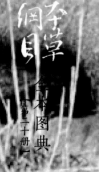

李时珍
纲目
合本图典
第二十册

▷狮（*Panthera leo*）

‖释名‖

狻猊音酸倪。尔雅作狻麑。**虓**许交切。[时珍曰] 狮为百兽长，故谓之狮。虓，象其声也。梵书谓之僧伽彼。说文云：一名白泽。今考瑞应图，白泽能言语，非狮也。

‖集解‖

[时珍曰] 狮子出西域诸国，状如虎而小，黄色，亦如金色猱狗，而头大尾长。亦有青色者，铜头铁额，钩爪锯牙，弭耳昂鼻，目光如电，声吼如雷。有耏髯，牡者尾上茸毛大如斗，日走五百里，为毛虫之长。怒则威在齿，喜则威在尾。每一吼则百兽辟易，马皆溺血。尔雅言其食虎豹。虞世南言其拉虎吞貔，裂犀分象。陶九成言其食诸禽兽，以气吹之，羽毛纷落。熊太古言其乳入牛羊马乳中，皆化成水。虽死后，虎豹不敢食其肉，蝇不敢集其尾。物理相畏如此。然博物志载：魏武帝至白狼山，见物如狸，跳至狮子头杀之。唐史载高宗时，伽毗耶国献天铁兽，能擒狮象。则狮虽猛悍，又有制之者也。西域畜之，七日内取其未开目者调习之，若稍长则难驯矣。

屎

[时珍曰] 陶氏注苏合香，误以为狮屎。陈氏正其误，言狮屎极臭，赤黑色。今考补于此。

‖主治‖

服之破宿血，杀百虫。烧之去鬼气。藏器。

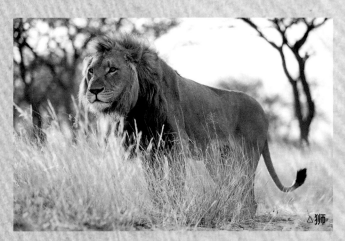

△狮

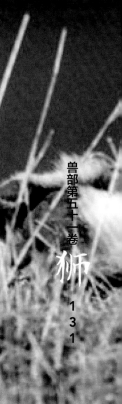

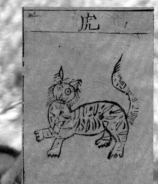

‖ 基原 ‖

　　据《动物药志》《纲目彩图》《纲目图鉴》等综合分析考证，本品为猫科动物虎 *Panthera tigris* Linnaeus。分布于东北、华南等地。动物虎全世界仅此一种，因产地不同外形略有差异。我国有 6 个亚种，即指名亚种、东北亚种、华南亚种、华北亚种、西北亚种和云南亚种。虎为国家一级保护动物，严禁捕杀和买卖；现已有人工虎骨粉上市销售。

虎

《别录》中品

▷虎（*Panthera tigris*）

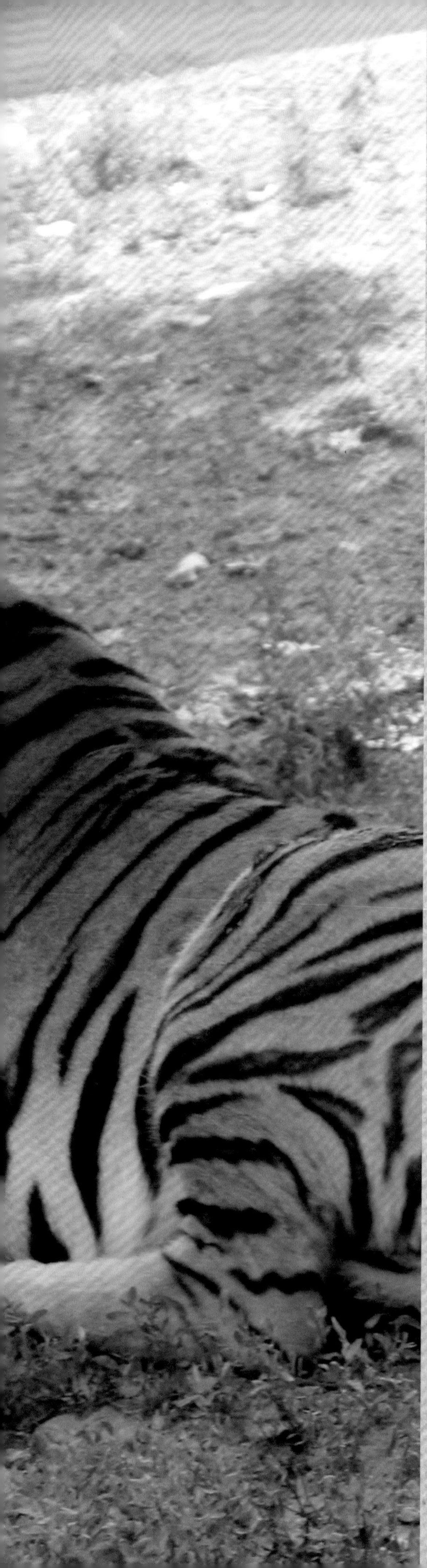

‖ **释名** ‖

乌䖘音徒。左传作於菟，汉书作乌檡。**大虫**肘后**李耳。**[时珍曰] 虎，象其声也。魏子才云：其文从虍从儿，象其蹲踞之形。从人者非也。扬雄方言云：陈魏之间，谓之李父。江淮南楚之间，谓之李耳，或谓之䳁䖘。自关东西谓之伯都。珍按：李耳当作狸儿。盖方音转狸为李，儿为耳也。今南人犹呼虎为猫，即此意也。郭璞谓虎食物，值耳则止，故呼李耳，触其讳。应邵谓南郡李翁化为虎，故呼李耳。皆穿凿不经之言也。尔雅云：虎，浅毛曰虦猫，音栈。白虎曰甝，音含。黑虎曰虪，音育。似虎而五指曰貙，音伛，似虎而非真曰彪，似虎而有角曰虒，音嘶。

‖ **集解** ‖

[颂曰] 虎，本经不载所出，今多山林处皆有之。[时珍曰] 按格物论云：虎，山兽之君也。状如猫而大如牛，黄质黑章，锯牙钩爪，须健而尖，舌大如掌，生倒刺，项短鼻齆。夜视，一目放光，一目看物，声吼如雷，风从而生，百兽震恐。易通卦验云：立秋虎始啸，仲冬虎始交。或云月晕时乃交。又云虎不再交，孕七月而生。又云虎知冲破，能画地观奇偶以卜食。今人效之，谓之虎卜。虎噬物，随月旬上下而啮其首尾。其搏物，三跃不中则舍之。人死于虎，则为伥鬼，导虎而行。虎食狗则醉，狗乃虎之酒也。闻羊角烟则走，恶其臭也。虎害人、兽，而蝟、鼠能制之，智无大小也。狮、驳、酋耳、黄腰、渠搜能食虎，势无强弱也。抱朴子云：虎五百岁则变白。又海中有虎鲨能变虎。古有貙虎变人，貙人变虎之说，亦自有是理也。

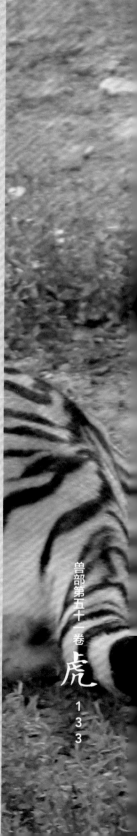

虎骨

‖修治‖

[颂曰] 虎骨用头及胫骨，色黄者佳。凡虎身数物，俱用雄虎者胜。药箭射杀者，不可入药，其毒浸溃骨血间，能伤人也。[时珍曰] 凡用虎之诸骨，并捶碎去髓，涂酥或酒或醋，各随方法，炭火炙黄入药。

‖气味‖

辛，微热，无毒。[之才曰] 平。

‖主治‖

邪恶气，杀鬼疰毒，止惊悸，治恶疮鼠瘘。头骨尤良。别录。治筋骨毒风挛急，屈伸不得，走注疼痛，治尸疰腹痛，伤寒温气，温疟，杀犬咬毒。甄权。杂朱画符，疗邪。头骨作枕，辟恶梦魇。置户上，辟鬼。陶弘景。煮汁浴之，去骨节风毒肿。和醋浸膝，止脚痛肿，胫骨尤良。初生小儿煎汤浴之，辟恶气，去疮疥，惊痫鬼疰，长大无病。孟诜。追风定痛健骨；止久痢脱肛，兽骨哽咽。时珍。

‖发明‖

[颂曰] 李绛兵部手集有虎骨酒，治臂胫痛。崔元亮海上方治腰脚不随，并有虎胫骨酒方。[宗奭曰] 风从虎者，风，木也；虎，金也。木受金制，焉得不从。故虎啸而风生，自然之道也。所以治风病挛急，屈伸不得，走疰，骨节风毒，癫疾惊痫诸病，皆此义也。[注机曰] 虎之强悍，皆赖于胫，虽死而胫犹立不仆，故治脚胫无力用之。[时珍曰] 虎骨通可用。凡辟邪疰，治惊痫温疟，疮疽头风，当用头骨；治手足诸风，当用胫骨；腰背诸风，当用脊骨，各从其类也。按吴球诸证辨疑云：虎，阴也；风，阳也。虎啸风生，阳出阴藏之义，故其骨能追风定痛。虎之一身筋节气力，皆出前足，故以胫骨为胜。

‖附方‖

旧十，新八。**健忘惊悸**预知散：用虎骨酥炙、白龙骨、远志肉等分，为末。生姜汤服，日三服。久则令人聪慧。永类钤方。**臂胫疼痛**虎骨酒治之，不计深浅皆效。用虎胫骨二大两，捣碎炙黄，羚羊角屑一大两，新芍药二大两，切。三物以无灰酒浸之，养至七日，秋冬倍之。每日空腹饮一杯，若要速服，即以银器物盛，于火炉中暖养三二日，即可服也。兵部手集。**腰脚不随**挛急冷痛。取虎胫骨五六寸，刮去肉膜，涂酥炙黄，捣细，绢袋盛之，以瓶盛酒一斗浸之，煻火微温，七日后，任情饮之，当微利便效也。又方：虎腰脊骨一具，前两脚全骨一具，并于石上以斧捶碎，安铁床上，文炭火炙，待脂出则投无灰浓酒中密封，春夏七日，秋冬三七日，任性日饮三度。患十年以上者，不过三剂；七年以下者，一剂必瘥。崔元亮海上方。**白虎风痛**走注，两膝热肿。用虎胫骨，涂酥炙黄、黑附子炮裂去皮各一两，为末。每服二钱，酒下，日再。经验良方。**历节痛风**虎胫骨酒炙三两，没药半两，为末。每服二钱，温酒下，日三服，圣济总录。**历节走痛**百节皆痛不可忍。用虎头骨一具，涂酥炙黄捶碎，绢袋盛，置二斗清酒中，浸五宿，随性饮之，妙。圣惠方。**筋骨急痛**虎骨和通草煮汁，空肚服半升，覆卧，少时汗出为效。切忌热食，损齿。小儿齿生未足，不可与食，恐齿不生。食疗。**休息痢疾**经年不愈。取大虫骨黄焦，捣末。饮服方寸匕，日三，取效。张大仲方。**痔漏脱肛**虎胫骨两节，以蜜二两炙赤，捣末，蒸饼丸梧子大。每凌晨温酒下二十丸，取效。胜金。**肛门凸出**虎骨烧末，水服方寸匕，日三，外台。**兽骨哽咽**虎骨为末，水服方寸匕。外台。**恶犬咬伤**虎骨刮末，水服方寸匕，并傅之。小品方。**汤火伤灼**虎骨炙焦研敷，神效。龚氏易简方。**月蚀疳疮**虎头骨二两捣碎，猪脂一斤，熬膏涂之。神效方。**小儿白秃**虎骨末，油调涂之。普济。**足疮嵌甲**以橘皮汤浸洗，轻剪去甲，以虎骨末敷之，痛即止。便民图纂。**臁胫烂疮**以蔺汁洗拭，刮虎骨末敷之。便民图纂。

威骨

[藏器曰] 虎有威骨如乙字，长一寸，在胁两傍，破肉取之。尾端亦有，不及胁骨。令人有威，带之临官佳。无官则为人所憎。

肉

‖气味‖

酸，平，无毒。[宗奭曰] 微咸。[弘景曰] 俗方言：热食虎肉，坏人齿。[诜曰] 正月勿食虎，伤神。[时珍曰] 虎肉作土气，味不甚佳。盐食稍可。

‖主治‖

恶心欲呕，益气力，止多唾。别录。食之治疟，辟三十六种精魅。入山，虎见畏之。孟诜。

‖附方‖

新一。**脾胃虚弱**恶心不欲饮食。虎肉半斤切，以葱、椒、酱调，炙熟，空心冷食。寿亲养老方。

膏

‖主治‖

狗啮疮。别录。纳下部，治五痔下血。孟诜。服之治反胃，煎消，涂小儿头疮白秃。时珍。

‖附方‖

新一。**一切反胃**虎脂半斤切，清油一斤，瓦瓶浸一月，密封勿令泄气。每以油一两，入无灰酒一盏，温服，以瘥为度。油尽再添。寿域神方。

血

‖主治‖

壮神强志。[时珍曰] 猎人李次口云：热刺虎之心血饮之，能壮神志。又抱朴子云：三月三日杀取虎血、鸭血，等分和合，以初生草似胡麻子，取其实合用，可以移形易貌。

肚

‖主治‖

反胃吐食。取生者勿洗，存滓秽，新瓦固煅存性，入平胃散末一两和匀。每白汤服三钱，神效。时珍。出保寿堂方。

肾

‖主治‖

瘰疬。[时珍曰] 千金治瘰疬，雌黄芍药丸中用之。袁达禽虫述云：虎肾悬于腹，象口隐于颐。

胆

‖主治‖

小儿惊痫。藏器。小儿疳痢，神惊不安，研水服之。孟诜。

睛

‖修治‖

[颂曰] 虎睛多伪，须自获者乃真。[敩曰] 凡使虎睛，须问猎人。有雌有雄，有老有嫩，有杀得者。惟中毒自死者勿用之，能伤人。虎睛，以生羊血浸一宿漉出，微火焙干，捣粉用。[时珍曰] 千金治狂邪，有虎睛汤、虎睛丸，并用酒浸，炙干用。

‖主治‖

癫疾。别录。疟病，小儿热疾惊悸。孟诜。惊啼客忤，疳气，镇心安神。日华。明目去翳。时珍。

‖附方‖

旧二，新一。**虎睛丸**治痫疾发作，涎潮搐搦，时作谵语。虎睛一对，微炒，犀角屑、大黄、远志去心各一两，栀子仁半两，为末，炼蜜丸绿豆大。每温酒服二十丸。**小儿惊痫**瘛疭。用虎睛细研，水调灌之，良。经验方。**小儿夜啼**用大虫眼睛一只，为散，以竹沥调少许与吃。姚和众方。**邪疟时作**生虎睛一枚，腊月猪血少许，朱砂、阿魏各一分，为末。端午日取粽尖七枚和，丸黍米大，每绵包一丸，塞耳中，男左女右。圣惠方。

虎魄

[藏器曰] 凡虎夜视，一目放光，一目看物。猎人候而射之，弩箭才及，目光即堕入地，得之如白石者是也。[宗奭曰] 陈氏所谓乙骨及目光堕地之说，终不免于诬也。[时珍曰] 乙骨之说不为怪。目光之说，亦犹人缢死则魄入于地，随即掘之，状如麸炭之义。按茅亭客话云：猎人杀虎，记其头项之处，月黑掘下尺余方得，状如石子、琥珀。此是虎之精魄沦入地下，故主小儿惊痫之疾。其说甚详。寇氏未达此理耳。

‖主治‖

惊邪，辟恶镇心。藏器。

鼻

‖主治‖

癫疾，小儿惊痫。别录。**悬户上，令生男。**弘景。[时珍曰] 按河鱼图云：虎鼻悬门中一年，取熬作屑，与妇饮，便生贵子。勿令人及妇知，知则不验。又云：悬于门上，宜子孙带印绶。此与古者胎教欲见虎豹，皆取其勇壮之义同也。

牙

‖主治‖

丈夫阴疮及痔瘘。孙思邈。杀劳虫，治猘犬伤，发狂。刮末，酒服方寸匕。时珍。

‖附方‖

新一。**白虎风痛**大虎牙一副四个，赤足蜈蚣十条，酒浸三日，晒干，天麻二两，乳香、没药各一两，麝香半两，为末。每服二钱，温酒下，一日三服。圣济总录。

爪

[颂曰] 爪并指、骨、毛俱可用，以雄虎为胜。

‖ **主治** ‖

系小儿臂，辟恶魅。别录。[时珍曰] 外台辟恶魅，用虎爪、蟹爪、赤朱、雄黄为末，松脂和丸，每正旦焚之。

皮

一名皋毗。见庄子。

‖ **主治** ‖

疟疾。藏器。辟邪魅。时珍。

‖ **发明** ‖

[时珍曰] 按应劭风俗通云：虎者阳物，百兽之长，能辟鬼魅，今人卒中恶病，烧皮饮之，或系衣服，亦甚验也。起居杂记云：虎豹皮上睡，令人神惊。其毛入疮，有大毒。

须

‖ **主治** ‖

齿痛。弘景。酉阳杂俎云：许远齿痛，仙人郑思远拔虎须令插之，痛即愈。

屎

‖ **主治** ‖

恶疮。别录。**鬼气**。藏器。**疗瘰疬痔漏**。烧研酒服，治兽骨髓。时珍。

‖ **附方** ‖

旧一。**瘰疬**着手、足、肩、背，累累如米起，色白，刮之汁出，愈而复发。虎屎白者，以马尿和之，晒干烧灰粉之。千金。

屎中骨

‖ **主治** ‖

为屑，治火疮。别录。**破伤风**。时珍。

‖ **附方** ‖

新一。**断酒**牙屎中骨烧灰，酒服方寸匕，即不饮。千金方。

‖附录‖

酋耳　瑞应图云：酋耳似虎绝大，不食生物，见虎豹即杀之，太平则至。郭璞云：即驺虞也。白虎黑文，尾长于身。骇山海经云：骇状如马，白身黑尾，一角锯牙，能食虎豹。周书谓之兹白。说苑云：师旷言鹊食猬，猬食骏驳，骏驳食豹，豹食骇，骇食虎。

渠搜　逸周书云：渠搜，西戎露犬也，能食虎豹。一云犴，胡犬也，能逐虎。

黄腰　蜀志名黄腰兽。鼬身狸首，长则食母，形虽小，而能食虎及牛、鹿也。又孙愐云：毅音斛，似豹而小，腰以上黄，以下黑，形类犬，食猕猴，名黄腰。

鼩鼠见猬下。

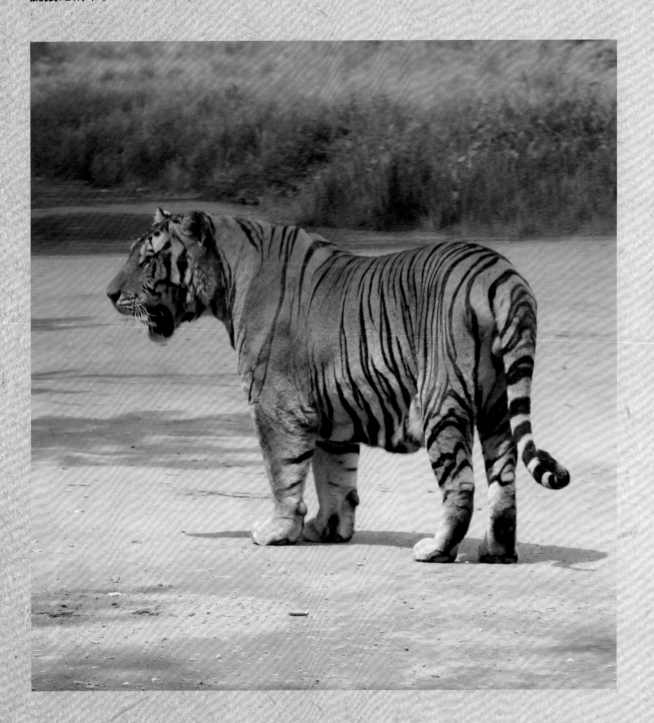

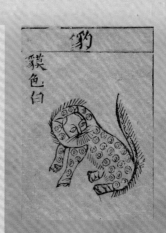

‖ 基原 ‖

据《纲目图鉴》等综合分析考证，本品为猫科动物金钱豹 *Panthera pardus* Linnaeus、雪豹 *P. uncia* Schreber。金钱豹分布于黑龙江、吉林、河北、山西、陕西、湖北等地，雪豹分布于内蒙古、新疆、西藏、青海、甘肃及四川等地。《中华本草》《动物药志》认为还包括猫科动物云豹 *Neofelis nebulosa* Griffith，分布于长江以南各地。均为国家一级保护动物，严禁捕杀和买卖；豹骨可能的代用品包括狗 *Canis familiaris* 和金猫 *Felis temmincki* Vigors et Horsfield 的骨骼。

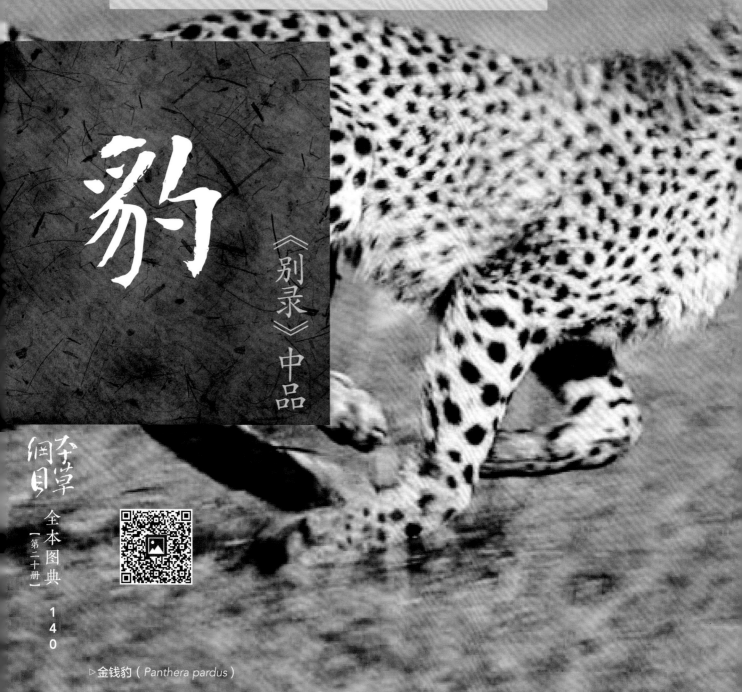

豹

《别录》中品

▷金钱豹（*Panthera pardus*）

程列子**失刺孙。**[时珍曰] 豹性暴，故曰豹。按许氏说文云：豹之脊长，行则脊隆豸豸然，具司杀之形，故字从豸、从勺。王氏字说云：豹性勺物而取，程度而食，故字从勺，又名曰程。列子云：青宁生程，程生马。沈氏笔谈云：秦人谓豹为程，至今延州犹然。东胡谓之失刺孙。

‖集解‖

[弘景曰] 豹至稀有，入用亦鲜，惟尾可贵。[恭曰] 阴阳家有豹尾神，车驾卤簿有豹尾车，名可尊重耳。真豹有何可贵？未审陶据奚说。[颂曰] 今河洛、唐、郢间或有之。然豹有数种，山海经有玄豹；诗有赤豹，尾赤而文黑也；尔雅有白豹，即貘也，毛白而文黑。郭璞注云：貘能食铜铁。与貘同名。不知入药果用何类。古今医方鲜见。[宗奭曰] 豹毛赤黄，其文黑，如钱而中空，比比相次。又有土豹，毛更无纹，色亦不赤，其形亦小。此各有种，非能变形也，圣人假喻耳，恐医家不知，故书之。[时珍曰] 豹，辽东及西南诸山时有之。状似虎而小，白面团头，自惜其毛采。其文如钱者，曰金钱豹，宜为裘。如艾叶者，曰艾叶豹，次之。又西域有金线豹，文如金线，海中有水豹，上应箕宿。禽虫述云：虎生三子，一为豹。则豹有变者，寇氏未知耳。豹畏蛇与鼬鼠，而狮、驳、渠搜能食之。淮南子云：猵令虎申，蛇令豹止，物有所制也。广志云：狐死首丘，豹死首山，不忘本也。豹胎至美，为八珍之一。

肉

‖气味‖

酸，平，无毒。[思邈曰]温，微毒。正月勿食，伤神损寿。

‖主治‖

安五脏，补绝伤，轻身益气，久服利人。别录。壮筋骨，强志气，耐寒暑，令人猛健。日华。辟鬼魅神邪，宜肾。孙思邈。

‖发明‖

[诜曰]豹肉令人志性粗豪，食之便觉，少顷消化乃定。久食亦然。[宗奭曰]此兽猛捷过虎，故能安五脏，补绝伤，轻身，壮筋骨也。

脂

‖主治‖

合生发膏，朝涂暮生。孟诜。亦入面脂。时珍。

鼻

‖主治‖

狐魅。同狐鼻，水煮服。藏器。[时珍曰]按外台治梦与鬼交及狐狸精魅，载崔氏方中用之。

头骨

‖主治‖

烧灰淋汁，去头风白屑。孟诜。作枕辟邪。时珍。出五行志。

皮

[藏器曰]不可藉睡，令人神惊。其毛入人疮中，有毒。[时珍曰]按林邑记云：广西南界有嗟腊虫，食死人尸，不可驱逐。惟以豹皮覆之，则畏而不来。

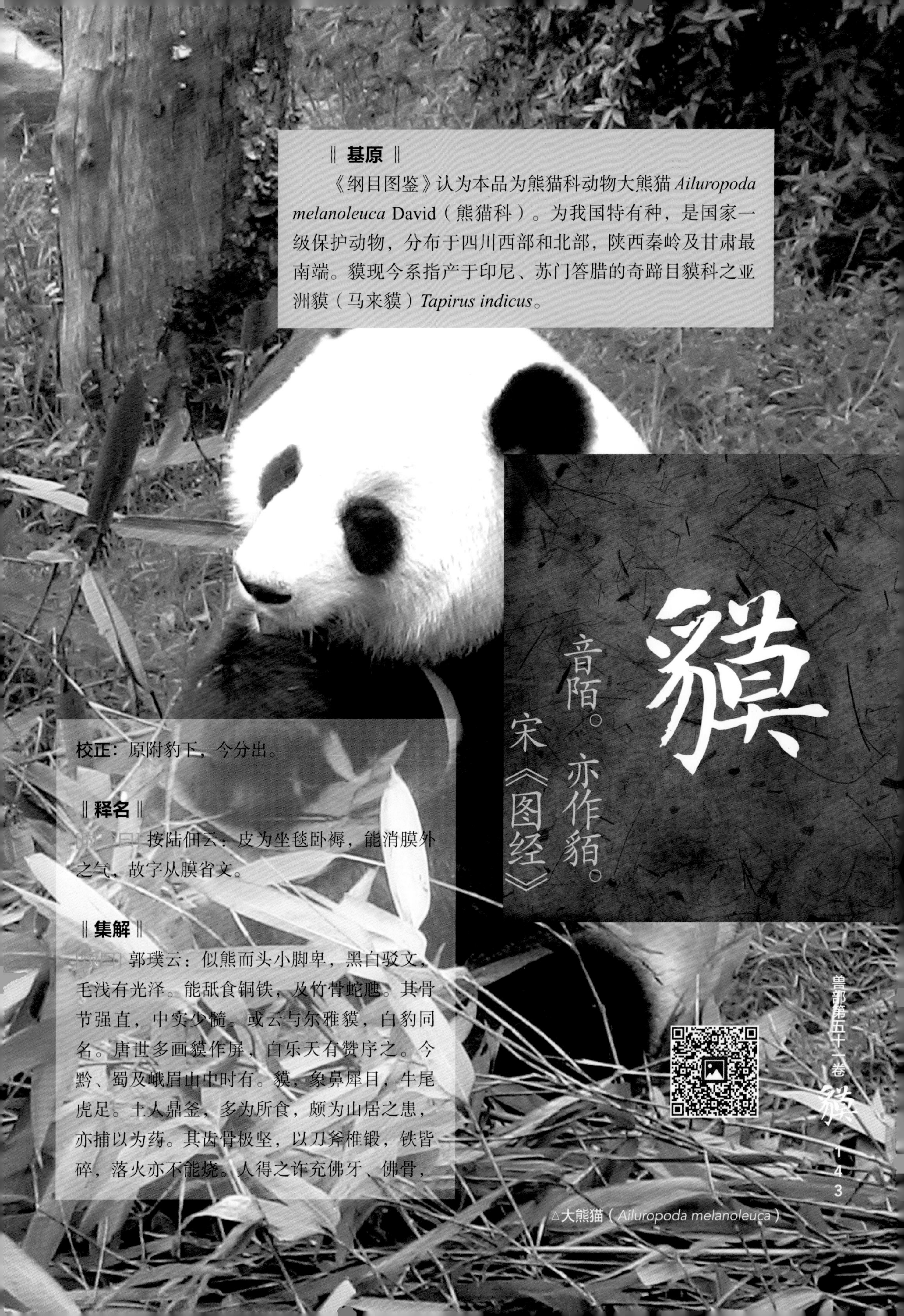

《纲目图鉴》认为本品为熊猫科动物大熊猫 *Ailuropoda melanoleuca* David（熊猫科）。为我国特有种，是国家一级保护动物，分布于四川西部和北部，陕西秦岭及甘肃最南端。貘现今系指产于印尼、苏门答腊的奇蹄目貘科之亚洲貘（马来貘）*Tapirus indicus*。

貘

音陌。亦作貊。

宋《图经》

校正：原附豹下，今分出。

‖ 释名 ‖

□□□ 按陆佃云：皮为坐毯卧褥，能消膜外之气，故字从膜省文。

‖ 集解 ‖

□□□ 郭璞云：似熊而头小脚卑，黑白驳文，毛浅有光泽。能舐食铜铁，及竹骨蛇虺。其骨节强直，中实少髓。或云与尔雅貘，白豹同名。唐世多画貘作屏，白乐天有赞序之。今黔、蜀及峨眉山中时有。貘，象鼻犀目，牛尾虎足。土人鼎釜，多为所食，颇为山居之患，亦捕以为药。其齿骨极坚，以刀斧椎锻，铁皆碎，落火亦不能烧。人得之诈充佛牙、佛骨，

△大熊猫（*Ailuropoda melanoleuca*）

以诳俚俗。[时珍曰] 世传羚羊角能碎金刚石者即此，物相畏耳。按说文云：貘似熊，黄白色，出蜀中。南中志云：貘大如驴，状似熊，苍白色，多力，舐铁消千斤，其皮温暖。埤雅云：貘似熊，狮首豺髮，锐鬐卑脚，粪可为兵切玉，尿能消铁为水。又有啮铁、豻、昆吾兔，皆能食铜铁，亦貘类也。并附之。

皮

‖ 主治 ‖

寝之，可驱温疠，辟湿气、邪气。苏颂。

膏

‖ 主治 ‖

痈肿，能通肌骨。[时珍曰] 段成式云：貘膏性利，铜、铁、瓦器盛之悉透，惟以骨盛则不漏。

尿

‖ 主治 ‖

吞铜、铁入腹者，水和服之，即化为水。

‖ 附录 ‖

啮铁 [时珍曰] 按神异经云：南方有兽，角足大小状如水牛，毛黑如漆，食铁而饮水，粪可为兵，其利如钢，名曰啮铁。唐史云：叶火罗献大兽，高七尺，食铜铁，日行三百里。豻禽书云：豻应井星，胡狗也。状似狐而黑，身长七尺，头生一角，老则有鳞，能食虎、豹、蛟、龙、铜、铁。猎人亦畏之。狡兔拾遗记云：狡兔生昆吾山，形如兔，雄黄雌白，食丹、石、铜、铁。昔吴王武库兵器皆尽，掘得二兔，一白一黄，腹中肾、胆皆铁，取铸为剑，切玉如泥。

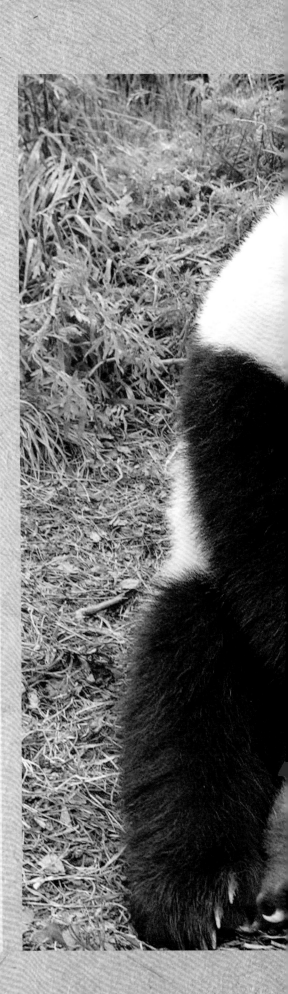

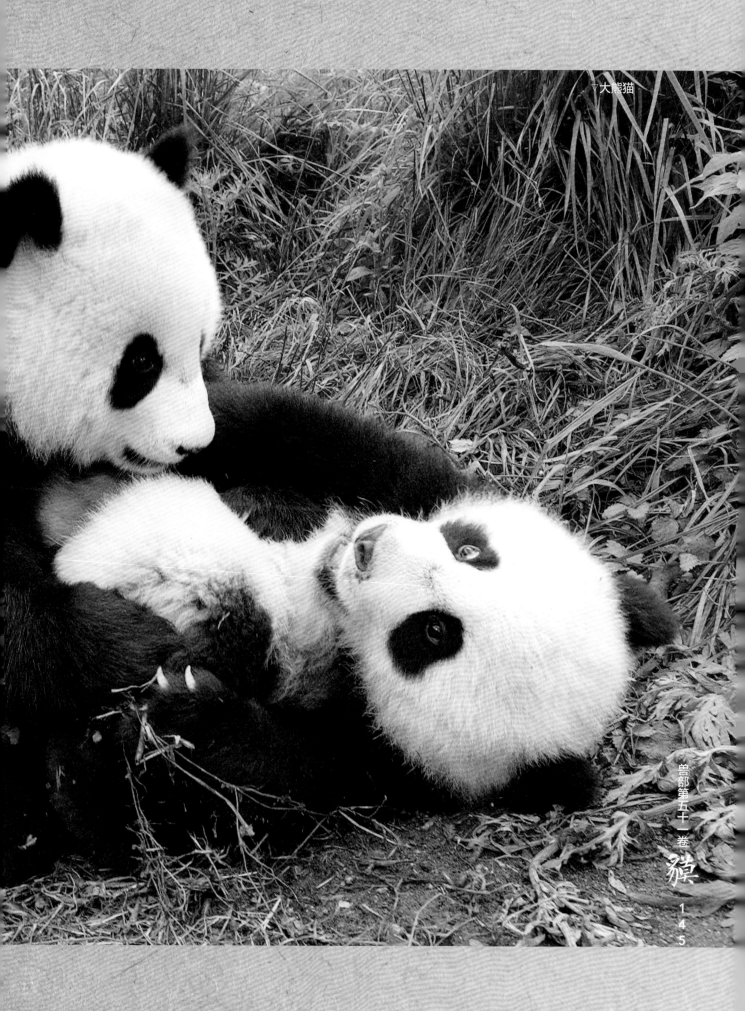

据《中华本草》《纲目图鉴》《大辞典》等综合分析考证，本品为象科动物亚洲象 *Elephas maximus* Linnaeus。分布于亚洲南部各国，我国仅云南南部及西南部有分布，数量不多。亚洲象是国家一级保护动物，严禁捕猎。《动物药志》还收载有非洲象 *E. africanus* Blumenbach，产非洲各地。

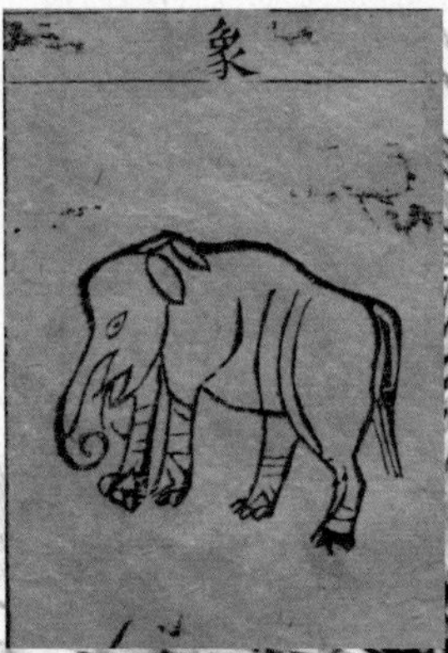

象

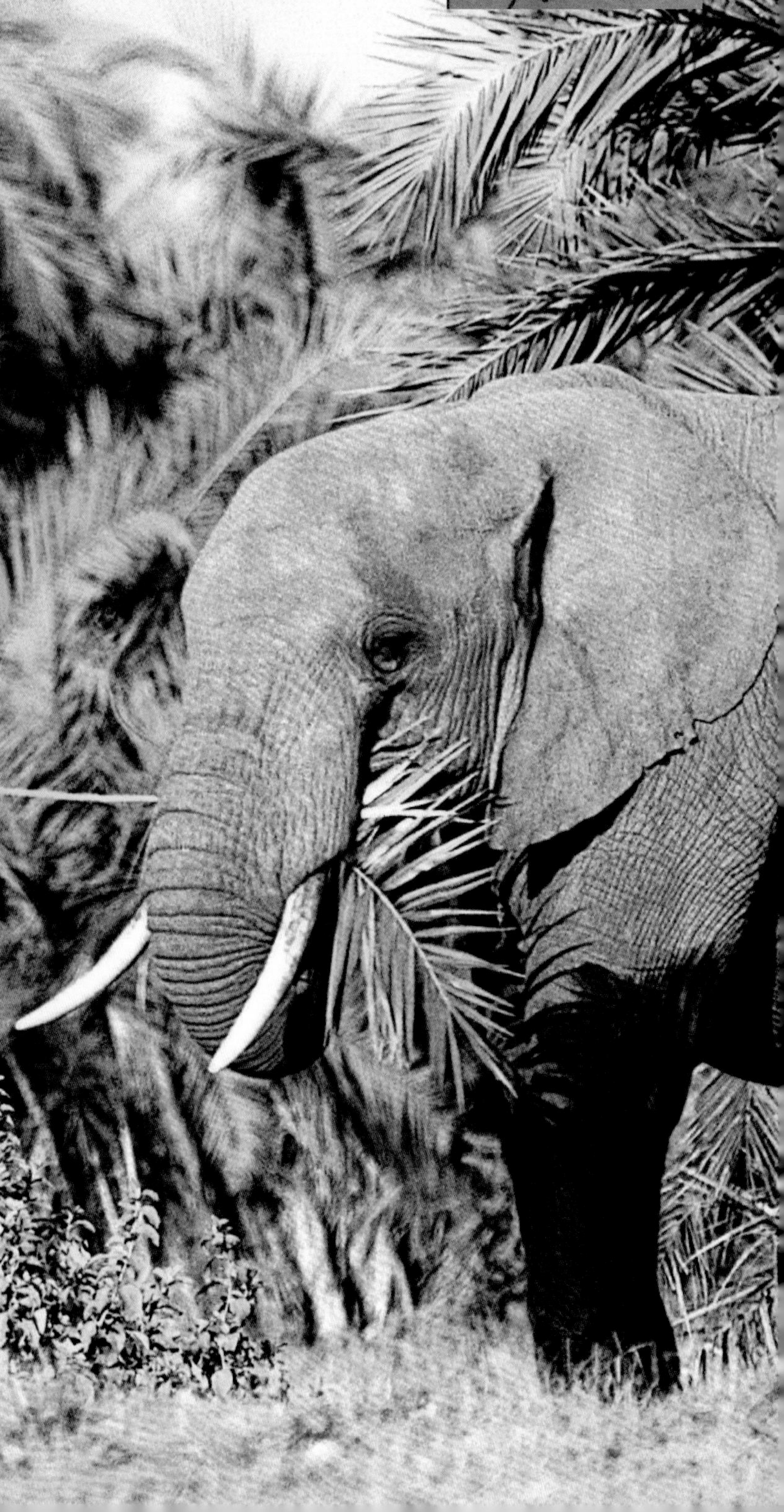

宋《开宝》

▷亚洲象（*Elephas maximus*）

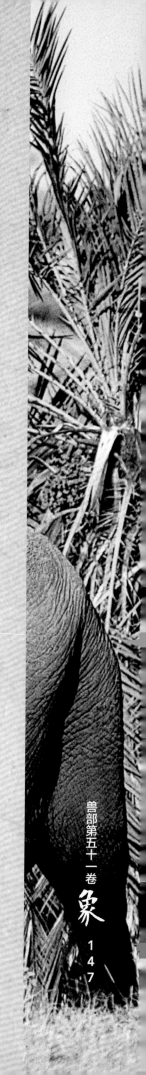

‖释名‖

[时珍曰]许慎说文云：象字篆文，象耳、牙、鼻、足之形。王安石字说云：象牙感雷而文生，天象感气而文生。故天象亦用此字。南越志云：象闻雷声则牙花暴出，逡巡复没。古语云：犀因望月纹生角，象为闻雷花发牙。伽耶出北户录。

‖集解‖

[颂曰]尔雅云：南方之美者，有梁山之犀、象焉。今多出交趾、潮、循诸州。彼人捕得，争食其肉，云肥堪作炙。陈藏器云：象具十二生肖肉，各有分段，惟鼻是其本肉，炙食、糟食更美。又胆不附肝，随月在诸肉间，如正月即在虎肉也。徐铉云：象胆随四时，春在前左足，夏在前右足，秋后左足，冬后右足也。淳化中一象春毙。太宗命取胆不获，使问铉。铉以此对，果得于前左足。世传荆蛮山中亦有野象。然楚、粤之象皆青黑，惟西方拂林、大食诸国，乃多象。樊绰云南记皆言其事。[时珍曰]象出交、广、云南及西域诸国。野象多至成群。番人皆畜以服重，酋长则饰而乘之。有灰、白二色，形体拥肿，面目丑陋。大者身长丈余，高称之，大六尺许。肉倍数牛，目才若豕，四足如柱，无指而有爪甲，行则先移左足，卧则以臂着地。其头不能俯，其颈不能回，其耳下䏶。其鼻大如臂，下垂至地。鼻端甚深，可以开合。中有小肉爪，能拾针芥。食物饮水皆以鼻卷入口，一身之力皆在于鼻，故伤之则死耳。后有穴，薄如鼓皮，刺之亦死。口内有食齿，两吻出两牙夹鼻，雄者长六七尺，雌者才尺余耳。交牝则在水中，以胸相贴，与诸兽不同。许慎云：三年一乳。古训云：五岁始产，六十年骨方足，其性能久识。嗜刍、豆、甘蔗与酒，而畏烟火、狮子、巴蛇。南人杀野象，多设机穽以陷之；或埋象鞋于路，以贯其足。捕生象则以雌象为媒而诱获之，饲而狎之，久则渐解人言。使象奴牧之，制之以钩，左右前后罔不如命也。其皮可作甲鞔鼓，湿时切条，可贯器物。[甄权曰]西域重象牙，用饰床座。中国贵之以为笏。象每蜕牙，自埋藏之，昆仑诸国人以木牙潜易取焉。[日华曰]象蹄底似犀，可作带。

牙

真腊风土记云：象牙，杀取者上也。自死者次之，蜕于山中多年者下矣。或谓一岁一换牙者，非也。

‖气味‖

甘，寒无毒。

‖主治‖

诸铁及杂物入肉，刮牙屑和水敷之，立出。治痫病。刮齿屑，炒黄研末，饮服。开宝。生煮汁服，治小便不通。烧灰饮服，治小便多。日华。诸物刺咽中，磨水服之亦出。旧梳屑尤佳。苏颂。主风痫惊悸，一切邪魅精物，热疾骨蒸及诸疮，并宜生屑入药。时珍。

‖发明‖

[时珍曰] 世人知然犀可见水怪，而不知沉象可驱水怪。按周礼壶涿氏掌水虫，欲杀其神者，以樟木贯象齿而沉之，则其神死而渊为陵。注云：樟木，山榆也。以象齿作十字，贯于木而沉之，则龙、罔象之类死也。又按陶贞白云：凡夏月合药，宜置象牙于傍；合丹灶，以象牙夹灶，得雷声乃能发光。观此，则象之辟邪，又不止于驱怪而已，宜乎其能治心肝惊痫、迷惑邪魅之疾也。而昔人罕解用之，何哉？

‖附方‖

旧二，新四。**小便不通胀急者**。象牙生煎服之，救急。**小便过多**象牙烧灰，饮服之。总录。**痘疹不收**象牙屑，铜铫炒黄红色为末。每服七八分或一钱，白水下。王氏痘疹方。**诸兽骨鲠**象牙磨水吞之。永类方。**骨刺入肉**象牙刮末，以水煮白梅肉调涂，自软。简要济众。**针箭入肉**象牙刮末，水和敷之，即出也。

肉

‖气味‖

甘、淡，平，无毒。

‖主治‖

烧灰，和油涂秃疮。多食，令人体重。开宝。

‖发明‖

[时珍曰] 按吕氏春秋云：肉之美者，旄象之约。又尔雅翼云：象肉肥脆，少类猪肉，味淡而含滑。则其通小便者，亦淡渗滑窍之义。烧之则从火化，故又能缩小便也。

胆

‖修治‖

凡使勿用杂胆。其象胆干了，上有青竹文斑光腻，其味微带甘。入药勿便和众药，须先捣成粉，乃和众药。

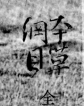

‖气味‖

苦，寒，微毒。

‖主治‖

明目治疳。日华。治疮肿，以水化涂之。治口臭，以绵裹少许贴齿根，平旦漱去，数度即瘥。海药。

‖发明‖

象胆明目，能去尘膜也，与熊胆同功。雷敩炮炙论云：象胆挥粘是矣。

‖附方‖

新一。**内障目翳**如偃月，或如枣花。用象胆半两，鲤鱼胆七枚，熊胆一分，牛胆半两，麝香一分，石决明末一两，为末，糊丸绿豆大。每茶下十丸，日二。总录。

睛

‖主治‖

目疾，和人乳滴目中。藏器。

皮

‖主治‖

下疳，烧灰和油敷之。又治金疮不合。时珍。

‖发明‖

[时珍曰]象肉臃肿，人以斧刃刺之，半日即合。故近时治金疮不合者，用其皮灰。

骨

‖主治‖

解毒。时珍。胸前小横骨，烧灰酒服，令人能浮。开宝。

‖附方‖

新一。**象骨散**治脾胃虚弱，水谷不消，噫气吞酸，吐食霍乱，泄泻脓血，脐腹疼痛，里急频并，不思饮食诸证。用象骨四两炒，肉豆蔻炮、枳壳炒各一两，诃子肉炮、甘草各二两，干姜半两炮，为末。每服三钱，水一盏半，煎至八分，和滓热服；食前，日三次。宣明方。

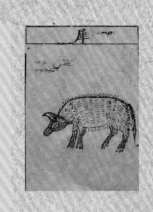

‖ 基原 ‖

据《纲目图鉴》《动物药志》《纲目彩图》等综合分析考证，本品为犀科动物印度犀 *Rhinoceros unicornis* Linnaeus、爪哇犀 *R. sondaicus* Desmarest、苏门犀（双角犀）*R. sumatrensis* Cuvier、黑犀 *R. bicornis* L. 和白犀 *R. simum* Cottoni。印度犀分布于尼泊尔及印度北部，雌雄兽鼻部都有一角；爪哇犀分布于爪哇，仅雄兽有角；苏门犀分布于缅甸、泰国、马来西亚及印度尼西亚的苏门答腊、婆罗洲等地，黑犀分布于非洲各地，白犀分布于非洲草原，此三种雌雄兽均有双角。各种犀牛均为全世界重点保护动物，禁止捕杀和买卖。

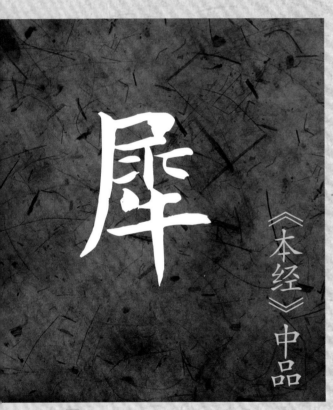

犀

《本经》中品

‖ 释名 ‖

[时珍曰] 犀字，篆文象形。其牸名兕，亦曰沙犀。尔雅翼云：兕与牸字音相近，犹羖之为牯也。大抵犀、兕是一物，古人多言兕，后人多言犀，北音多言兕，南音多言犀，为不同耳。详下文。梵书谓犀曰羯伽。

‖ 集解 ‖

[别录曰] 犀出永昌山谷及益州。永昌，即今滇南也。[弘景曰] 今出武陵、交州、宁州诸远山。犀有二角，以额上者为胜。又有通天犀角，上有一白缕，直上至端，夜露不濡，入药至神验。或云此是水犀角，出水中，汉书所谓骇鸡犀者，置米饲鸡，皆惊骇不敢啄；置屋上，乌鸟不敢集。又有牸犀，角甚长，文理似犀，不堪入药。[恭曰] 牸是雌犀，文理腻细，斑白分明，俗谓之斑犀。服用为上，入药不如雄犀。[藏器曰] 犀无水陆二种，但以精粗言之。通天者，脑上之角，经千岁，长且锐，白星彻端，能出气通天，则能通神、破水、骇鸡，故曰通天。抱朴子言此犀刻为鱼，衔之入水，水开三尺是也。[颂曰] 犀角，今以南海者为上，黔、蜀者次之。犀似水牛，猪首、大腹、卑脚。脚似象，有三蹄。黑色。舌上有刺，好食棘刺。皮上每一孔生三毛，如豕。有一角、二角、三角者。尔雅云：兕似牛，犀似

豕。郭璞注云：兕一角，色青，重千斤。犀似水牛，三角：一在顶上，一在额上，一在鼻上。鼻上者食角也。又名奴角，小而不椭。亦有一角者。刘恂岭表录异云：犀有二角：一角额上为兕犀，一在鼻上为胡帽犀。牯犀亦有二角，皆谓之毛犀，而今人多传一角之说。此数种角俱有粟文，观纹之粗细为贵贱。贵者有通天花文，犀有此角者，必自恶其影，常饮浊水，不照见也。绝品者有百物之形。或云犀之通天者乃其病，理不可知也。角文有插者，一半已下通；有正插者，一半已上通；有腰鼓插者，中断不通。其类极多，故波斯呼象牙为白暗，犀角为黑暗，言难识也。犀中最大者堕罗犀，一株重七八斤，云是牯犀额角。其花多作撒豆斑，色深者，堪作带胯；斑散色浅者，可作器皿耳。或云兕乃犀之雌者，亦似水牛而青色，皮坚厚可以为铠，未知的否。唐医吴士皋言：海人取犀，先于山路多植朽木，如猪羊栈。其犀前脚直，常依木而息，烂木忽折，倒仆久不能起，因格杀之。又云：犀每岁一退角，必自埋于山中，海人潜作木角易之，再三不离其处。若直取之，则后藏于别处，不可寻矣。[李珣曰] 通天犀乃胎时见天上物过，形于角上，故曰通天。但于月下水盆映之则知。按五溪记云：山犀食竹木，其小便即竟日不尽。夷獠以弓矢采之，名曰黔犀。又异物志云：山东海水中有牛，乐闻丝竹。彼人动乐，则牛出听，因而采之。有鼻角、顶角，以鼻角为上。本草止知山犀，未见水犀。[宗奭曰] 川犀、南犀纹细，乌犀有纹显露，黄犀纹绝少，皆不及西番者，纹高、雨脚显也。物象黄、外黑者正透，物象黑、外黄者为倒透。盖以乌色为正，以形象肖物为贵。既曰通犀，必须文头显著，黄黑分明，有雨脚润滑者为第一。[时珍曰] 犀出西番、南番、滇南、交州诸处。有山犀、水犀、兕犀三种，又有毛犀似之。山犀居山林，人多得之，水犀出入水中，最为难得。并有二角，鼻角长而额角短。水犀皮有珠甲，而山犀无之。兕犀即犀之牸者，亦曰沙犀，止有一角在顶，文理细腻，斑白分明，不可入药。盖牯角文大，而牸角文细也。洪武初，九真曾贡之，谓之独角犀，是矣。陈藏器谓犀无水陆，郭璞谓犀有三角，苏颂谓毛犀为牯犀，皆出讹传，今并正之。毛犀即旄牛也，见本条。犀角纹如鱼子形，谓之粟纹。纹中有眼，谓之粟眼。黑中有黄花者为正透，黄中有黑花者为倒透，花中复有花者为重透，并名通犀，乃上品也；花如椒豆斑者次之；乌犀纯黑无花者为下品。其通天夜视有光者，名夜明犀，故能通神开水，飞禽走兽见之皆惊。又山海经有白犀，白色；开元遗事有辟寒犀，其色如金，交趾所贡，冬月暖气袭人；白孔六帖有辟暑犀，唐文宗得之，夏月能清暑气；岭表录异有辟尘犀，为簪梳带胯，尘不近身；杜阳编有蠲忿犀，云为带，令人蠲去忿怒，此皆希世之珍，故附见之。

犀角

番名低密。

‖修治‖

[弘景曰] 入药惟雄犀生者为佳。若犀片及见成器物皆被蒸煮，不堪用。[颂曰] 凡犀入药有黑白二种，以黑者为胜，角尖又胜。生犀不独未经水火者，盖犀有捕得杀取者为上，蜕角者次之。[宗奭曰] 鹿取茸，犀取尖，其精锐之力尽在是也。以西番生犀磨服为佳，入汤、散则屑之。[敩

[曰] 凡使，勿用奴犀、牸犀、病水犀、孪子犀、无润犀。惟取乌黑肌皱、坼袭光润者错屑，入白杵，细研万匝乃用。[李珣曰] 凡犀角锯成，当以薄纸裹于怀中蒸燥，乘热捣之，应手如粉，故归田录云：翡翠屑金，人气粉犀。

‖气味‖

苦、酸、咸，寒，无毒。[别录曰] 微寒。[李珣曰] 大寒，无毒。[甄权曰] 牯犀角，甘、辛，有小毒。[张元素曰] 苦、酸，寒，阳中之阴也。入阳明经。[之才曰] 松脂为之使。恶雷丸、藋菌。[时珍曰] 升麻为之使。恶乌头、乌喙。[敩曰] 忌盐，及妊妇勿服，能消胎气。

‖主治‖

百毒蛊疰，邪鬼瘴气，杀钩吻、鸩羽、蛇毒，除邪，不迷惑魇寐。久服轻身。本经。伤寒温疫，头痛寒热，诸毒气。令人骏健。别录。辟中恶毒气，镇心神，解大热，散风毒，治发背痈疽疮肿，化脓作水，疗时疾，热如火，烦，毒入心，狂言妄语。药性。治心烦，止惊，镇肝明目，安五脏，补虚劳，退热消痰，解山瘴溪毒。日华。主风毒攻心，毷氉热闷，赤痢，小儿麸豆，风热惊痫。海药。烧灰水服，治卒中恶心痛，饮食中毒，药毒热毒，筋骨中风，心风烦闷，中风失音，皆瘥。以水磨服，治小儿惊热。山犀、水犀，功用相同。孟诜。磨汁，治吐血、衄血、下血，及伤寒畜血，发狂谵语，发黄发斑，痘疮稠密，内热黑陷，或不结痂，泻肝凉心，清胃解毒。时珍。

‖发明‖

[时珍曰] 犀角，犀之精灵所聚，足阳明药也。胃为水谷之海，饮食药物必先受之，故犀角能解

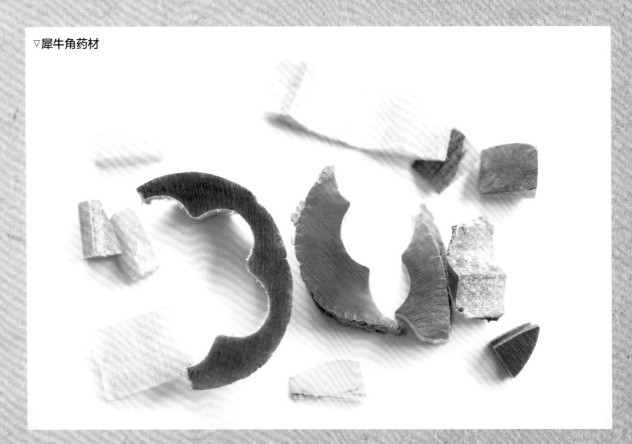

▽犀牛角药材

一切诸毒。五藏六府，皆禀气于胃，风邪热毒，必先干之。故犀角能疗诸血，及惊狂斑痘之证。抱朴子云：犀食百草之毒，及众木之棘，所以能解毒。凡蛊毒之乡，有饮食，以此角搅之，有毒则生白沫，无毒则否。以之煮毒药，则无复毒势也。北户录云：凡中毒箭，以犀角刺疮中，立愈。由犀食百毒棘刺也。昔温峤过武昌牛渚矶，下多怪物。峤然犀角照之，而水族见形。淮南子云：犀角置穴，狐不敢归。则犀之精灵辟邪不惑，于此益可见矣。

‖附方‖

旧六，新七。**吐血不止**似鹅鸭肝。用生犀角、生桔梗各一两为末。每酒服二钱。总录。**中忤中恶鬼气**。其证或暮夜登厕，或出郊外，蓦然倒地，厥冷握拳，口鼻出清血，须臾不救，似乎尸厥，但腹不鸣，心腹暖尔。勿移动，令人围绕，烧火打鼓，或烧苏合香、安息香、麝香之类，候醒乃移动。用犀角五钱，麝香、朱砂各二钱五分，为末。每水调二钱服，即效。华佗方。**卧忽不寤**若以火照之则杀人。但唾其面，痛啮其踵及大趾甲际，即活。以犀角为枕，即令不魇。**小儿惊痫**不知人，嚼舌仰目者。犀角浓磨水服之，立效。为末亦可。广利方。**痘疮稠密**不拘大人小儿。生犀，于涩器中，新汲水磨浓汁冷饮服之。钱氏小儿方。**消毒解热**生犀角尖，磨浓汁，频饮之。同上。**服药过剂**犀角烧末，水服方寸匕。外台。**中毒烦困**方同上。**食雉中毒**吐下不止。用生犀角末方寸匕，新汲水调服，即瘥。圣惠方。**蠼螋尿疮**状如茱萸，中央白脓，恶寒壮热。磨犀角汁涂之。千金方。**瘭疽毒疮**喜着十指，状如代指，根深至肌，能坏筋骨，毒气入脏杀人。宜烧铁烙之，或灸百壮，日饮犀角汁取瘥。千金方。**山岚瘴气**犀角磨水服之。良。集简方。**下痢鲜血**犀角、地榆、生地黄各一两，为末，炼蜜丸弹子大。每服一丸，水一升，煎五合，去滓温服。圣惠方。

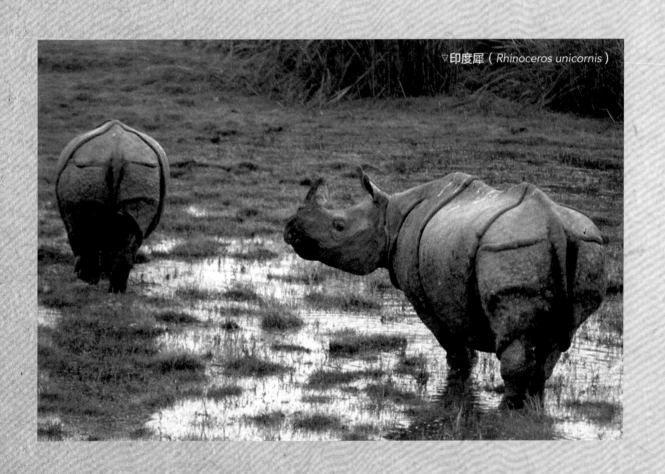

▽印度犀（*Rhinoceros unicornis*）

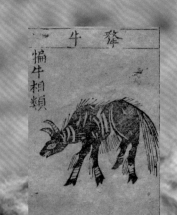

‖ 基原 ‖

据《纲目图鉴》《纲目彩图》《动物药志》《中华本草》等综合分析考证，本品为牛科动物牦牛 *Bos grunniens* Linnaeus。分布于青藏高原，东至祁连山，西至拉达克以东，北至昆仑山脉；并已被驯为家畜。

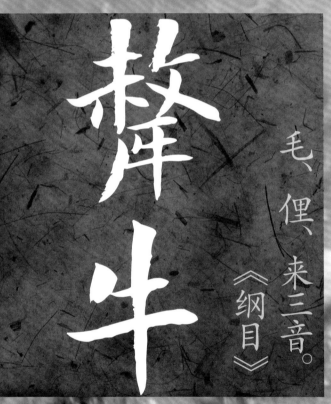

犛牛

毛、俚、来三音。

《纲目》

▷牦牛（*Bos grunniens*）

‖ 释名 ‖

毛犀广志**猫牛**汉书注**麞牛**音麻。**牬牛**音作。**竹牛**昨梦录**犫牛**音抽。□□□犛者氂也，其氂可为旌旄也。其体多长毛，而身角如犀，故曰毛犀，汲冢周书作麞牛，颜师古作猫牛，尔雅作麞牛，音皆相近也。山海经作牬牛，西人呼为竹牛，因角理如竹也。或云竹即牬音之转，而犫又竹音之转也。杨慎丹铅录云：毛犀即象也。状如犀而角小，善知吉凶。古人呼为猫猪，交、广人谓之猪神是矣。

‖ 集解 ‖

[时珍曰]犛牛出西南徼外，居深山中野牛也。状及毛、尾俱同牦牛，牦小而犛大，有重千斤者，其尾名曰牦，亦可为旌旄缨帽之用。唐、宋西徼诸州贡之。中山经云：荆山多犛牛。郭璞注云：牦牛之属也，其色黑。又昨梦录云：西夏竹牛，重数百斤，角甚长而黄黑相间，制弓极劲。彼人以伪犀角，卒莫能辨。曹昭格古论云：毛犀即犛牛也，角之花

斑，皆类山犀，而无粟纹。其理似竹，不甚为奇，故谓毛犀。观此，则犛之角胜于牦，而牦之毛尾胜于犛也。又有野牛与此相类者，并附于左。

角

‖气味‖

酸、咸，凉，无毒。

‖主治‖

惊痫热毒，诸血病。时珍。

黄

‖气味‖

原缺。

‖主治‖

惊痫癫狂。

‖发明‖

[时珍曰] 犛牛亦有黄，彼人以乱牛黄，但坚而不香，云功用亦相近也。其角亦可乱犀，但无粟纹，苏颂图经误以为牦犀角者是也。亦可用，而功不及犀，昨梦录、格古论说之详矣。

‖附录‖

犪牛 音夔。又名夔牛。如牛而大，肉重数千斤，出蜀山中。犦牛 广志云：出日南及浔州大宾县。色青黄，与蛇同穴。性嗜盐，人裹手涂盐取之。其角如玉，可为器。海牛 齐地志云：出登州海岛中。形似牛，䶲脚鮎毛，其皮甚软，可供百用。脂可然灯。环宇志名潜牛，广志名牷牛。月支牛 玄中记云：出西胡及大月氏国。今日割取肉，明日其创即复合也。山牛 状如牛，而角有枝，如鹿茸。

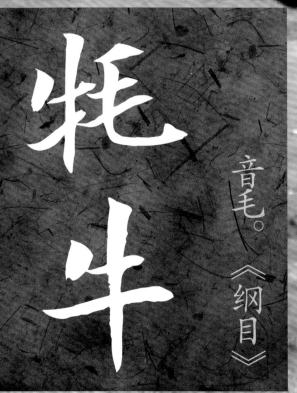

‖ 基原 ‖

据《纲目彩图》《动物药志》《中华本草》等
综合分析考证，本品为牛科动物牦牛 *Bos grunniens*
Linnaeus。参见本卷"犏牛"项下。但《纲目图鉴》认
为本品为犏牛，为牛科动物牦牛与黄牛的杂交种。

牦牛

音毛。《纲目》

▷牦牛（*Bos grunniens*）

‖释名‖

犣牛音鬣。尔雅**犏牛**音偏。[时珍曰] 犣与旄同，或作毛。后汉书云：冉駹夷出犣牛，一名犣牛，重千斤，毛可为旄，观此则旄牛之名，盖取诸此。颜师古云：犣牛即犏牛也。而叶盛水东日记云：毛牛与封牛合，则生犏牛，亦类毛牛，偏气使然。故谓之犏。然则犏又毛之遗种耶？

‖集解‖

[时珍曰] 犣牛出甘肃临洮，及西南徼外，野牛也。人多畜养之。状如水牛，体长多力，能载重，迅行如飞，性至粗梗。髀、膝、尾、背、胡下皆有黑毛，长尺许。其尾最长，大如斗，亦自爱护，草木钩之，则止而不动。古人取为旌旄，今人以为缨帽。毛杂白色者，以茜染红色。山海经云：潘侯之山有旄牛，状如牛而四足节生毛。即此也。其肉味美，故吕氏春秋云：肉之美者，犣、象之肉也。

喉靥

‖主治‖

项下瘿气。时珍。

‖发明‖

[时珍曰] 犣牛，古方未见用者，近世臞仙寿域方载治瘿气方，用其喉靥，亦因类之义也。其方用犏牛喉脆骨二寸许一节，连两边扇动脆骨取之，或煮或烧，仰卧顿服。仍取巧舌，即靥子也，嚼烂噙之，食顷乃咽。病人容貌必瘦减，而瘿自内消矣。不过二服即愈，云神妙无比也。

 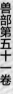

据《动物药志》《纲目图鉴》《纲目彩图》《中华本草》等综合分析考证，本品为马科动物野马（普氏野马）*Equus przewalskii* Poliakov。分布于内蒙古、新疆及甘肃西北部等地。野马是世界上唯一的野生马类，为国家一级保护动物，严禁捕猎。

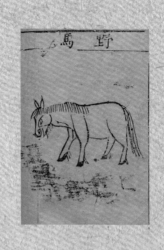

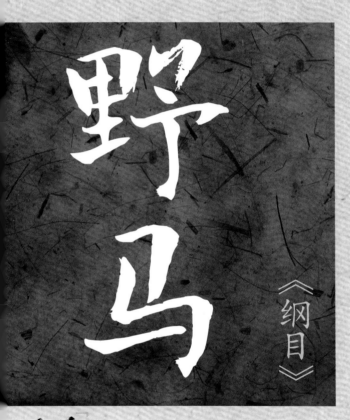

‖ 集解 ‖

[时珍曰] 按郭璞云：野马似马而小，出塞外。今西夏、甘肃及辽东山中亦有之。取其皮为裘，食其肉，云如家马肉，但落地不沾沙耳。尔雅云：驈如马，一角似鹿茸。不角者，騛也。山海经云：北海有兽，状如马，色青，名曰駮騄。此皆野马类也。

肉

‖ 气味 ‖

甘，平，有小毒。

‖ 主治 ‖

人病马痫，筋脉不能自收，周痹肌肉不仁。思邈。心镜治上证，用肉一斤，豉汁煮熟，入五味、葱白，作腌腊及羹粥，频食之。白煮亦可。

阴茎

‖ 气味 ‖

酸、咸，温，无毒。

‖ 主治 ‖

男子阴痿缩，少精。思邈。

‖ 发明 ‖

[时珍曰] 野马，孙思邈千金方载有功用，而本草不收，今采补之。

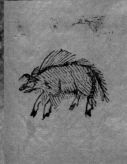

‖ 基原 ‖

据《中华本草》《动物药志》《纲目图鉴》《大辞典》等综合分析考证，本品为猪科动物野猪 *Sus scrofa* Linnaeus。分布于全国各地。

野猪

《唐本草》

‖ 集解 ‖

野猪，陕、洛间甚多。形如家猪，但腹小脚长，毛色褐，作群行，猎人惟敢射最后者，若射中前者，则散走伤人。其肉赤色如马肉，食之胜家猪，牝者肉更美。　冬月在林中食橡子。其黄在胆中，三岁乃有，亦不常得。　野猪处处深山中有之，惟关西者时或有黄。其形似猪而大，牙出口外，如象牙。其肉有至二三百斤者。能与虎斗。或云：能掠松脂、曳沙泥涂身，以御矢也。最害田稼，亦啖蛇虺。淮南子曰：野彘有艽菁槎栉，窟虚连比，以象宫室，阴以防雨，景以蔽日。亦其知也。范致能虞衡志云：岭南一种嫩妇，似山猪而小，善害田禾。惟以机轴纺织之器置田所，则不复近也。

△野猪（*Sus scrofa*）

肉

‖气味‖

甘，平，无毒。[宗奭曰] 微动风。[诜曰] 不发病、减药力，与家猪不同。但青蹄者不可食，微动风。[时珍曰] 服巴豆药者忌之。

‖主治‖

癫痫，补肌肤，益五脏，令人虚肥，不发风虚气。孟诜。炙食，治肠风泻血，不过十顿。日华。

‖附方‖

旧一。**久痔下血** 野猪肉二斤，着五味炙，空腹食之。作羹亦得。食医心镜。

脂

腊月炼过取之。

‖主治‖

炼净和酒日三服，令妇人多乳，十日后，可供三四儿。素无乳者亦下。孟诜。悦色，除风肿毒，治疥癣。日华。

黄

‖气味‖

甘，平，无毒。

‖主治‖

金疮，止血生肉。疗癫痫，水研如枣核许服之，日三服，效。唐本。研水服，治血痢疰病。藏器。治恶毒风，小儿疳气，客忤天吊。日华。

胆

‖主治‖

恶热毒气。孟诜。鬼癫痫，小儿诸疳，水研枣许服，日二。时珍。出卫生方。

齿

‖**主治**‖

烧灰水服，治蛇咬毒。藏器。

头骨

‖**主治**‖

邪疟。圣惠方中用之。

‖**附方**‖

新一。**积年下血**野猪头一枚，桑西枝一握，附子一枚，同入瓶内煅过为末，每服二钱，粥饮空心服。圣惠方。

外肾

‖**主治**‖

连皮烧存性研，米饮服，治崩中带下，及肠风泻血，血痢。日华。

皮

‖**主治**‖

烧灰，涂鼠瘘恶疮。时珍。外台方中用。

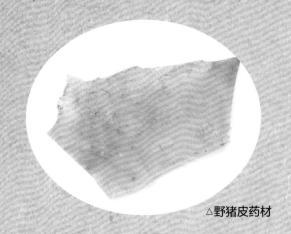

△野猪皮药材

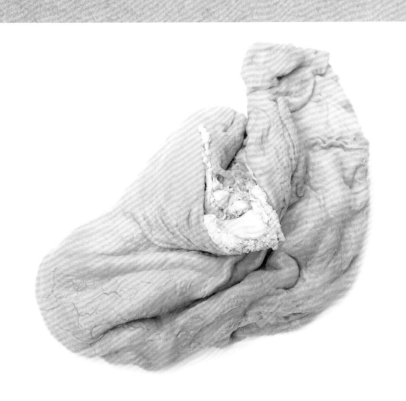

◁野猪肚

据《纲目彩图》《动物药志》《中华本草》《纲目图鉴》
等综合分析考证，本品为豪猪科动物豪猪 *Hystrix hodgsoni*
Gray。分布于陕西、长江流域及其以南各地。《动物药志》
还收载有同属动物云南豪猪 *H. yunnanensis* Anderson，分
布于云南；并记载我国彝族医生所用之豪猪刺为猬科动物
刺猬的皮刺，参见本卷"猬"项下。

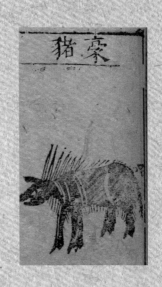

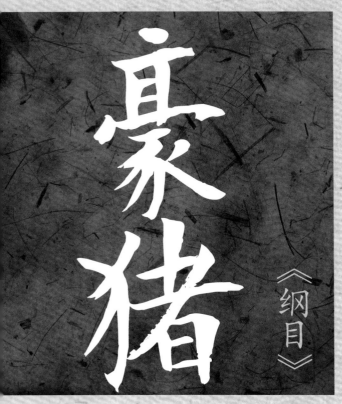

豪猪 《纲目》

||释名||

蒿猪 唐本 山猪 通志 獂貐 音原俞。狟猪 音丸。
鸾猪。[时珍曰] 说文云：豪，豕鬣如笔管
者，能激毫射人故也。郭璞曰：吴楚呼为鸾
猪。星禽云：壁水貐，豪猪也。

||集解||

[颂曰] 豪猪，陕、洛、江东诸山中有之。毫
间有豪如箭，能射人。[时珍曰] 豪猪处处深
山中有之，多者成群害稼。状如猪，而项脊
有棘鬣，长近尺许，粗如箸，其状似笋及帽
刺，白本而黑端。怒则激去，如矢射人。羌
人以其皮为靴。郭璞云：狟猪自为牝牡而孕
也。张师正倦游录云：南海有泡鱼，大如
斗，身有棘刺，能化为豪猪，巽为鱼，坎为
豕，岂巽变坎乎？

肉

‖气味‖

甘，大寒，有毒。[颂曰]不可多食。发风，令人虚赢。

‖主治‖

多膏，利大肠。苏颂。

肚及屎

‖气味‖

寒，无毒。

‖主治‖

水病，热风，鼓胀。同烧存性，空心温酒服二钱匕。用一具即消。孟诜。干烧服之，治黄疸。苏恭。连屎烧研，酒服，治水肿，脚气，奔豚。时珍。

‖发明‖

[诜曰]此猪多食苦参，故能治热风水胀，而不治冷胀也。[时珍曰]豪猪本草不载，惟孟氏食疗本草猬条说之。

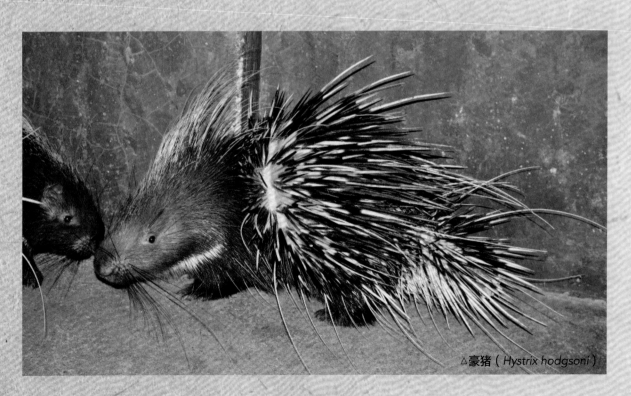

△豪猪（*Hystrix hodgsoni*）

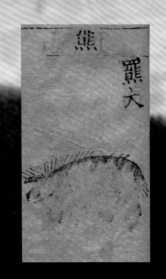

‖ 基原 ‖

据《纲目图鉴》《纲目彩图》《中华本草》《动物药志》等综合分析考证，本品为熊科动物黑熊（猪熊）*Selenarctos thibetanus* G. Cuvier 和棕熊（罴）*Ursus arctos* Linnaeus。黑熊分布于东北、华北、华南、西南等地，棕熊分布于东北、华北、西北等地。《动物药志》还收载有马来熊 *Helarctos malayanus* Raffles。马来熊为国家一级保护动物，黑熊和棕熊为国家二级保护动物，均严禁捕猎。《药典》四部收载熊胆粉药材为熊科动物黑熊经胆囊手术引流胆汁而得的干燥品。

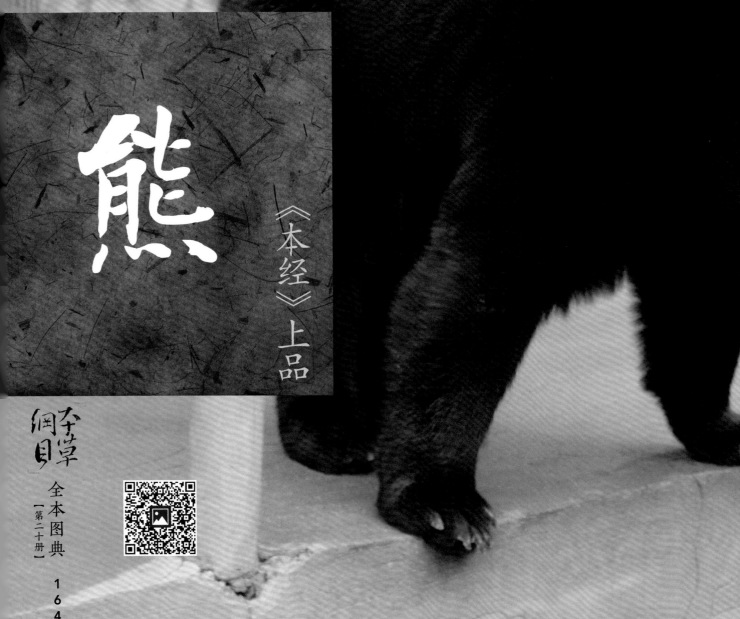

熊

《本经》上品

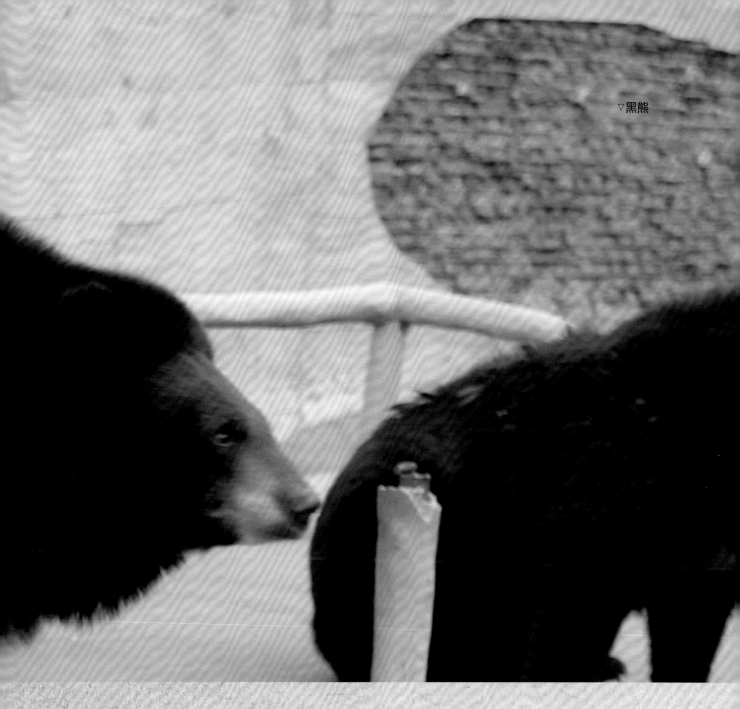

▽黑熊

‖释名‖

[时珍曰] 熊者雄也。熊字篆文象形。俗呼熊为猪熊，罴为人熊、马熊，各因形似以为别也。述异记云：在陆曰熊，在水曰能，即鲧所化者。故熊字从能。续搜神记云：熊居树孔中，东土人击树，呼为子路则起，不呼则不动也。又狒狒亦名人熊，见本条。

‖集解‖

[别录曰] 熊生雍州山谷。十一月取之。[弘景曰] 今东西诸山皆有之，自非易得。[颂曰] 今雍、洛、河东及怀庆、卫山中皆有之。形类大豕，而性轻捷，好攀缘，上高木，见人则颠倒自投于地。冬蛰入穴，春月乃出。其足名蹯，为八珍之一，古人重之，然胹之难熟。熊性恶盐，食之即死，出淮南子。[时珍曰] 熊如大豕而竖目，人足黑色。春夏膘肥时，皮厚筋弩，每升木引

气，或坠地自快，俗呼跌膘，即庄子所谓熊经鸟申也。冬月蛰时不食，饥则舐其掌，故其美在掌，谓之熊蹯。其行山中，虽数千里，必有跧伏之所，在石岩枯木，山中人谓之熊馆。刘敬叔异苑云：熊性恶秽物及伤残，捕者置此物于穴，则合穴自死。或为棘刺所伤，出穴爪之，至骨即毙也。陆佃埤雅云：其胆春近首，夏在腹，秋在左足，冬在右足。熊、罴皆壮毅之物，属阳，故书以喻不二心之臣，而诗以为男子之祥也。

脂

‖释名‖

熊白。[弘景曰]脂即熊白，乃背上肪，色白如玉，味甚美，寒月则有，夏月则无。其腹中肪及身中脂，煎炼过亦可作药，而不中㗖。

‖修治‖

[敩曰]凡取得，每一斤入生椒十四个，同炼过，器盛收之。

‖气味‖

甘，微寒，无毒。[别录曰]微温。[日华曰]凉。其脂燃灯，烟损人眼，令失光明。

‖主治‖

风痹不仁筋急，五脏腹中积聚，寒热羸瘦，头疡白秃，面上皯疱。久服强志不饥，轻身长年。本经。饮食呕吐。别录。治风，补虚损，杀劳虫，酒炼服之。日华。长发令黑，悦泽人面。苏恭。治面上皯䵟及疮。药性。

‖附方‖

旧二，新一。**令发长黑**熊脂、蔓荆子末等分和匀，醋调涂之。圣惠方。**发毛黄色**以熊脂涂发梳散头，入床底，伏地一食顷，即出，便尽黑。不过用脂一升效。千金翼。**白秃头癣**熊白傅之。杨氏产乳。

肉

‖气味‖

甘，平，无毒。[别录曰]微温。[弘景曰]有痼疾不可食熊肉，令终身不除。[鼎曰]若腹中有积聚寒热者食之，永不除也。十月勿食之。伤神。

‖主治‖

风痹，筋骨不仁。功与脂同。孙思邈。补虚羸。孟诜。

‖发明‖

[时珍曰] 按刘河间云：熊肉振羸，兔目明视。因其气有余，以补不足也。

‖附方‖

旧二。**中风痹疾**中风，心肺风热，手足风痹不随，筋脉五缓，恍惚烦躁。熊肉一斤切，入豉汁中，和葱姜椒盐作腌腊，空腹食之。**脚气风痹**五缓筋急。用熊肉半斤，如上法食之。并食医心镜。

掌

‖修治‖

圣惠方云：熊掌难胹，得酒、醋、水三件同煮，熟即大如皮球也。

‖主治‖

食之可御风寒，益气力。日华。

胆

[颂曰] 熊胆阴干用。然多伪者，但取一粟许滴水中，一道若线不散者为真。[时珍曰] 按钱乙云：熊胆佳者通明。每以米粒点水中，运转如飞者良。余胆亦转，但缓尔。周密齐东野语云：熊胆善辟尘。试之以净水一器，尘幕其上，投胆米许，则凝尘豁然而开也。

‖气味‖

苦，寒，无毒。[权曰] 恶防己、地黄。

‖主治‖

时气热盛，变为黄疸，暑月久痢，疳䘌心痛，疰忤。苏恭。治诸疳、耳鼻疮、恶疮，杀虫。日华。小儿惊痫瘈疭，以竹沥化两豆许服之，去心中涎，甚良。孟诜。退热清心，平肝明目，去翳，杀蛔、蛲虫。时珍。

‖发明‖

[时珍曰] 熊胆，苦入心，寒胜热，手少阴、厥阴、足阳明经药也。故能凉心平肝杀虫，为惊痫疰忤、翳障疳痔、虫牙蛔痛之剂焉。

‖附方‖

旧四，新六。**赤目障翳**熊胆丸：每以胆少许化开，入冰片一二片，铜器点之，绝奇。或泪痒，加生姜粉些须。齐东野语。**初生目闭**由胎中受热也。以熊胆少许蒸水洗之，一日七八次。如三

▽熊胆

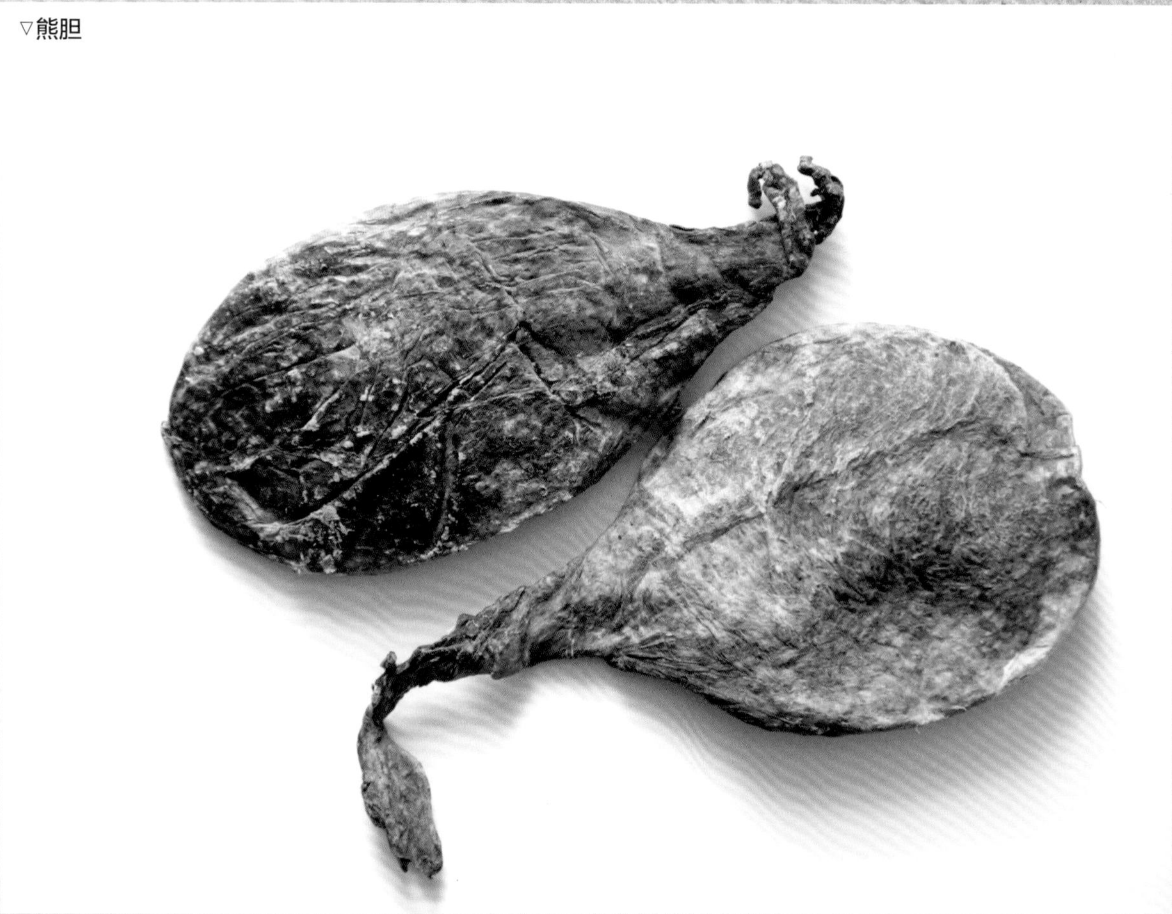

日不开，服四物加甘草、天花粉。全幼心鉴。**小儿鼻蚀**熊胆半分，汤化抹之。圣惠方。**十年痔疮**熊胆涂之神效，一切方不及也。外台。**肠风痔漏**熊胆半两，入片脑少许研，和猪胆汁涂之。寿域方。**蛔虫心痛**熊胆一大豆，和水服之，大效。外台。**小儿惊痫**方见主治。**风虫牙痛**熊胆三钱，片脑四分，每以猪胆汁调少许搽之。摄生方。**水弩射人**熊胆涂之。更以雄黄同酒磨服，即愈。斗门方。**诸疳羸瘦**熊胆、使君子末等分研匀，瓷器蒸溶，蒸饼丸麻子大。每米饮下二十丸。保幼大全。

脑髓

‖**主治**‖

诸聋。苏恭。疗头旋。摩顶，去白秃风屑，生发。日华。

血

‖**主治**‖

小儿客忤。苏恭。

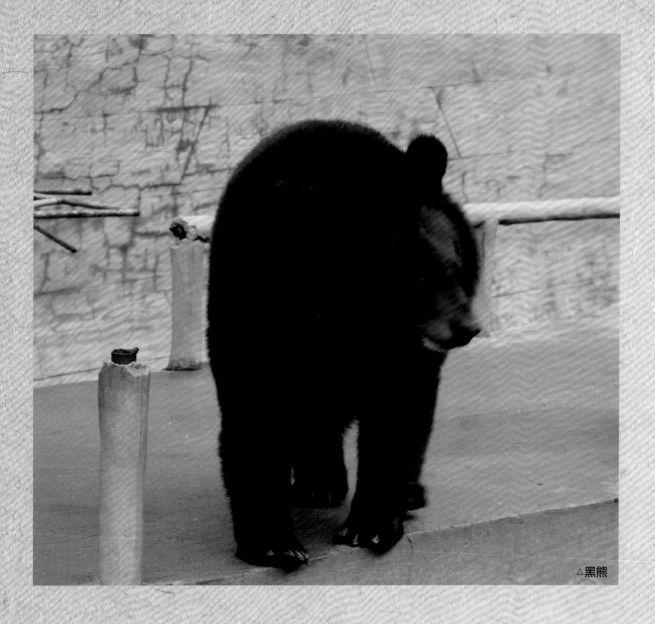

△黑熊

骨

‖**主治**‖

作汤，浴历节风，及小儿客忤。孟诜。

‖**附录**‖

罴　魋音颓。[时珍曰] 熊、罴、魋，三种一类也。如豕色黑者，熊也；大而色黄白者，罴也；小而色黄赤者，魋也。建平人呼魋为赤熊，陆玑罴为黄熊是矣。罴，头长脚高，猛憨多力，能拔树木，虎亦畏之。遇人则人立而攫之，故俗呼为人熊。关西呼豭熊。罗愿尔雅翼云：熊有猪熊，形如豕；有马熊，形如马。即罴也。或云罴即熊之雄者。其白如熊白，而理粗味减，功用亦同。

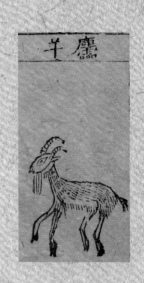
‖基原‖

据《动物药志》《纲目图鉴》等综合分析考证，本品为牛科动物斑羚（青羊）*Naemorhedus goral* Hardwicke、瀕羊（北山羊）*Capra ibex* Linnaeus、鬣羚 *Capricornis sumatraensis* Bechstein、藏羚 *Pantholops hodgsoni* Abel。参见本卷"山羊"项下。但现今所用羚羊角的原动物为牛科动物赛加羚羊（高鼻羚羊）*Saiga tatarica* Linnaeus，分布于新疆维吾尔自治区西北部和苏联。藏羚、高鼻羚羊为国家一级保护动物，斑羚、鬣羚为国家二级保护动物。《药典》收载羚羊角药材为牛科动物赛加羚羊的角；猎取后锯取其角，晒干。

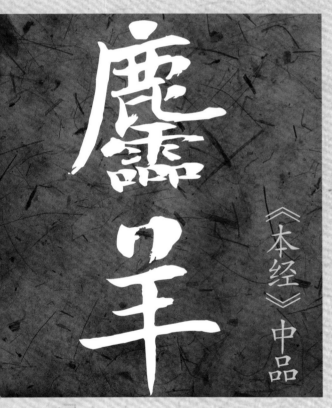

羚羊

《本经》中品

‖释名‖

羚羊俗鹿羊音钤九尾羊。[时珍曰]按王安石字说云：鹿则比类，而环角外向以自防，鹿则独栖，悬角木上以远害，可谓灵也。故字从鹿，从灵省文。后人作羚。许慎说文云：鹿，山羊也，大而细角。山海经作羬，云：状如羊而马尾。费信星槎胜览云：阿丹国羚羊，自胸中至尾，垂九块，名九尾羊。

‖集解‖

[别录曰]羚羊角出石城山谷及华阴山。采无时。[弘景曰]今出建平、宜都诸蛮山中及西域。多两角，一角者为胜。角多节，蹙蹙圆绕。别有山羊角极长，惟一边有节，节亦疏大，不入药用。乃尔雅名瀕羊者，羌夷以为羚羊，能陟峻坂。[恭曰]羚羊，南山、商、洛间大有，今出梁州，真州、洋州亦贡。其角细如人指，长四五寸，而文蹙细。山羊或名野羊，大者如牛，角可为鞍桥，又有山驴，大如鹿，皮可作靴，有两角，大小如山羊角，俗人亦用之。陶氏所谓一边有粗文者是此，非山羊也。[藏器曰]山羊、山驴、羚羊，三种相似，而羚羊有神，夜宿防患，以角挂树不着地。但角弯中深锐紧小，有挂痕者为真。如此分别，其疏慢无痕者非也。真角，耳边听之集集鸣者良。陶言一角者谬也。[颂曰]今秦、陇、龙、蜀、金、商州山中皆有之，戎人多捕

得来货。其形似羊，青色而大。其角长一二尺，有节如人手指握痕，又最紧劲。郭璞注尔雅云：麢似羊而大，其角细而圆锐，好在山崖间，羱似吴羊，其角大而椭，出西方。本草诸注各异。观今所市者，与尔雅之羱羊，陶注之山羊，苏注之山驴，大都相似。今人相承用之，以为羚羊。细角长四五寸，如人指多节蹙蹙圆绕者，其间往往弯中有磨角成痕处，京师极多。详诸说，此乃真羚羊角，而世多不用何也？又闽、广山中，出一种野羊，彼人亦谓之羚羊也。陈氏谓耳边听之鸣者良。今牛羊诸角，但杀之者，听之皆有声，不独羚角也。自死角则无声矣。

[宗奭曰] 诸角附耳皆集集有声，不如有挂痕一说为尽之。然有伪作者，宜察焉。[时珍曰] 羚羊似羊，而青色毛粗，两角短小；羱羊似吴羊，两角长大；山驴，驴之身而羚之角，但稍大而节疏慢耳。陶氏言羚羊有一角者，而陈氏非之。按环宇志云：安南高石山出羚羊，一角极坚，能碎金刚石。则羚固有一角者矣。金刚石出西域，状如紫石英，百炼不消，物莫能击，惟羚羊角扣之，则自然冰泮也。又獏骨伪充佛牙，物亦不能破，用此角击之即碎，皆相畏耳。羚羊皮，西人以作座褥。

羚羊角

‖ 修治 ‖

[敩曰] 凡用，有神羊角甚长，有二十四节，内有天生木胎。此角有神力，抵千牛。凡使不可单用，须要不拆元对，绳缚，铁锉剉细，重重密裹，避风，以旋旋取用，捣筛极细，更研万匝入药，免刮人肠。

‖ 气味 ‖

咸，寒，无毒。[别录曰] 苦，微寒。[甄权曰] 甘，温。能缩银。

‖ 主治 ‖

明目，益气起阴，去恶血注下，辟蛊毒恶鬼不祥，常不魇寐。本经。除邪气惊梦，狂越僻谬，疗伤寒时气寒热，热在肌肤，温风注毒，伏在骨间，及食噎不通。久服，强筋骨轻身，起阴益气，利丈夫。别录。治中风筋挛，附骨疼痛。作末蜜服，治卒热闷及热痢血，疝气。摩水涂肿毒。孟诜。治一切热毒风攻注，中恶毒风，卒死昏乱不识人，散产后恶血冲心烦闷，烧末酒服之。治小儿惊痫，治山瘴及噎塞。药性。治惊悸烦闷，心胸恶气，瘰疬恶疮溪毒。藏器。平肝舒筋，定风安魂，散血下气，辟恶解毒，治子痫痉疾。时珍。

‖ 发明 ‖

[时珍曰] 羊，火畜也，而羚羊则属木，故其角入厥阴肝经甚捷，同气相求也。肝主木，开窍于目。其发病也，目暗障翳，而羚羊角能平之。肝主风，在合为筋，其发病也，小儿惊痫，妇人子痫，大人中风搐搦，及筋脉挛急，历节掣痛，而羚角角能舒之。魂者，肝之神也，发病则惊骇不宁，狂越僻谬，魇寐卒死，而羚角能安之。血者，肝之藏也，发病则瘀滞下注，疝痛毒

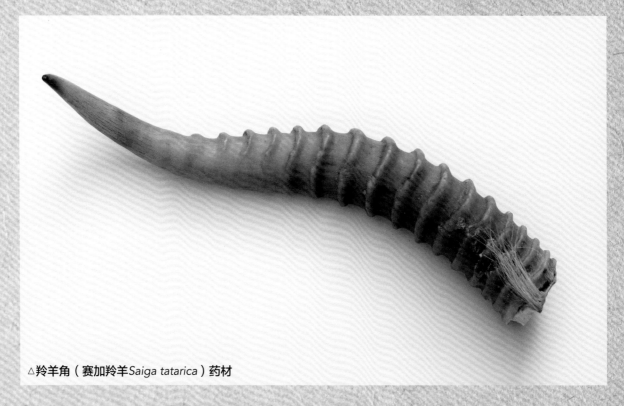

△羚羊角（赛加羚羊 *Saiga tatarica*）药材

痢，疮肿瘘疬，产后血气，而羚角能散之。相火寄于肝胆，在气为怒，病则烦懑气逆，噎塞不通，寒热及伤寒伏热，而羚角能降之。羚之性灵，而筋骨之精在角，故又能辟邪恶而解诸毒，碎佛牙而烧烟走蛇虺也。本经、别录甚著其功，而近俗罕能发扬，惜哉！

‖ **附方** ‖

旧七，新四。**噎塞不通**羚羊角屑为末，饮服方寸匕，并以角摩噎上。外台。**胸胁痛满**羚羊角烧末，水服方寸匕。子母秘录。**腹痛热满**方同上。**堕胎腹痛**血出不止。羚羊角烧灰三钱，豆淋酒下。普济。**产后烦闷**汗出，不识人。千金用羚羊角烧末，东流水服方寸匕。未愈再服。又方：加芍药、枳实等分炒，研末，汤服。**血气逆烦**羚羊角烧末，水服方寸匕。肘后方。**临产催生**羚羊角一枚，刮尖末，酒服方寸匕。产宝。**小儿下痢**羚羊角中骨烧末，饮服方寸匕。秘录。**遍身赤丹**羚羊角烧灰，鸡子清和，涂之，神效。外台。**赤癜如疮**瘙痒，甚则杀人。羚羊角磨水，摩之数百遍为妙。肘后方。**山岚瘴气**羚羊角末，水服一钱。集简方。

肉

‖ **气味** ‖

甘，平，无毒。

‖ **主治** ‖

恶疮。藏器。和五味炒熟，投酒中，经宿饮之，治筋骨急强，中风。北人恒食，南人食之，免蛇、虫伤。孟诜。

肺

‖ **气味** ‖

同肉。

‖ **主治** ‖

水肿鼓胀，小便不利。时珍。

‖ **发明** ‖

[时珍曰] 羚羊肺本草不收。千金翼载太医山连治韦司业水肿葶苈丸用之，盖取其引药入肺，以通小便之上源也。其方用羚羊肺一具，沸汤微煠过，曝干为末。葶苈子一升，用三年醋浸一伏时，蒸熟捣烂，和丸梧子大。每用四十丸，麦门冬汤食后服，候口中干、妄语为验。数日小便大利，即瘥。无羚羊，以青羊肺代之亦可。

胆

‖ **气味** ‖

苦，寒，无毒。

‖ **主治** ‖

面上䵟𪒪，如雀卵色，以酒二升，同煮三沸，涂四五次良。时珍。

‖ **附方** ‖

新一。**面䵟** 羚羊胆、牛胆各一枚，醋二升，同煮三沸，频涂之。外台。

鼻

‖ **主治** ‖

炙研，治五尸遁尸邪气。时珍。外台方中用之。

‖ **附录** ‖

山驴 [恭曰] 见上文。[时珍曰] 南史云：滑国出野驴，有角。广志云：驴羊似驴。山海经云：晋阳悬瓮之山、女几之山、荆山、纶山，并多𪊨，郭璞注云：𪊨即羭也。似驴而歧蹄，马尾，角如麢羊，一名山驴。俗人亦用其角以代羚羊。又北山经云：太行之山，有兽名䮝，状如麢羊，而四角马尾，有距善旋，其鸣自叫。此亦山驴之类也。

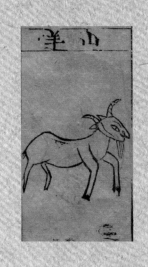

‖ 基原 ‖

据《纲目图鉴》《中华本草》等综合分析考证，本品为牛科动物盘羊 Ovis ammon Linnaeus。为国家二级保护动物，分布于西北、华北及西藏等地。《动物药志》《中华本草》《大辞典》认为还包括斑羚（青羊）Naemorhedus goral Hardwicke、羱羊（北山羊）Capra ibex Linnaeus；斑羚分布于东北、华北及陕西、甘肃、浙江、福建等地，羱羊分布于内蒙古、宁夏、青海、新疆等地。

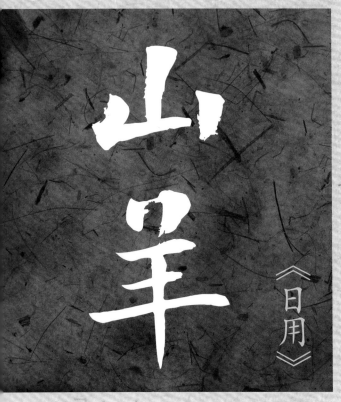

山羊
《日用》

李时珍
本草
纲目

全本图典
［第二十册］

174

‖ 释名 ‖

野羊图经羱羊。[时珍曰] 羊之在原野者，故名。

‖ 集解 ‖

[弘景曰] 山羊即尔雅羱羊，出西夏，似吴羊而大角、角椭者，能陟峻坂，羌夷以为羚羊，角极长，惟一边有节，节亦疏大，不入药用。[藏器曰] 山羊大如牛，或名野羊，善斗至死，角堪为鞍桥。[颂曰] 闽、广山中一种野羊，彼人谓之羚羊，其皮厚硬，不堪炙食，其肉颇肥。[吴瑞曰] 山羊似羚羊，色青。其角有挂痕者为羚羊，无者为山羊。[时珍曰] 山羊有二种：一种大角盘环，肉至百斤者；一种角细者，说文谓之莧羊，音桓。陆氏云：羱羊状如驴而群行，其角甚大，以时堕角，暑天尘露在上，生草戴行。故代都赋云：羱羊养草以盘桓。

肉

‖ 气味 ‖

甘，热，无毒。[颂曰] 南方野羊，多啖石香薷，故肠藏颇热，不宜多食之。

‖ 主治 ‖

南人食之，肥软益人，治冷劳山岚疟痢，妇人赤白带下。苏颂。疗筋骨急强、虚劳，益气，利产妇，不利时疾人。吴瑞。

‖ 基原 ‖

据《纲目图鉴》《动物药志》《中华本草》等综合分析考证，本品为鹿科动物马鹿 *Cervus elaphus* Linnaeus。分布于东北、西北及内蒙古等地。《纲目彩图》认为还包括同属动物梅花鹿 *C. nippon* Temminck，分布于东北、华北、华东、华南等地。《动物药志》还收载有水鹿 *Rusa unicolor* Kerr.、白唇鹿 *C. albirostris* Przewalski 和白臀鹿 *C. macneilli* Lydekker 等。《药典》收载鹿茸药材为鹿科动物梅花鹿或马鹿的雄鹿未骨化密生茸毛的幼角，前者习称"花鹿茸"，后者习称"马鹿茸"；夏、秋二季锯取鹿茸，经加工后，阴干或烘干。收载鹿角药材为鹿科动物马鹿或梅花鹿已骨化的角或锯茸后翌年春季脱落的角基，分别习称"马鹿角""梅花鹿角""鹿角脱盘"；多于春季拾取，除去泥沙，风干。收载鹿角胶药材为鹿角经水煎煮，浓缩制成的固体胶。收载鹿角霜药材为鹿角去胶质的角块；春、秋二季生产，将骨化角熬去胶质，取出角块，干燥。《药典》四部收载全鹿干药材为鹿科动物梅花鹿的全体加工品。收载鹿心粉药材为鹿科动物梅花鹿或马鹿的新鲜心脏；全年可采收，屠宰时，取健康的鹿心，烘干，粉碎。收载鹿血药材为鹿科动物梅花鹿或马鹿血的干燥品。

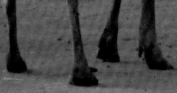

校正：本经上品白胶，中品鹿茸，今并为一条。

‖ 释名 ‖

斑龙。鹿字篆文，象其头、角、身、足之形。尔雅云：鹿牡曰麚，音加，牝曰麀，音攸，其子曰麛，音迷，绝有力曰麔，音坚。斑龙名出澹寮方。按乾宁记云：鹿与游龙相戏，必生异角。则鹿得称龙，或以此欤？梵书谓之密利迦罗。

‖ 集解 ‖

鹿，处处山林中有之。马身羊尾，头侧而长，高脚而行速。牡者有角，夏至则解，大如小马，黄质白斑，俗称马鹿。牝者无角，小而无斑，毛杂黄白色，俗称麀鹿，孕六月而生子。鹿性淫，一牡常交数牝，谓之聚麀。性喜食龟，能别良草。食则相呼，行则同旅，居则环角外向以防害，卧则口朝尾闾，以通督脉。殷仲堪云：鹿以白色为

《本经》中品

鹿

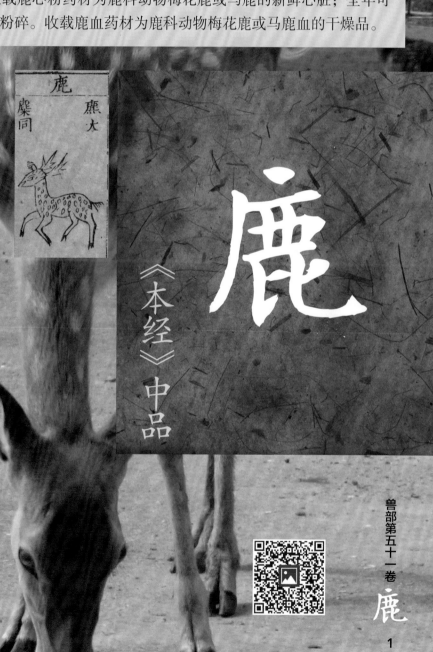

△梅花鹿（*Cervus nippon*）

正。述异记云：鹿千岁为苍，又五百岁为白，又五百岁为玄。玄鹿骨亦黑，为脯食之，可长生也。埤雅云：鹿乃仙兽，自能乐性，六十年必怀琼于角下，角有斑痕，紫色如点，行则有涎，不复急走。故曰：鹿戴玉而角斑，鱼怀珠而鳞紫。沈存中笔谈云：北狄有驼鹿，极大而色苍黄，无斑。角大而有文，坚莹如玉，茸亦可用。名苑云：鹿之大者曰麠，群鹿随之，视其尾为准。其尾能辟尘，拂毡则不蠹，置茜帛中，岁久红色不黯也。

鹿茸

‖修治‖

[别录曰] 四月、五月解角时取，阴干，使时燥。[恭曰] 鹿茸，夏收之阴干，百不收一，且易臭，惟破之火干大好。[敩曰] 凡使鹿茸，用黄精自然汁浸两日夜，漉出切焙捣用，免渴人也。又法：以鹿茸锯作片，每五两用羊脂三两，拌天灵盖末涂之，慢火炙令内外黄脆，以鹿皮裹之，安室中一宿，则药魂归矣。乃慢火焙干，捣末用。[日华曰] 只用酥炙炒研。[宗奭曰] 茸上毛，先以酥薄涂匀，于烈焰中灼之，候毛尽微炙。不以酥，则火焰伤茸矣。[时珍曰] 澹寮、济生诸方，有用酥炙、酒炙及酒蒸焙用者，当各随本方。

‖发明‖

[抱朴子曰] 南山多鹿，每一雄游，牝百数至，春羸瘦，入夏惟食菖蒲即肥。当角解之时，其茸甚痛。猎人得之，以索系住取茸，然后毙鹿，鹿之血未散也。[宗奭曰] 茸，最难得不破及不出

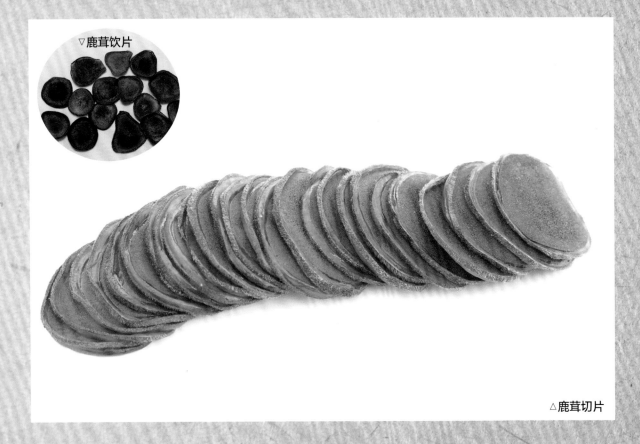

▽鹿茸饮片

△鹿茸切片

却血者，盖其力尽在血中故也。此以如紫茄者为上，名茄子茸，取其难得耳。然此太嫩，血气未具，其实少力。坚者又太老，惟长四五寸，形如分歧马鞍，茸端如玛瑙红玉，破之肌如朽木者最善，人亦将麋角伪为之，不可不察。按沈存中笔谈云：月令冬至麋角解，夏至鹿角解。阴阳相反如此，今人以麋、鹿茸作一种者疏矣。或刺麋、鹿血以代茸，云茸亦血，此大误矣。麋茸利补阳，鹿茸利补阴，须佐以他药则有功。凡含血之物，肉差易长，筋次之，骨最难长。故人自胚胎至成人，二十年骨髓方坚。惟麋、鹿角自生至坚，无两月之久，大者至二十余斤。计一日夜须生数两，凡骨之生，无速于此。虽草木易生，亦不及之。此骨之至强者，所以能补骨血，坚阳道，益精髓也。头者诸阳之会，上钟于茸角，岂可与凡血为比哉？[时珍曰] 按熊氏礼记疏云：鹿是山兽，属阳，情淫而游山，夏至得阴气解角，从阳退之象；麋是泽兽，属阴，情淫而游泽，冬至得阳气而解角，从阴退之象也。余见角下。

‖气味‖

甘，温，无毒。[别录曰] 酸，微温。[甄权曰] 苦、辛。麻勃为之使。[诜曰] 鹿茸不可以鼻嗅之。中有小白虫，视之不见，入人鼻必为虫颡，药不及也。

‖主治‖

漏下恶血，寒热惊痫，益气强志，生齿不老。本经。疗虚劳，洒洒如疟，羸瘦，四肢酸疼，腰脊痛，小便数利，泄精溺血，破瘀血在腹，散石淋痈肿，骨中热疽，养骨，安胎下气，杀鬼精物，久服耐老。不可近丈夫阴，令痿。别录。补男子腰肾虚冷，脚膝无力，夜梦鬼交，精溢自出，女人崩中漏血，赤白带下，炙末，空心酒服方寸匕。甄权。壮筋骨。日华。生精补髓，养血益阳，强筋健骨，治一切虚损，耳聋目暗，眩运虚痢。时珍。

‖发明‖

[时珍曰] 按澹寮方云：昔西蜀市中，尝有一道人货斑龙丸，一名茸珠丹。每大醉高歌曰：尾闾不禁沧海竭，九转灵丹都漫说。惟有斑龙顶上珠，能补玉堂关下穴。朝野遍传之。其方盖用鹿茸、鹿角胶、鹿角霜也。又戴原礼证治要诀：治头眩运，甚则屋转眼黑，或如物飞，或见一为二，用茸珠丹甚效。或用鹿茸半两，无灰酒三盏，煎一盏，入麝香少许，温服亦效。云茸生于头，类之相从也。

‖附方‖

旧一，新八。**斑龙丸**治诸虚。用鹿茸酥炙，或酒炙亦可、鹿角胶炒成珠、鹿角霜、阳起石煅红酒淬、肉苁蓉酒浸、酸枣仁、柏子仁、黄芪蜜炙各一两，当归、黑附子炮、地黄九蒸九焙各八钱，辰朱砂半钱，各为末，酒糊丸梧子大。每空心温酒下五十丸。澹寮。**鹿茸酒**治阳事虚痿，小便频数，面色无光。用嫩鹿茸一两，去毛切片，山药末一两，绢袋裹，置酒坛中，七日开瓶，日饮三盏。将茸焙作丸服。普济方。**肾虚腰痛**不能反侧。鹿茸炙、菟丝子各一两，舶茴香半两，为末，以羊肾二对，法酒煮烂，捣泥和，丸梧子大，阴干。每服三五十丸，温酒下，日三服。本事方。**精血耗涸**面色黧黑，耳聋目昏，口渴腰痛，白浊，上燥下寒，不受峻补者。鹿茸酒蒸、当归酒浸各一两，焙为末，乌梅肉煮膏捣，丸梧子大。每米饮服五十丸。济生方。**腰膝疼痛**伤败者。鹿茸涂酥炙紫为末，每酒服一钱。续十全方。**小便频数**鹿茸一对，酥炙为末。每服二钱，温酒下，日三服。郑氏家传方。**虚痢危困**因血气衰弱者。鹿茸酥炙一两为末，入麝香五分，以灯心煮枣肉，和丸梧子大。每空心米饮下三五十丸。济生方。**饮酒成泄**骨立不能食，但饮酒即泄。用嫩鹿茸酥炙、肉苁蓉煨一两，生麝香五分，为末，陈白米饭丸梧子大。每米饮下五十丸。名香茸丸。普济方。**室女白带**因冲任虚寒者。鹿茸酒蒸焙二两，金毛狗脊、白敛各一两，为末，用艾煎醋，打糯米糊丸梧子大。每温酒下五十丸，日二。济生。

角

[颂曰] 七月采角。以鹿年久者，其角更好。煮以为胶，入药弥佳。[敩曰] 鹿角要黄色紧重尖好者。此鹿食灵草，所以异众鹿也。

‖ **修治** ‖

[敩曰] 凡用鹿角、麋角，并截段错屑，以蜜浸过，微火焙，令小变色，曝干，捣筛为末。或烧飞为丹，服之至妙。以角寸截，泥裹，于器中大火烧一日，如玉粉也。[时珍曰] 按崔行功纂要

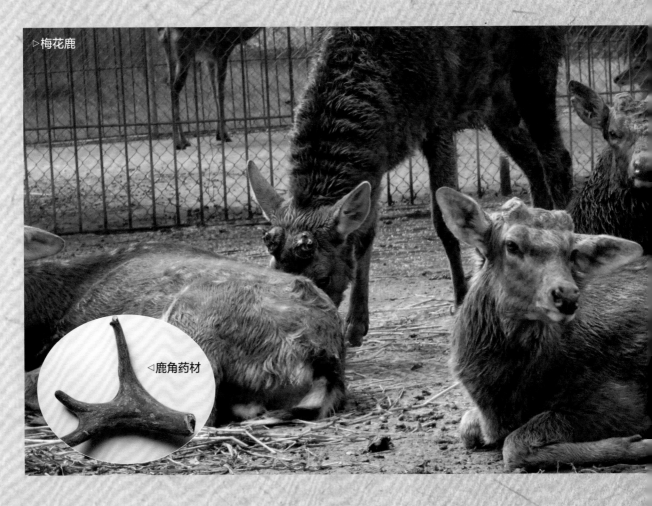

▷梅花鹿

◁鹿角药材

方鹿角粉法：以鹿角寸截，炭火烧过，捣末，水和成团，以绢袋三五重盛之，再煅再和，如此五度，以牛乳和，再烧过研用。

‖气味‖
咸，温，无毒。杜仲为之使。

‖主治‖
恶疮痈肿，逐邪恶气，留血在阴中。除少腹血痛，腰脊痛，折伤恶血，益气。别录。猫鬼中恶，心腹疼痛。苏恭。水磨汁服，治脱精尿血，夜梦鬼交。醋磨汁涂疮痈肿热毒。火炙热，熨小儿重舌、鹅口疮。日华。蜜炙研末酒服，轻身强骨髓，补阳道绝伤。又治妇人梦与鬼交者，清酒服一撮，即出鬼精。烧灰，治女子胞中余血不尽欲死，以酒服方寸匕，日三，甚妙。孟诜。

‖发明‖
[时珍曰] 鹿角，生用则散热行血，消肿辟邪；熟用则益肾补虚，强精活血；炼霜熬膏，则专于滋补矣。

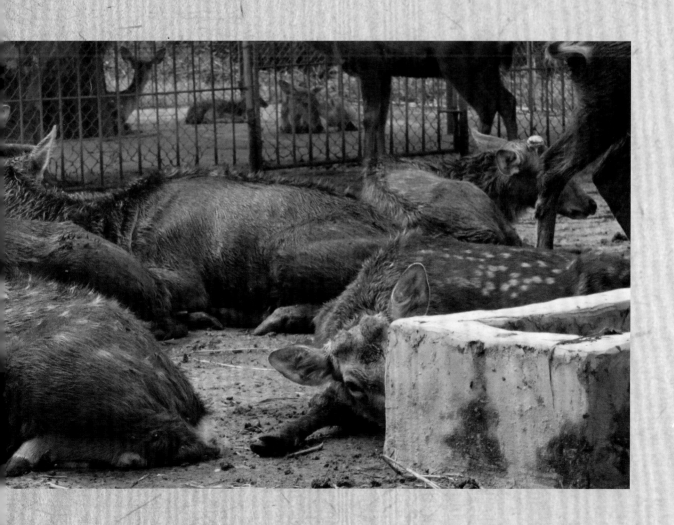

‖ 附方 ‖

旧十六，新十九。**服鹿角法**鹿角屑十两，生附子三两去皮脐，为末。每服二钱，空心温酒下。令人少睡，益气力，通神明。彭祖方。**肾消尿数**鹿角一具，炙捣筛，温酒每服方寸匕，日二。外台。**骨虚劳极**面肿垢黑，脊痛不能久立。血气衰惫，发落齿枯，甚则喜唾，用鹿角二两，牛膝酒浸焙一两半，为末，炼蜜丸梧子大。每服五十丸，空心盐酒下。济生。**肾虚腰痛**如锥刺不能动摇。鹿角屑三两，炒黄研末。空心温酒服方寸匕，日三。肘后方。**卒腰脊痛**不能转侧。鹿角五寸烧赤，投二升酒中，浸一宿饮。梅师。**妇人腰痛**鹿角屑熬黄研，酒服方寸匕，日五六服。杨氏产乳。**妊娠腰痛**鹿角截五寸长，烧赤，投一升酒中，又烧又浸，如此数次，细研。空心酒服方寸匕。产宝。**产后腹痛**血不尽者。鹿角烧研，豉汁服方寸匕，日二。子母秘录。**妊娠下血**不止，鹿角屑、当归各半两，水三盏，煎减半，顿服，不过二服。普济方。**胎死腹中**鹿角屑三寸匕，煮葱豉汤和服，立出。百一方。**堕胎血瘀**不下，狂闷寒热。用鹿角屑一两为末，豉汤服一钱，日三。须臾血下。圣惠方。**胞衣不下**鹿角屑三分为末，姜汤调下。产乳。**产后血运**鹿角一段，烧存性，出火毒，为末酒调，灌下即醒。杨拱医方摘要。**妇人白浊**滑数虚冷者。鹿角屑炒黄为末，酒服二钱。妇人良方。**筋骨疼痛**鹿角烧存性，为末。酒服一钱，日二。**食后喜呕**鹿角烧末二两，人参一两，为末。姜汤服方寸匕，日三。肘后方。**小儿哆疾**鹿角粉、大豆末等分，相和乳调，涂乳上饮之。古今录验。**小儿疟疾**鹿角生研为末，先发时以乳调一字服。千金。**小儿滞下**赤白者。用鹿角灰、发灰等分，水服三钱，日二。千金方。**小儿重舌**鹿角末涂舌下，日三。姚和众方。**小儿流涎**脾热也。鹿角屑末，米饮服一字。普济方。**面上奸疱**鹿角尖磨浓汁，厚涂之，神效。**面上风疮**鹿角尖磨酒涂之。圣惠。**咽喉骨哽**鹿角为末，含之咽津。斗门方。**蹉跌损伤**血瘀骨痛。鹿角末，酒服方寸匕，日三。千金方。**竹木入肉**不出者。鹿角烧末，水和涂上，立出。久者不过一夕。千金方。**蠷螋尿疮**鹿角烧末，苦酒调敷。外台。**五色丹毒**鹿角烧末，猪脂和敷。肘后方。**发背初起**鹿角烧灰，醋和涂之，日五六易。千金方。**乳发初起**不治杀人。鹿角磨浓汁涂之。并令人嗍去黄水，随手即散。梅师方。**吹奶掀痛**鹿角屑炒黄为末，酒服二钱。仍以梳梳之。唐氏经验方。**下注脚疮**鹿角烧存性，入轻粉同研，油调涂之。集要。**疔毒肿毒**鹿角尖磨浓汁涂之，甚妙。濒湖方。**痛疽有虫**鹿角烧末，苦酒和涂。磨汁亦可。**妖魅猫鬼**病人不肯言鬼。以鹿角屑捣末，水服方寸匕，即言实也。录验。

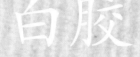

白胶

一名鹿角胶本经粉名鹿角霜。[甄权曰] 白胶一名黄明胶。[时珍曰] 正误见黄明胶。

‖ 修治 ‖

[别录曰] 白胶生云中，煮鹿角作之。[弘景曰] 今人少复煮作，惟合角弓用之。其法：先以米泔汁渍七日令软，煮煎如作阿胶法耳。又一法：锉角令细，入干牛皮一片，即易消烂。不尔，虽百年无一熟也。[恭曰] 鹿角、麋角，但煮浓汁重煎，即为胶矣，何必使烂？欲求烂亦不难，陶未见耳。[诜曰] 作胶法：细破寸截，以河水浸七日令软，方煮之。[敩曰] 采全角锯开，并长三

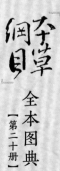

寸，以物盛，于急水中浸一百日取出，刀刮去黄皮，拭净。以砒醋煮七日，旋旋添醋，勿令少歇。戌时不用着火，只从子至戌也。日足，角软如粉，捣烂，每一两入无灰酒一镒，煮成胶，阴干研筛用。今人呼煮烂成粉者，为鹿角霜；取粉熬成胶，或只以浓汁熬成膏者，为鹿角胶。按胡瑒卫生方云：以米泔浸鹿角七日令软，入急流水中浸七日，去粗皮，以东流水、桑柴火煮七日，旋旋添水，入醋少许，捣成霜用。其汁加无灰酒，熬成胶用。又邵以正济急方云：用新角三对，寸截，盛于长流水浸三日，刮净，入楮实子、桑白皮、黄蜡各二两，铁锅中水煮三日夜，不可少停。水少即添汤。日足，取出刮净，晒研为霜。韩悉医通云：以新鹿角寸截，囊盛，于流水中浸七日，以瓦缸入水，桑柴火煮，每一斤入黄蜡半斤，以壶掩住，水少旋添。其角软，以竹刀刮净，捣为霜用。

‖气味‖

甘，平，无毒。温。得火良，畏大黄。

‖主治‖

伤中劳绝，腰痛羸瘦，补中益气。妇人血闭无子，止痛安胎。久服，轻身延年。本经。疗吐血下血，崩中不止，四肢作痛，多汗淋露，折跌伤损。别录。男子肾脏气，气弱劳损，吐血。妇人服之，令有子，安胎去冷，治漏下赤白。药性。炙捣酒服，补虚劳，长肌益髓，令人肥健，悦颜色；又治劳嗽，尿精尿血，疮疡肿毒。时珍。

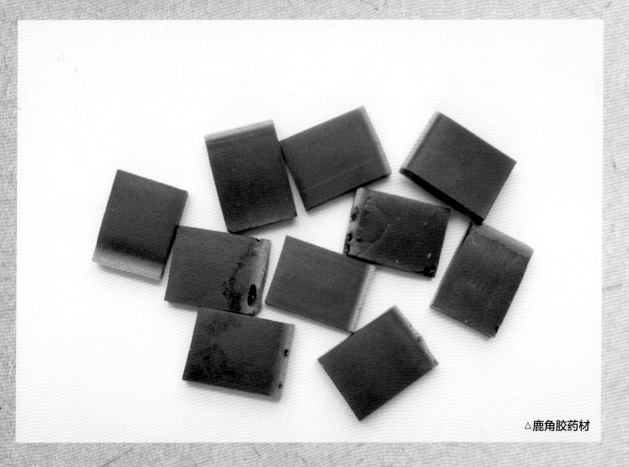

△鹿角胶药材

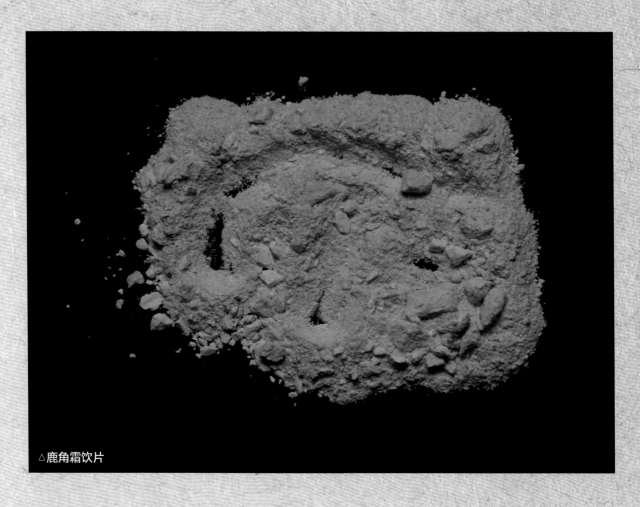
△鹿角霜饮片

‖ 发明 ‖

[敩曰] 凡使，鹿角胜于麋角。[颂曰] 今医家多用麋茸、麋角，云力紧于鹿也。[时珍曰] 苏东坡良方云：鹿阳兽，见阴而角解；麋阴兽，见阳而角解。故补阳以鹿角为胜，补阴以麋角为胜。其不同如此，但云鹿胜麋，麋胜鹿，疏矣。按此说与沈存中鹿茸利补阴，麋茸利补阳之说相反。以理与功推之，苏说为是。详见茸下。

‖ 附方 ‖

旧七，新一。**异类有情丸**韩氏医通云：此方自制者。凡丈夫中年觉衰，便可服饵。盖鹿乃纯阳，龟、虎属阴，血气有情，各从其类，非金石草木比也。其方用鹿角霜，治法见上，龟板酒浸七日，酥炙研，各三两六钱，鹿茸熏干，酒洗净，酥涂炙，研，虎胫骨，长流水浸七日，蜜涂酥炙，各二两四钱，水火炼蜜，入獖猪脊髓九条捣，丸梧子大。每空心盐汤下五七九十丸，如厚味善饮者，加猪胆汁一二合，以寓降火之义。**盗汗遗精**鹿角霜二两，生龙骨炒、牡蛎煅各一两，为末，酒糊丸梧子大。每盐汤下四十丸。普济。**虚劳尿精**白胶二两，炙为末，酒二升和，温服。外台。**虚损尿血**白胶三两炙，水二升，煮一升四合，分再服。外台。**小便不禁**上热下寒者，鹿角霜为末，酒糊和丸梧桐子大，每服三四十丸，空心温酒下。普济。**小便频数**鹿角霜、白茯苓等分，为末，酒糊丸梧子大，每服三十丸，盐汤下。梁氏总要。**男子阳虚**甚有补益。方同上。**汤火灼疮**白胶水煎，令稀稠得所，待冷涂之。斗门方。

齿

‖主治‖

鼠瘘，留血，心腹痛。不可近丈夫阴。苏恭。

骨

‖气味‖

甘，微热，无毒。

‖主治‖

安胎下气，杀鬼精物，久服耐老，可酒浸服之。孟诜。作酒，主内虚，续绝伤，补骨除风。思邈。烧灰水服，治小儿注下痢。时珍。

‖附方‖

新一。补益虚羸。鹿骨煎：用鹿骨一具，枸杞根二升，各以水一斗，煎汁五升，和匀，共煎五升，日二服。千金。

肉

‖气味‖

甘，温，无毒。[诜曰]九月已后，正月已前，堪食。他月不可食，发冷痛。白臆者、豹文者，并不可食。鹿肉脯，炙之不动，及见水而动，或曝之不燥者，并杀人。不可同雉肉、蒲白、鲍鱼、虾食，发恶疮。礼记云：食鹿去胃。

‖主治‖

补中益气力，强五脏。生者疗中风口僻，割片薄之。别录。华佗云：中风口偏者，以生肉同生椒捣贴，正即除之。补虚瘦弱，调血脉。孟诜。养血生容，治产后风虚邪僻。时珍。外台有鹿肉汤。

‖发明‖

[思邈曰]壶居士言鹿性多警烈，能别良草，止食葛花葛叶、鹿葱、鹿药、白蒿、水芹、甘草、荠苨、齐头蒿、山苍耳，他草不食，处必山冈，故产则归下泽，飨神用其肉者，以其性烈清净也。凡药饵之人，久食鹿肉，服药必不得力，为其食解毒之草制诸药也。[弘景曰]野兽之中，獐、鹿可食生，则不羶腥。又非十二辰属，八卦无主，且温补，于人生死无尤，道家许听为脯，过其余，虽鸡、犬、牛、羊补益，于亡魂有愆责，并不足食。[宗奭曰]三礼取鹿腊，亦取

此义，且味亦胜他肉。[时珍曰] 邵氏言：鹿之一身皆益人，或煮，或蒸，或脯，同酒食之良。大抵鹿乃仙兽，纯阳多寿之物，能通督脉，又食良草，故其肉、角有益无损，陶说亦妄耳。

头肉

‖气味‖

平。

‖主治‖

消渴，夜梦鬼物，煎汁服，作胶弥善。苏恭。[宗奭曰] 头可酿酒，须于作浆时，稍益葱、椒。

‖附方‖

新一。**老人消渴**鹿头一个，去毛煮烂，和五味，空心食，以汁咽之。鄙事。

蹄肉

‖气味‖

平。

‖主治‖

诸风，脚膝骨中疼痛，不能践地，同豉汁、五味煮食。孙思邈。

脂

‖主治‖

痈肿死肌，温中，四肢不随，头风，通腠理。不可近阴。苏恭。[时珍曰] 此乃本经麇脂正文，而苏氏以注鹿脂，二脂功或同耶？

‖附方‖

新一。**面上皯疱**鹿脂涂之，日再。圣惠方。

髓

炼净入药。

‖气味‖

甘，温，无毒。

‖主治‖

丈夫女子伤中绝脉，筋急痛，咳逆，以酒和，服之良。别录。同蜜煮服，壮阳道，令有子。地黄汁煎膏服，填骨髓，壮筋骨，治呕吐。日华。补阴强阳，生精益髓，润燥泽肌。时珍。

‖发明‖

[颂曰]髓可作酒，唐方多有其法。[时珍曰]鹿髓，近方稀用者。删繁方治肺虚毛悴，酥髓汤用之。御药院方滋补药，用其脊髓和酒熬膏丸药，甚为有理。白飞霞医通云：取鹿脑及诸骨髓炼成膏，每一两，加炼蜜二两炼匀，瓷器密收，用和滋补丸药剂甚妙。凡腰痛属肾虚寒者，以和古方摩腰膏，姜汁化一粒擦肾堂，则暖气透入丹田如火，大补元阳，此法甚佳，人鲜知之。

‖附方‖

新一。**鹿髓煎**治肺痿咳嗽，伤中脉绝，用鹿髓、生地黄汁各七合，酥、蜜各一两，杏仁、桃仁各三两去皮炒，酒一升，同捣取汁，先煎杏仁、桃仁、地黄汁减半，入三味煎如稀饧。每含一匙咽下，日三。圣惠。

‖主治‖

入面脂，令人悦泽。苏颂。刺入肉内不出，以脑敷之，燥即易，半日当出。深师。

‖主治‖

补虚羸劳损。时珍。

‖发明‖

[韩悉曰]王师授予鹿峻丸方云：鹿禀纯阳，而峻者，天地初分之气，牝牡相感之精也。医书称鹿茸、角、血、髓大有补益，而此峻则入神矣。其法：用初生牡鹿三五只，苑圃驯养。每日以人参煎汤，同一切草药，任其饮食。久之，以硫黄细末和入，从少至多，燥则渐减，周而复始。大约三年之内，一旦毛脱筋露，气盛阳极。却以牝鹿隔苑诱之，欲交不得，则精泄于外；或令其一交，即设法取其精，瓦器收之，香黏如饧，是为峻也。用和鹿角霜一味为丸，空心盐酒下，大起胎羸、虚瘵危疾，凡服滋补丸药，用此入炼蜜和剂绝妙。[时珍曰]按老子云：骨弱筋柔而握固，未知牝牡之合而峻作者，精之至也。峻音子催切，赤子阴也。今作鹿精之名，亦未为稳。

血

‖主治‖

阴痿，补虚，止腰痛、鼻衄，折伤，狂犬伤。苏恭。和酒服，治肺痿吐血，及崩中带下。日华。诸气痛欲危者，饮之立愈。汪颖。大补虚损，益精血，解痘毒、药毒。时珍。

‖发明‖

[颂曰]近世有服鹿血酒者，云得于射生者，因采捕入山失道，数日饥渴将委顿。惟获一生鹿，刺血数升饮之，饥渴顿除。及归，遂觉血气充盛异人。有效而服之者，刺鹿头角间血，酒和饮之更佳。[时珍曰]近世韩飞霞补益方有斑龙宴法，孙氏解痘毒有阴阳二血丸，皆古所未知者。而沈存中又以刺血代茸为非，亦一说也。

‖附方‖

新三。**斑龙丸**用驯养牡鹿一二只，每日以人参一两煎水与饮，将滓拌土产草料米豆，以时喂之，勿杂他水草。百日之外，露筋可用矣。宴法：夜前减其食，次早空心，将布缚鹿于床，首低尾昂，令有力者抱定前足，有角者执定角，无角者以木囊头拘之，使头不动。用三棱针刺其眼之大眦前毛孔，名天池穴。以银管长三寸许插向鼻梁，坐定，咂其血，饮药酒数杯。再咂再饮，以醉为度。鼻中流出者，亦可接和酒饮。饮毕避风，行升降工夫，为一宴也。用生肌药敷鹿穴，养之。月可一度，一鹿可用六七年。不拘男女老少，服之终身无疾而寿，乃仙家服食丹方二十四品之一也。药酒以八珍散加沉香，木香煮之。**阴阳二血丸**治小儿痘疮，未出者稀，已出者减。用鹿血、兔血，各以青纸盛，置灰上，晒干，乳香、没药各一两，雄黄、黄连各五钱，朱砂、麝香各一钱，为末。炼蜜丸绿豆大。每服十丸，空心酒下。儿小者减之。孙氏集效方。**鼻血时作**干鹿血炒枯，将酒浮熏二三次，仍用酒浮半杯和服之。

肾

‖气味‖

甘，平，无毒。

‖主治‖

补肾气。别录。补中，安五脏，壮阳气，作酒及煮粥食之。日华。

‖附方‖

旧一。**肾虚耳聋**用鹿肾一对，去脂膜切，以豉汁入粳米二合煮粥食。亦可作羹。圣惠方。

胆

‖气味‖

苦，寒，无毒。

‖主治‖

消肿散毒。时珍。

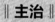
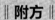

▷鹿筋药材

筋

‖主治‖

劳损续绝。苏恭。尘沙眯目者，嚼烂揾入目中，则粘出。时珍。

‖附方‖

旧一。骨鲠鹿筋渍软，搓索令紧，大如弹丸。持筋端吞至鲠处，徐徐引之，鲠着筋出。外台。

靥

‖主治‖

气瘿，以酒渍，炙干，再浸酒中，含咽汁，味尽更易，十具乃愈。深师。

皮

‖主治‖

一切漏疮，烧灰和猪脂纳之，日五六易，愈乃止。时珍。

粪

‖主治‖

经日不产，干、湿各三钱，研末，姜汤服，立效。经验。

胎粪

‖主治‖

解诸毒。时珍曰 按范晔后汉书云：冉駹夷出鹿，食药草，其胎中麛粪，可疗毒也。

梅花鹿 *Cervus nippon* COI 条形码主导单倍型序列：

```
1   TACTCTGTAT CTACTATTTG GTGCCTGAGC AGGCATAGTA GGAACAGCCT TAAGCCTACT GATTCGTGCC GAACTGGGCC
81  AACCTGGTAC TCTGCTTGGA GATGATCAAA TTTATAATGT TATCGTAACC GCACATGCAT TCGTAATAAT TTTCTTTATA
161 GTTATACCAA TTATAATCGG AGGATTTGGT AATTGACTAG TTCCCCTAAT AATTGGTGCC CCAGACATAG CATTCCCTCG
241 AATAAACAAT ATAAGCTTTT GACTCCTCCC TCCTTCTTTC TTACTACTTT TAGCATCATC TATAGTTGAA GCTGGCGCAG
321 GAACAGGCTG AACTGTATAT CCCCCTCTAG CTGGCAACTT AGCTCACGCA GGGGCTTCAG TAGACCTGAC CATTTTTTCT
401 TTACACTTGG CAGGTGTCTC CTCAATTCTA GGGGCCATTA ACTTTATTAC AACAATTATC AATATAAAAC CCCCTGCCAT
481 ATCACAATAT CAAACCCCTC TATTCGTGTG ATCCGTATTA GTCACTGCTG TACTACTACT CTCTCACTC CCTGTACTAG
561 CAGCCGGAAT CACAATACTA TTAACAGACC GAAACCTAAA TACAACCTTT TTTGACCCAG CAGGAGGCGG AGATCCTATT
641 CTATATCAAC ACTTGTTC
```

马鹿 *Cervus elaphus* COI 条形码主导单倍型序列：

```
1   TACTCTGTAT CTATTATTTG GTGCCTGAGC AGGCATAGTA GGAACAGCCT TAAGCCTACT GATTCGTGCC GAACTGGGCC
81  AACCTGGTAC TCTGCTTGGA GACGACCAAA TTTATAATGT TATCGTAACC GCACATGCAT TCGTAATAAT TTTCTTTATA
161 GTTATACCAA TTATAATTGG AGGATTTGGT AATTGACTAG TTCCCCTAAT AATTGGTGCC CCAGACATAG CATTCCCTCG
241 AATAAACAAT ATAAGCTTTT GACTCCTCCC TCCTTCTTTC TTACTACTTT TAGCATCATC TATAGTTGAA GCTGGCGCAG
321 GAACAGGCTG AACTGTATAC CCCCCTCTAG CTGGCAACTT AGCTCACGCA GGGGCTTCAG TAGACCTGAC TATTTTTTCT
401 TTACACTTGG CAGGTGTCTC CTCAATTCTA GGGGCCATTA ACTTTATTAC AACAATTATT AATATAAAAC CCCCTGCCAT
481 ATCACAATAT CAAACCCCTC TATTTGTGTG ATCCGTATTA GTCACTGCTG TACTACTACT CTCTCACTC CCTGTACTAG
561 CAGCCGGAAT TACAATACTA TTAACAGACC GAAACTTAAA TACAACCTTT TTTGACCCAG CAGGAGGCGG AGATCCCATT
641 CTATACCAAC ACTTGTTC
```

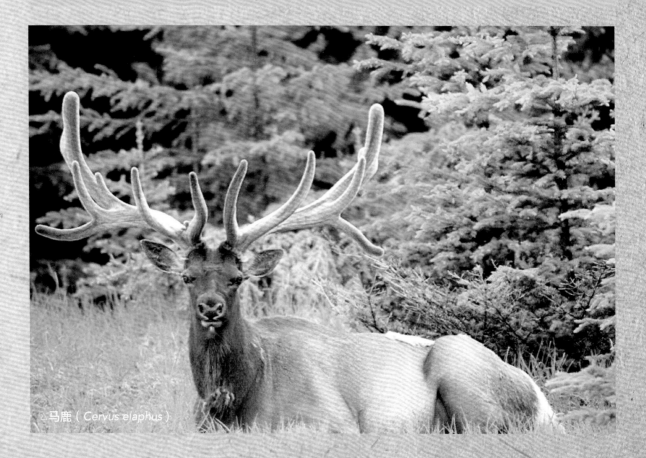

△马鹿（*Cervus elaphus*）

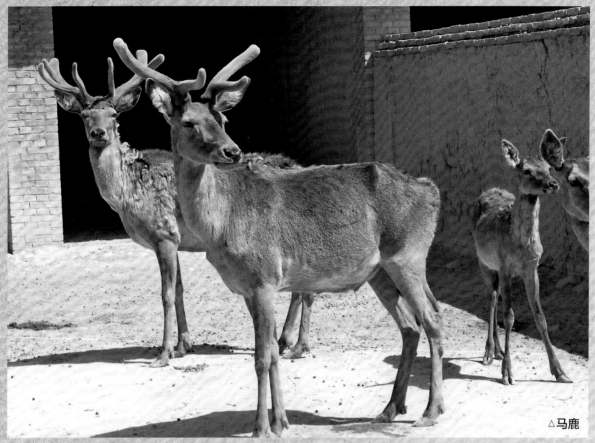

△马鹿

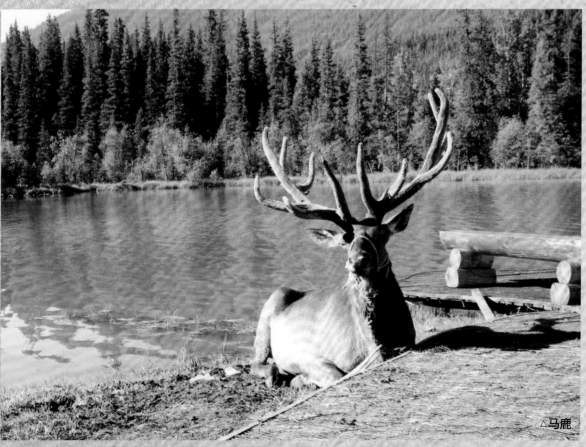

△马鹿

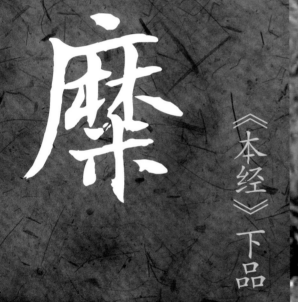

‖ 基原 ‖

据《纲目图鉴》《动物药志》《中华本草》等综合分析考证，本品为鹿科动物麋鹿 *Elaphurus davidianus* Milne-Edwards，俗称"四不像"。麋鹿为我国特产，野生麋鹿已匿迹，化石发现于黄河、淮河及长江下游；现仅在动物园有少量饲养。

麋

《本经》下品

▷ 麋鹿（*Elaphurus davidianus*）

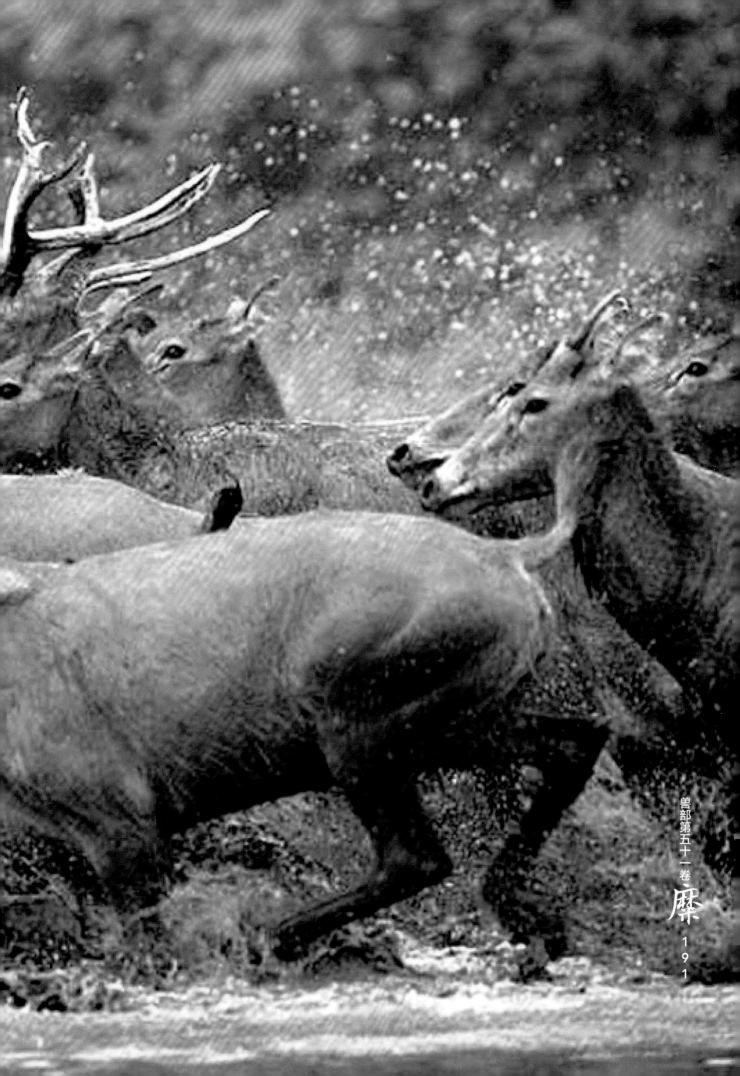

‖ 释名 ‖

[时珍曰] 陆佃云：麋喜音声。班固云：麋性淫迷。则麋之名义取乎此。尔雅云：牡曰麔，音咎；牝曰麎，音辰；其子曰麇，音夭。

‖ 集解 ‖

[别录曰] 麋生南山山谷及淮海边。十月取之。[弘景曰] 今海陵间最多。千百为群，多牝少牡。[时珍曰] 麋，鹿属也。牡者有角。鹿喜山而属阳，故夏至解角；麋喜泽而属阴，故冬至解角。麋似鹿而色青黑，大如小牛，肉蹄，目下有二窍为夜目。故淮南子云：孕女见麋而子四目也。博物志云：南方麋千百为群，食泽草，践处成泥，名曰麋畯，人因耕获之，其鹿所息处，谓之鹿场也。今猎人多不分别，往往以麋为鹿。牡者犹可以角退为辨，牝者通目为麀鹿矣。

麋脂

一名宫脂本经。[时珍曰] 别录言十月取脂，炼过收用，而周礼冬献狼，夏献麋。注云：狼膏聚，麋膏散。聚则温，散则凉，以顺时也。

‖ 气味 ‖

辛，温，无毒。忌桃李，畏大黄。

‖ 主治 ‖

痈肿恶疮，死肌，寒热风寒，湿痹，四肢拘缓不收，风头肿气，通腠理。本经。柔皮肤，不可近阴，令痿。别录。治少年气盛，面生疮疱，化脂涂之。时珍。

‖ 正误 ‖

[弘景曰] 人言麋一牡辄交十余牝，交毕即死。其脂堕地，经年，人得之名曰遁脂，酒服至良。夫麋性乃尔淫快，不应痿人阴。一方言不可近阴，令阴不痿，此乃有理。[恭曰] 游牝毕即死者，虚传也。遍问山泽人，无此说。

肉

‖ 气味 ‖

甘，温，无毒。[诜曰] 多食令人弱房，发脚气。妊妇食之，令子目病。[弘景曰] 不可合猪肉、雉肉食，发痼疾。合虾及生菜、梅、李食，损男子精气。

‖ 主治 ‖

益气补中，治腰脚。孟诜。补五脏不足气。禹锡。

‖ **发明** ‖

[时珍曰] 按陆农师云：鹿以阳为体，其肉食之燠；麋以阴为体，其肉食之寒。观此，则别录麋脂令人阴痿，孟诜言多食肉令人弱房，及角、肉不同功之说，亦此意也。

茸

‖ **修治** ‖

与鹿茸同。

‖ **气味** ‖

甘，温，无毒。

‖ **主治** ‖

阴虚劳损，一切血病，筋骨腰膝酸痛，滋阴益肾。时珍。

麋角

‖ **修治** ‖

[敩曰] 麋角以顶根上有黄毛若金线，兼旁生小尖，色苍白者为上。[诜曰] 凡用麋角，可五寸截

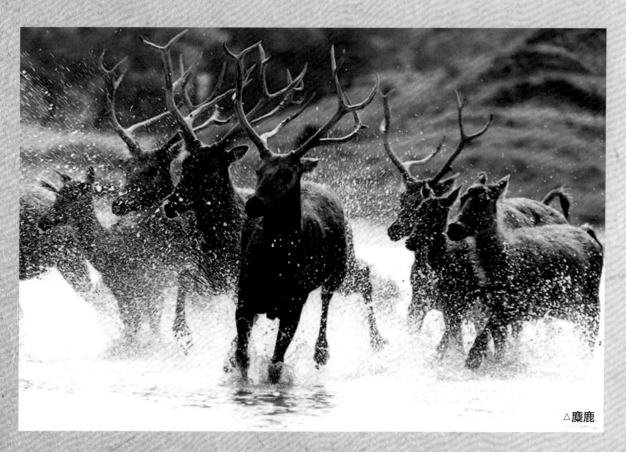

△麋鹿

之，中破，炙黄为末，入药。[时珍曰] 麋鹿茸角，今人罕能分别。陈自明以小者为鹿茸，大者为麋茸，亦臆见也。不若亲视其采取时为有准也。造麋角胶、麋角霜，并与鹿角胶、鹿角霜同法。又集灵方云：用麋角一双，水浸七日，刮去皮，错屑，以银瓶盛牛乳浸一日，乳耗再加，至不耗乃止。用油纸密封瓶口。别用大麦铺锅中三寸，上安瓶，再以麦四周填满。入水浸一伏时，水耗旋加，待屑软如面取出。焙研成霜用。

‖ **气味** ‖

甘，热，无毒。

‖ **主治** ‖

风痹，止血，益气力。别录。刮屑熬香，酒服，大益人。弘景。出彭祖传中。酒服，补虚劳，添精益髓，益血脉，暖腰膝，壮阳悦色。疗风气，偏治丈夫。日华。作粉常服，治丈夫冷气及风，筋骨疼痛。若卒心痛，一服立瘥。浆水磨泥涂面，令人光华，赤白如玉可爱。孟诜。滋阴养血，功与茸同。时珍。

‖ **发明** ‖

[诜曰] 麋角常服，大益阳道，不知何因与肉功不同也。煎胶与鹿角胶同功，茸亦胜鹿茸，仙方甚重之。[恭曰] 麋茸功力胜鹿茸，角煮胶亦胜白胶。详见鹿茸、鹿角下。[日华曰] 麋角属阴，故治腰膝不仁，补一切血病也。[时珍曰] 鹿之茸角补阳，右肾精气不足者宜之；麋之茸角补阴，左肾血液不足者宜之。此乃千古之微秘。前人方法虽具，而理未发出，故论者纷纭。又杨氏家藏方，治虚损有二至丸，两角并用。但其药性过温，止宜于阳虚寒湿血痹者耳，于左肾无与焉。孙思邈千金方言：麋角丸凡一百一十方，惟容成子羔所服者，特出众方之外，子羔服之羽化。今观其方，比二至丸似可常服，并集于下。

‖ **附方** ‖

新五。**麋角丸**补心神，安脏腑，填骨髓，理腰脚，能久立，聪耳明目，发白更黑，貌老还少。凡麋角，取当年新角连脑顶者为上，看角根有斫痕处，亦堪用。蜕角根下平者，不堪。取角五具，或四具、三具、二具、一具为一剂。去尖一大寸，即角长七八寸，取势截断，量把镑得。即于长流水中，以竹器盛悬浸十宿。如无长流水处，即于净盆中满着水浸，每夜易换。软即将出，削去皱皮，以利镑镑取白处，至心即止。以清粟米泔浸两宿，初经一宿即干，握沥去旧水，置新绢上曝干，择去恶物粗骨皮及镑不匀者。以无灰美酒于大瓷器中浸，经两宿，其药及酒俱入净釜中。初用武火煮一食久，后以文火微煎，如蟹目沸。以柳木篦徐徐搅，不得住手，时时添酒，以成煎为度。煎时皆须平旦下手，不得经宿。仍看屑如稀胶，即以牛乳五升，酥一片，以次渐下后项药。仍以麋角一条，炙令黄为末，与诸药同制之。槟榔、通草、秦艽、肉苁蓉、人参、兔丝子酒浸两宿，别捣晒干，甘草各一两，右捣为末。将胶再煎一食顷，似稀稠粥即止火。少时投诸药末相和，稠粘堪作丸，即以新器盛贮，以众手一时丸如梧子大。如粘手，着少酥涂手。其服饵之法：空腹以酒下之，初服三十丸，日加一丸，加至五十丸为度，日二服，至一百日内，忌房室。服经一月，腹内诸疾自相驱逐，有微利勿怪。渐后多泄气能食。患气者，加枳实、青木香各一两。服至二百日，面皱光泽。一年，齿落更生，强记，身轻若风，日行数百里。二年，令人肥饱少食；七十已上服之，却成后生。三年，肠作筋髓，预见未明。四年，常饱不食，自见仙人。三十下服之不辍，颜一定而不变。修合时须在净室中，勿令阴人、鸡、犬、孝子等见。妇人服之尤佳。如饮酒食面，口干眼涩内热者，即服三黄丸微利之。如此一度发动已后，方始调畅也。千金。**二至丸**补虚损，生精血，去风湿，壮筋骨。用鹿角镑细，以真酥一两，无灰酒一升，慢火炒干，取四两，麋角镑细，以真酥二两，米醋一升煮干，慢火炒干，取半两；苍耳子酒浸一宿焙，半斤，山药、白茯苓、黄芪蜜炙各四两，当归酒浸焙，五两，肉苁蓉酒浸，焙，远志去心、人参、沉香各二两，熟附子一两，通为末，酒煮糯米糊丸梧子大。每服五十丸，温酒、盐汤任下，日二服。杨氏家藏方。**麋角丸**治五痿，皮缓毛瘁，血脉枯槁，肌肤薄着，筋骨羸弱，饮食不美，四肢无力，爪枯发落，眼昏唇燥。用麋角屑一斤，酒浸一宿，大附子生，去皮脐一两半，熟地黄四两，用大麦米一升，以一半藉底，以一半在上，以二布巾隔覆，炊一日，取出药、麦，各焙为末，以浸药酒，添清酒煮麦粉为糊和，杵三千下，丸如梧子大。每服五十丸，食前用温酒或米汤送下，日三服。一方只用麋角镑屑，酥炒黄色五两，熟附子末半两，酒糊丸服。**麋角霜丸**补元脏，驻颜色。用麋角一副，水浸七日，刮去皱皮，镑为屑，盛在一银瓶内，以牛乳汁浸一日，常令乳高二寸，如乳耗更添，直候不耗，用油单纸重密封瓶口，别用大麦一斗，安别甑内，约厚三寸，上安麋角瓶，更用大麦周围填实，露瓶口，不住火蒸一复时，如锅内水耗，即旋添热汤，须频看角屑粉烂如面，即住火取出，用细筛子漉去乳，焙干，每料八两；附子炮裂去皮、干山药各三两，右为末，蒸枣肉和丸如梧子大。每服十五丸至二十丸，空心用温盐酒送下。炼蜜丸亦可。总录。**麋角丸**彭祖云：使人丁壮不老，房室不劳损，气力颜色不衰者，莫过麋角。其法：刮为末十两，用生附子一枚合之，雀卵和丸，日服二十丸，温酒下，二十日大效。亦可单熬为末酒服，亦令人不老，但性缓不及附子者。彭祖服食经。

骨

‖ **主治** ‖
虚劳至良。煮汁酿酒饮，令人肥白，美颜色。禹锡。

皮

‖ **主治** ‖
作靴、袜，除脚气。孟诜。

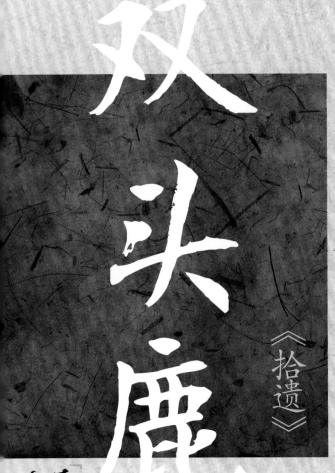

双头鹿

《拾遗》

‖释名‖

茶苜机。[时珍曰]茶苜机，音蔡茂机，番言也。出博物志。旧本讹作蔡苴机，又作余义，亦茶苜之讹也。

‖集解‖

[藏器曰]按张华博物志云：茶苜机出永昌郡，是两头鹿名也，似鹿两头。其胎中屎，以四月取之。范晔后汉书云：云阳县有神鹿，两头，能食毒草。华阳国志云：此鹿出云阳南郡熊舍山。即余义也。[时珍曰]按盛弘之荆州记云：武陵郡云阳点苍山，产两头兽，似鹿，前后有头，一头食，一头行，山人时或见之，段成式杂俎云：双头鹿胎矢名耶希。夷人谓鹿为耶，谓屎为希。按唐韵屎字又音希。即此义也。

胎中屎

‖主治‖

敷恶疮，蛇虺毒。藏器。

‖ 基原 ‖

据《中华本草》等综合分析考证，本品为鹿科动物小麂 *Muntiacus reevesi* Ogilby。小麂为我国特有种，分布于中南和西南等地。《动物药志》《纲目彩图》认为还包括鹿科动物赤麂 *M. muntjak* (Zimmermann) 和黑麂 *M. crinifrons* Sclater，赤麂分布于广东、广西、海南、云南、四川、贵州等地。《纲目图鉴》认为本品为青麂 *Elaphodus cephalophus* Milne-Edwards 和赤麂，青麂分布于浙江、广东、福建、湖北、四川等地。

‖ 释名 ‖

麕即古麂字。[时珍曰] 麂味甘旨，故从旨。又字说云：山中有虎，麂必鸣以告，其声几几然，故曰麂。大者曰麕。

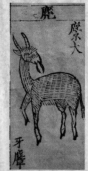

‖ 集解 ‖

[马志曰] 麂生东南山谷。[颂曰] 今有山林处皆有之，而均、房、湘、汉间尤多，乃獐类也。按尔雅云：麂，大麕，旄尾狗足。谓毛长也。南人往往食其肉，然坚韧不及獐味美。其皮作履舄，胜于诸皮。又有一种类麂而大者名麕，不堪药用。山海经云：女几之山多麕麂。即此。[宗奭曰] 麂，獐属而小于獐。其口两边有长牙，好斗。其皮为第一，无出其右者，但皮多牙伤痕。其声如击破钹。四方皆有，山深处颇多。[时珍曰] 麂居大山中，似獐而小，牡者有短角，麤色豹脚，脚矮而力劲，善跳越。其行草莽，但循一径。皮极细腻，靴、袜珍之。或云亦好食蛇。符瑞志有银麂，白色，今施州山中出一种红麂，红色。

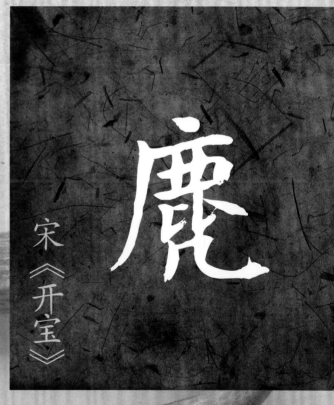

宋《开宝》

麂

肉

‖ 气味 ‖

甘，平，无毒。

‖ 主治 ‖

五痔病。煤熟，以姜、醋进之，大有效。藏器。

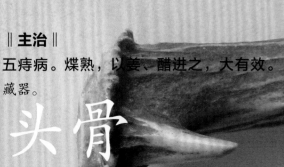

‖ 主治 ‖

烧灰饮服，治飞尸。藏器。

头骨

‖ 气味 ‖

辛，平，无毒。

皮

‖ 主治 ‖

作靴、袜，除湿气脚痹。时珍。

△麂角药材

‖ 基原 ‖

　　据《纲目彩图》《纲目图鉴》《动物药志》《中华本草》等综合分析考证，本品为鹿科动物獐 *Hydropotes inermis* Swinhoe。广泛分布于我国长江流域各地的丘陵河谷地带。

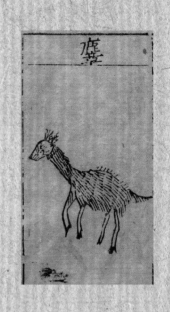

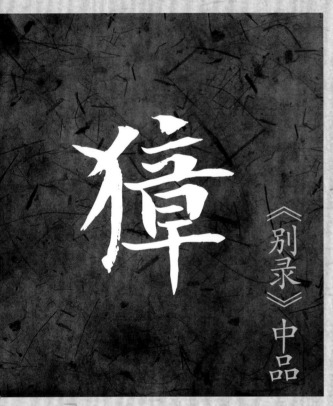

獐 《别录》中品

李时珍
纲目本草
全本图典
[第二十册]

‖ 释名 ‖

麏音君。亦作麕。[时珍曰] 猎人舞采，则獐、麋注视。獐喜文章，故字从章。陆氏曰：獐性惊惮，故谓之獐。又善聚散，故又名麏。囷，圆仓也。尔雅云：麏，牡曰麇，音语，牝曰麜，音栗，其子曰麆，音助。大者曰麎，音疱，古语云：四足之美有麎，是矣。

‖ 集解 ‖

[颂曰] 獐，今陂泽浅草中多有之。其类甚多，麏乃总名也。有有牙者，有无牙者，其牙不能噬啮。[时珍曰] 獐秋冬居山，春夏成对。似鹿而小，无角，黄黑色，大者不过二三十斤。雄者有牙出口外，俗称牙獐。其皮细软，胜于鹿皮，夏月毛毡而皮厚，冬月毛多而皮薄也。符瑞志有银獐白色，云王者刑罚中理则出。运斗枢云：枢星散为獐。

‖正误‖

[诜曰] 獐中往往得香，如栗子大，不能全香。亦治恶病。[时珍曰] 獐无香，有香者麝也。俗称土麝，呼为香獐是矣。今正之。

肉

‖气味‖

甘，温，无毒。[诜曰] 八月至十一月食之，胜羊；十二月至七月食之，动气。多食，令人消渴。若瘦恶者，食之发痼疾。不可合鹄肉食，成瘕疾，又不可合梅、李、虾食，病人。

‖主治‖

补益五脏。别录。

‖发明‖

[弘景曰] 俗云白肉是獐。其胆白，易惊怖也。[诜曰] 肉同麋肉酿酒，良。道家以其肉供养，名为白脯，云是属十二辰，不是腥腻，无禁忌也。[时珍曰] 獐胆白性怯，饮水见影辄奔，道书谓獐鹿无魂也。[藏器曰] 人心粗豪者，以其心肝曝干为末，酒服一具，便即小胆；若怯者食之，则转怯不知所为。

‖附方‖

旧一，新一。**通乳**獐肉煮食，勿令妇知。子母秘录。**消瘤**用獐肉或鹿肉剖如厚脯，炙热揾之。可四炙四易，出脓便愈。不除，再以新肉用之。外台秘要。

髓脑

‖主治‖

益气力，悦泽人面。别录。**治虚风。**[时珍曰] 千金治暗风，薯蓣煎，治虚损，天门冬煎，并用之。[颂曰] 唐方有獐髓煎并獐骨酒，并补下。

骨

‖气味‖

甘，微温，无毒。

‖主治‖

虚损泄精。别录。**益精髓，悦颜色。**日华。[时珍曰] 千金治产后虚损，有獐骨汤，煮汁煎药。**酿酒，有祛风之功。**宁原。

‖ 基原 ‖

　　据《纲目图鉴》《动物药志》《中华本草》等综合分析考证，本品为鹿科动物原麝 *Moschus moschiferus* Linnaeus、马麝 *M. sifanicus* Przewalski。原麝主要分布于黑龙江、吉林、河北等地，马麝分布于青藏高原、甘肃、云南、四川等地。《纲目彩图》认为还包括同属动物林麝 *M. berezovskii* Flerov，分布于新疆、西藏、青海、甘肃、宁夏、山西等地。《动物药志》还收载有喜马拉雅麝 *M. chrysogaster* Hodgson。麝（所有种）为国家二级保护动物，禁止滥捕；现人工麝香已研制成功，并已实现替代。《药典》收载麝香药材为鹿科动物林麝、马麝或原麝成熟雄体香囊中的干燥分泌物。野麝多在冬季至次春猎取，猎获后，割取香囊，阴干，习称"毛壳麝香"；剖开香囊，除去囊壳，习称"麝香仁"。家麝直接从其香囊中取出麝香仁，阴干或用干燥器密闭干燥。

麝

《本经》上品

△麝（香囊）

▷林麝（*Moschus berezovskii*）

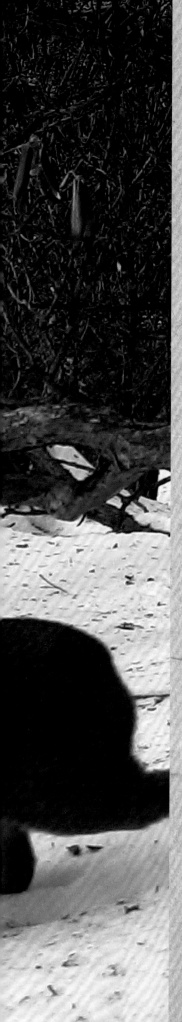

‖释名‖

射父尔雅**香獐**。[时珍曰] 麝之香气远射，故谓之麝。或云麝父之香来射，故名，亦通。其形似獐，故俗呼香獐。梵书谓麝香曰莫诃婆伽。

‖集解‖

[别录曰] 麝生中台山谷，及益州、雍州山中。春分取香，生者益良。

[弘景曰] 麝形似獐而小，黑色，常食柏叶，又啖蛇。其香正在阴茎前皮内，别有膜袋裹之。五月得香，往往有蛇皮骨。今人以蛇蜕皮裹香，云弥香，是相使也。麝夏月食蛇、虫多，至寒则香满，入春脐内急痛，自以爪剔出，着屎溺中覆之，常在一处不移。曾有遇得乃至一斗五升者，此香绝胜杀取者。昔人云是精、溺凝作，殊不尔也。今出羌夷者多真好，出随郡、义阳、晋溪诸蛮中者亚之。出益州者形扁，仍以皮膜裹之，多伪。凡真香，一子分作三四子，刮取血膜，杂以余物，裹以四足膝皮而货之，货者又复伪之。彼人言但破看一片，毛共在裹中者为胜。今惟得活者看取，必当全真耳。[颂曰] 今陕西、益州、河东诸路山中皆有，而秦州、文州诸蛮中尤多。蕲州、光州或时亦有，其香绝小，一子才若弹丸，往往是真，盖彼人不甚作伪尔。其香有三等：第一生香，名遗香，乃麝自剔出者，然极难得，价同明珠。其香聚处，远近草木不生或焦黄也。今人带香过园林，则瓜果皆不实，是其验也。其次脐香，乃捕得杀取之。其三心结香，乃麝见大兽捕逐，惊畏失心，狂走坠死。人有得之，破心见血流出脾上，作干血块者，不堪入药。又有一种水麝，其香更奇，脐中皆水，沥一滴于斗水中，用洒衣物，其香不歇。唐天宝中，虞人曾一献之，养于囿中，每以针刺其脐，捻以真雄黄，则脐复合，其香倍于肉麝。此说载在酉阳杂俎，近不复闻有之，或有之而人不识矣。[慎微曰] 杨亿谈苑云：商汝山中多麝，遗粪常在一处不移，人以是获之。其性绝爱其脐，为人逐急，即投岩，举爪剔裂其香，就縶而死，犹拱四足保其脐。故李商隐诗云：投岩麝退香。许浑诗云：寻麝采生香。[时珍曰] 麝居山，獐居泽，以此为别，麝出西北者香结实，出东南者谓之土麝，亦可用，而力次之。南中灵猫囊，其气如麝，人以杂之。见本条。

麝脐香

‖修治‖

[敩曰] 凡使麝香，用当门子尤妙。以子日开之，微研用，不必苦细也。

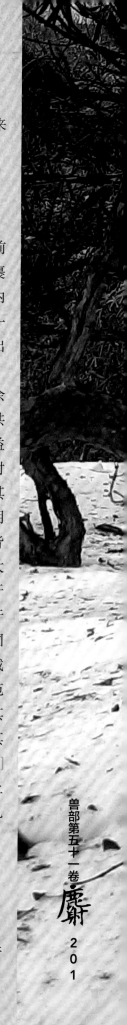

‖气味‖

辛，温，无毒。[甄权曰] 苦、辛。忌大蒜。[李鹏飞曰] 麝香不可近鼻，有白虫入脑，患癞。久带其香透关，令人成异疾。

‖主治‖

辟恶气，杀鬼精物，去三虫蛊毒，温疟惊痫。久服，除邪，不梦寤魇魅。本经。疗诸凶邪鬼气，中恶，心腹暴痛，胀急痞满，风毒，去面䵟、目中肤翳，妇人产难堕胎，通神仙。别录。佩服及置枕间，辟恶梦，及尸疰鬼气。又疗蛇毒。弘景。[抱朴子云] 入山辟蛇，以麝香丸着足爪中有效。因麝噉蛇，故以厌之也。治蛇、蚕咬，沙虫溪瘴毒，辟蛊气，杀脏腑虫，治疟疾，吐风痰，疗一切虚损恶病。纳子宫，暖水脏，止冷带下。日华。熟水研服一粒，治小儿惊痫客忤，镇心安神，止小便利。又能蚀一切痈疮脓水。药性。又云入十香丸服，令人百毛九窍皆香。除百病，治一切恶气及惊怖恍惚。孟诜。疗鼻窒，不闻香臭。好古。通诸窍，开经络，透肌骨，解酒毒，消瓜果食积，治中风、中气、中恶，痰厥，积聚癥瘕。时珍。

‖发明‖

[李杲曰] 麝香入脾治内病。凡风病在骨髓者宜用之，使风邪得出。若在肌肉用之，反引风入骨，如油入面之不能出也。[朱震亨曰] 五脏之风，不可用麝香以泻卫气。口鼻出血，乃阴盛阳虚，有升无降，当补阳抑阴，不可用脑、麝轻扬飞窜之剂。妇人以血为主；凡血海虚而寒热盗汗者，宜补养之，不可用麝香之散，琥珀之燥。[严用和曰] 中风不省者，以麝香、清油灌之，先通其关，则后免语謇瘫痪之证，而他药亦有效也。[时珍曰] 严氏言风病必先用麝香，而丹溪谓风病、血病必不可用，皆非通论。盖麝香走窜，能通诸窍之不利，开经络之壅遏。若诸风、诸气、诸血、诸痛、惊痫、癥瘕诸病，经络壅闭，孔窍不利者，安得不用为引导以开之、通之耶？非不可用也，但不可过耳。济生方治食瓜果成积作胀者用之，治饮酒成消渴者用之，云果得麝则坏，酒得麝则败，此得用麝之理者也。

‖附方‖

旧七，新十三。**中风不省**麝香二钱研末，入清油二两和匀，灌之，其人自苏也。济生方。**中恶客忤**项强欲死。麝香少许，乳汁涂儿口中取效。醋调亦可。广利方。**小儿惊啼**发歇不定。真麝香一字，清水调服，日三。广利。**小儿中水**单以麝香如大豆三枚，奶汁调，分三四服。杨氏产乳。**破伤风水**毒肿痛不可忍。麝香末一字纳疮中，出尽脓水，便效。普济方。**中恶霍乱**麝香一钱，醋半盏，调服。圣惠方。**小儿邪疟**以麝香研墨，书去邪辟魔四字于额上。经验。**诸果成积**伤脾作胀，气急。用麝香一钱，生桂末一两，饭和，丸绿豆大。大人十五丸，小儿七丸，白汤下。盖果得麝则落，木得桂即枯故也。济生。**消渴饮水**因饮酒或食果实过度，虽能食而口渴饮水，数尿。以麝香当门子，酒相和作十余丸，枳椇子煎汤送下。盖麝香败酒坏果，枳椇亦败酒也。济生。**偏正头痛**久不除者。晴明时，将发分开，用麝香五分，皂角末一钱，薄纸裹置患处。以布包炒盐于上熨之，冷则易。如此数次，永不再发。简便单方。**五种蛊毒**麝香、雄黄等

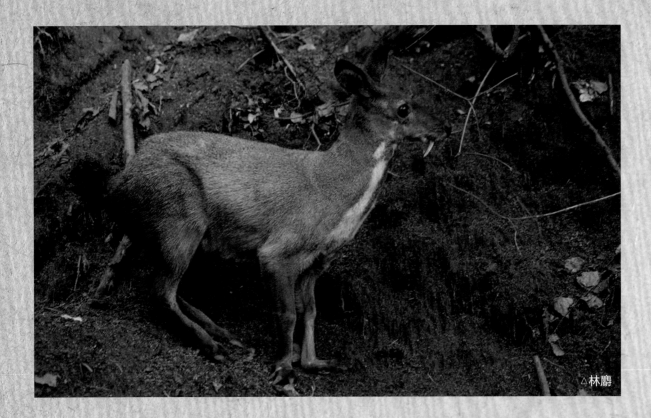

△林麝

分为末，以生羊肝如指大，以刀割开，裹药吞之。卫生。**口内肉球**有根如线五寸余，如钗股，吐出乃能食物，捻之则痛彻心者，麝香一钱研水服之，日三，自消。夏子益奇疾方。**催生易产**续十全方：麝香一钱，水研服，立下。济生胜金散：治人弱难产。麝香一钱，盐豉一两，以旧青布裹之，烧红为末，以秤锤淬酒，服二钱即下。郭稽中云：妇人产难及横逆生者，乃儿枕破而败血裹子，服胜金散逐其败血，自生也。**死胎不下**麝香当门子一枚，桂心末二钱，温酒服，即下。本事方。**痔疮肿毒**麝香当门子、印城盐等分涂之。不过三次。外台。**鼠咬成疮**麝香封之妙。经验。**蚕咬成疮**蜜调麝香傅之。广利方。**山岚瘴气**水服麝香三分解之。集简方。**虫牙作痛**香油抹箸头，蘸麝香末，绵裹炙热咬之。换二三次，其虫即死，断根甚妙。医方摘要。

肉

‖**气味**‖

甘，温，无毒。诜曰蛮人常食之，似獐肉而腥气，云食之不畏蛇毒也。

‖**主治**‖

腹中癥病。时珍。

‖**附方**‖

新一。**小儿癥病**麝肉二两，切焙，蜀椒三百枚，炒捣末，以鸡子白和，丸小豆大。每服二三丸，汤下，以知为度。范汪方。

据《纲目图鉴》等综合分析考证，本品为灵猫科动物大灵猫 *Viverra zibetha* Linnaeus。分布于秦岭和长江流域以南及西藏等地。《中华本草》《动物药志》认为还包括同科动物小灵猫 *Viverricula indica* Desmarest，分布于淮河流域、长江流域、珠江流域以及福建、台湾、海南、湖南、云南、西藏等地。灵猫为国家二级保护动物，严禁滥捕。

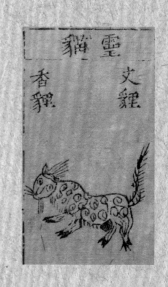

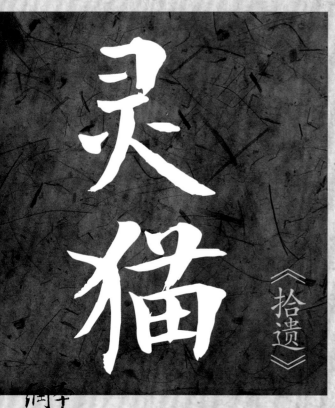

灵猫

《拾遗》

‖ 释名 ‖

灵狸作蛉者非。香狸杂俎神狸离骚注类。[时珍曰] 自为牝牡，又有香气，可谓灵而神矣。

‖ 集解 ‖

[藏器曰] 灵猫生南海山谷，壮如狸，自为牝牡。其阴如麝，功亦相似。按异物志云：灵狸一体自为阴阳。剟其水道连囊，以酒洒阴干，其气如麝，若杂入麝香中，罕能分别，用之亦如麝焉。[颂曰] 香狸出南方，人以作脍生，如北地狐生法，其气甚香，微有麝气。[时珍曰] 按段成式言，香狸有四外肾，则自能牝牡者，或由此也。刘郁西使记云：黑契丹出香狸，文似土豹，其肉可食，粪溺皆香如麝气。杨慎丹铅录云：予在大理府见香猫如狸，其文如金钱豹。此即楚辞所谓乘赤豹兮载文狸，王逸注为神狸者也。南山经

所谓亶爰之山有兽焉，状如狸而有髦，其名曰类，自为牝牡，食者不妒。列子亦云：亶爰之兽，自孕而生，曰类，疑即此物也。又星禽真形图，心月狐有牝牡两体，其神狸乎？珍按：刘、杨二说与异物志所说相合，则类即灵狸无疑矣，类、狸字音亦相近也。

肉

‖气味‖

甘，温，无毒。

阴

‖气味‖

辛，温，无毒。

‖主治‖

中恶气，飞尸蛊疰，心腹卒痛，狂邪鬼神，鬼疟疫气，梦寐邪魇，镇心安神。藏器。

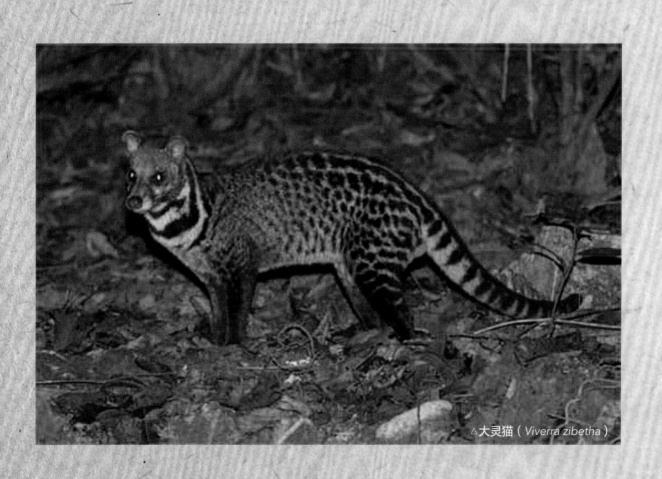

△大灵猫（ *Viverra zibetha* ）

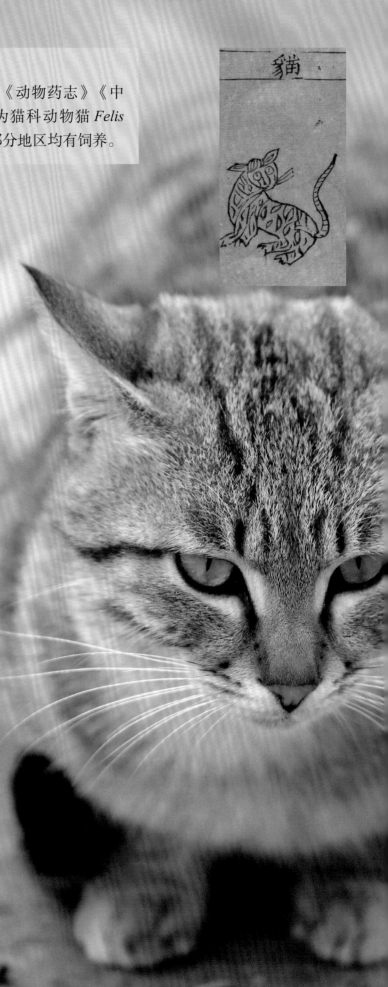

‖ **基原** ‖
　　据《纲目彩图》《纲目图鉴》《动物药志》《中华本草》等综合分析考证，本品为猫科动物猫 *Felis ocreata domestica* Brisson。全国大部分地区均有饲养。

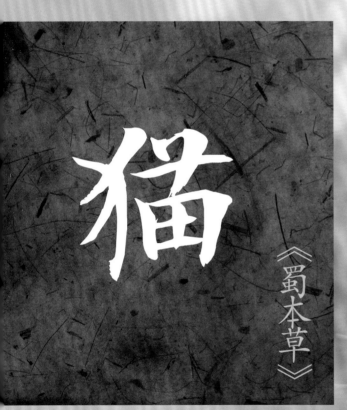

猫

《蜀本草》

▷猫（ *Felis ocreata domestica* ）

‖释名‖

家狸。[时珍曰] 猫,苗、茅二音,其名自呼。陆佃云:鼠害苗而猫捕之,故字从苗。礼记所谓迎猫,为其食田鼠也。亦通。格古论云:一名乌圆。或谓蒙贵即猫,非矣。

‖集解‖

[时珍曰] 猫,捕鼠小兽也,处处畜之。有黄、黑、白、驳数色,狸身而虎面,柔毛而利齿。以尾长腰短,目如金银,及上颚多棱者为良。或云:其睛可定时:子、午、卯、酉如一线,寅、申、巳、亥如满月,辰、戌、丑、未如枣核也。其鼻端常冷,惟夏至一日则暖。性畏寒而不畏暑,能画地卜食,随月旬上下啮鼠首尾,皆与虎同,阴类之相符如此。其孕也两月而生,一乳数子,恒有自食之者。俗传牝猫无牡,但以竹帚扫背数次则孕,或用斗覆猫于灶前,以刷帚头击斗,祝灶神而求之亦孕。此与以鸡子祝灶而抱雏者相同。俱理之不可推者也。猫有病,以乌药水灌之,甚良。世传薄荷醉猫,死猫引竹,物类相感然耳。

肉

‖气味‖

甘,酸,温,无毒。

‖主治‖

劳疰,鼠瘘蛊毒。

‖发明‖

[时珍曰] 本草以猫、狸为一类注解。然狸肉入食,猫肉不佳,亦不入食品。故用之者稀。胡濙易简方云:凡预防蛊毒,自少食猫肉,则蛊不能害。此亦隋书所谓猫鬼野道之

蛊乎。肘后治鼠瘘核肿，或已溃出脓血者，取猫肉如常作羹，空心食之，云不传之法也。昔人皆以瘰子为鼠涎毒所致。此乃淮南子狸头治瘰及鼠啮人疮。又云狐目狸脑，鼠去其穴，皆取相制之义耳。

头骨

‖气味‖
甘，温，无毒。

‖主治‖
鬼疰蛊毒，心腹痛，杀虫治疳，及痘疮变黑，瘰疬鼠瘘恶疮。时珍。

‖发明‖
[时珍曰] 古方多用狸，今人多用猫，虽是二种，性气相同。故可通用。孙氏治痘疮倒靥，用人、猫、猪、犬四头骨，方见人类。

‖附方‖
新九。**心下鳖瘕**用黑猫头一枚烧灰，酒服方寸匕，日三。寿域。**痰齁发喘**猫头骨烧灰，酒服三

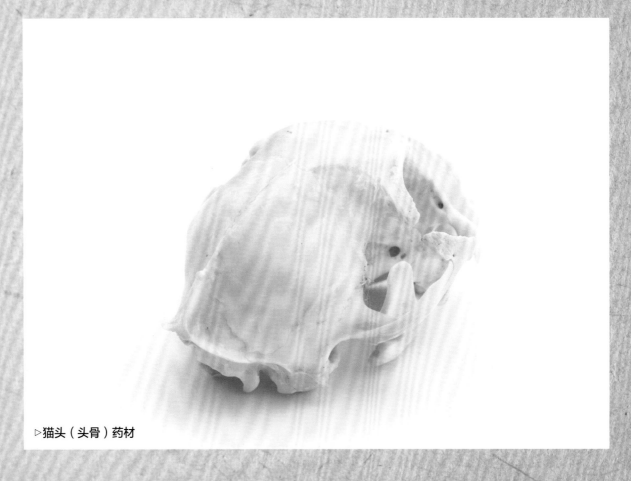

▷猫头（头骨）药材

钱，便止。医学正传。**猫鬼野道**病，歌哭不自由。腊月死猫头烧灰，水服一钱匕，日二。千金方。**多年瘰疬**不愈。用猫头、蝙蝠各一个，俱撒上黑豆，同烧存性，为末掺之。干则油调。内服五香连翘汤，取效。集要。**走马牙疳**黑猫头烧灰，酒服方寸匕。寿域方。**小儿阴疮**猫头骨烧灰，傅之即愈。**鼠咬疮痛**猫头烧灰，油调敷之，以瘥为度。赵氏方。**收敛痈疽**猫头一个煅研，鸡子十个煮熟去白，以黄煎出油，入白蜡少许，调灰敷之，外以膏护住，神妙。医方摘要。**对口毒疮**猫头骨烧存性，研。每服三五钱，酒服。吴球便民食疗方。

脑

纸上阴干。

‖ **主治** ‖

瘰疬鼠瘘溃烂，同莽草等分为末，纳孔中。时珍。出千金。

眼睛

‖ **主治** ‖

瘰疬鼠瘘，烧灰，井华水服方寸匕，日三。出外台。

牙

‖ **主治** ‖

小儿痘疮倒黡欲死，同人牙、猪牙、犬牙烧炭，等分研末，蜜水服一字，即便发起。时珍。

‖ **发明** ‖

[时珍曰] 痘疮归肾则变黑。凡牙皆肾之标，能入肾发毒也。内有猫牙，又能解毒，而热证亦可用云。

舌

‖ **主治** ‖

瘰疬鼠瘘，生晒研敷。千金。

涎

‖ **主治** ‖

瘰疬，刺破涂之。时珍。

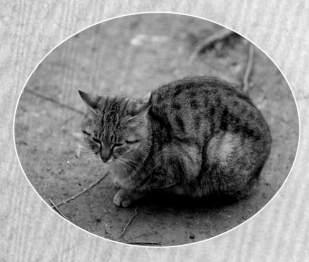

肝

‖主治‖

劳瘵杀虫，取黑猫肝一具，生晒研末，每朔、望五更酒调服之。时珍。出直指。

胞衣

‖主治‖

反胃吐食，烧灰，入朱砂末少许，压舌下，甚效。时珍。出杨氏经验。

皮毛

‖主治‖

瘰疬诸瘘，痈疽溃烂。时珍。

‖附方‖

新六。**乳痈溃烂**见内者。猫儿腹下毛，坩锅内煅存性，入轻粉少许，油调封之。济生秘览。**瘰疬鼠瘘**以石菖蒲生研盒之，微破，以猫儿皮连毛烧灰，用香油调傅。内服白敛末，酒下，多多为上。仍以生白敛捣烂，入酒少许，傅之效。证治要诀。**鬓边生疖**猫颈上毛、猪颈上毛各一把，鼠屎一粒，烧研，油调傅之。寿域。**鬼舐头疮**猫儿毛烧灰，膏和傅之。千金。**鼻擦破伤**猫儿头上毛剪碎，唾粘傅之。卫生易简。**鼠咬成疮**猫毛烧灰，入麝香少许，唾和封之。猫须亦可。救急易方。

尿

以姜或蒜擦牙、鼻，或生葱纤鼻中，即遗出。

‖主治‖

蜒蚰诸虫入耳，滴入即出。时珍。出儒门事亲。

屎

‖修治‖

腊月采干者，泥固，烧存性，收用。

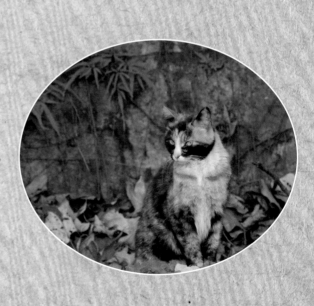

‖主治‖

痘疮倒陷不发，瘰疬溃烂，恶疮蛊瘕，蝎螫鼠咬。时珍。痘黡有无价散，见人类。烧灰水服，治寒热鬼疟，发无期度者，极验。蜀本草。

‖附方‖

旧一，新七。**小儿疟疾**乌猫屎一钱，桃仁七枚，同煎，服一盏立瘥。温居士方。**腰脚锥痛**支腿者。猫儿屎烧灰，唾津调，涂之。永类钤方。**蛊痊腹痛**雄猫屎烧灰，水服。外台。**瘰疬溃烂**腊猫屎，以阴阳瓦合，盐泥固济，煅过研末，油调搽之。儒门事亲。**鬼舐头秃**猫儿屎烧灰，腊猪脂和，傅之。千金。**鼠咬成疮**猫屎揉之，即愈。寿域方。**蝎螫作痛**猫儿屎涂之，三五次即瘥。心镜。**齁哮痰咳**猫粪烧灰，砂糖汤服一钱。叶氏摘玄。

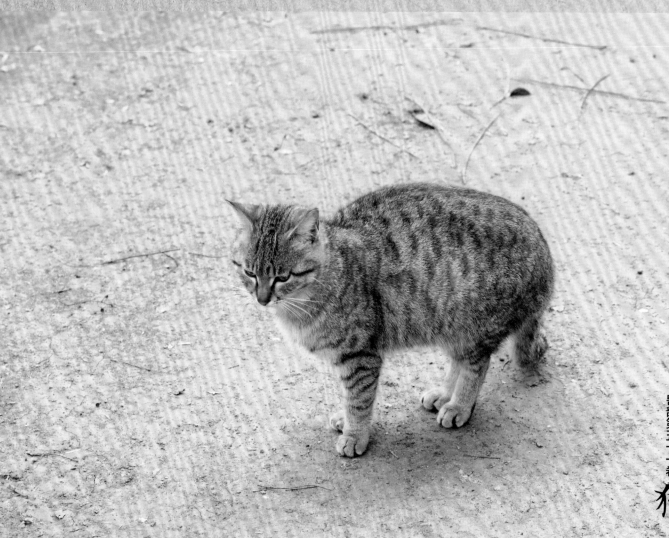

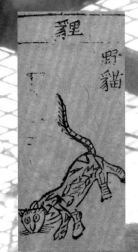

‖ 基原 ‖
据《纲目图鉴》《动物药志》《中华本草》《纲目彩图》等
综合分析考证，本品主要为猫科动物豹猫 *Prionailurus bengalensis*
Kerr。广泛分布于我国各地。另外还有金猫 *Catopuma temmincki*
Vigors et Horsfield、兔狲 *Otocolobus manul* Pallas、花面狸 *Paguma
larvata* Hamilton-Smith、大灵猫 *Viverra zibetha* Linnaeus、红面獴
Herpestes auropunctatus Hodgson、河狸 *Castor fiber* Linnaeus 等。

狸

《别录》中品

纲目李本草 全本图典 [第二十册]

2
1
2

△花面狸（*Paguma larvata*）

‖ 释名 ‖

野猫。[时珍曰] 按埤雅云：兽之在里者，
故从里，穴居薶伏之兽也。尔雅云：狸子
曰豿，音曳。其足蹯，其迹内，音钮，指
头处也。

‖ 集解 ‖

[弘景曰] 狸类甚多，今人用虎狸，无用猫
狸者，然猫狸亦好。又有色黄而臭者，肉
亦主鼠瘘。[颂曰] 狸，处处有之。其类甚
多，以虎斑文者堪用，猫斑者不佳。南方
一种香狸，其肉甚香，微有麝气。[宗奭曰]
狸形类猫，其文有二：一如连钱，一如虎
文，皆可入药。肉味与狐不相远。江南一

种牛尾狸，其尾如牛，人多糟食，未闻入药。

[时珍曰] 狸有数种：大小如狐，毛杂黄黑有斑，如猫而圆头大尾者为猫狸，善窃鸡鸭，其气臭，肉不可食。有斑如虎，而尖头方口者为虎狸，善食虫鼠果实，其肉不臭，可食；似虎狸而尾有黑白钱文相间者，为九节狸，皮可供裘领，宋史安陆州贡野猫、花猫，即此二种也。有文如豹，而作麝香气者为香狸，即灵猫也。南方有白面而尾似牛者，为牛尾狸，亦曰玉面狸，专上树木食百果，冬月极肥，人多糟为珍品，大能醒酒。张揖广雅云：玉面狸，人捕畜之，鼠皆帖伏不敢出也。一种似猫狸而绝小，黄斑色，居泽中，食虫鼠及草根者名　，音迅。又登州岛上有海狸，狸头而鱼尾也。

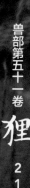

肉

‖气味‖

甘，平，无毒。[诜曰] 温，正月勿食，伤神。[时珍曰] 内则：食狸去正脊，为不利人也。反藜芦。

‖主治‖

诸疰。别录。治温鬼毒气，皮中如针刺。时珍。出太平御览。作羹臛，治痔及鼠瘘，不过三顿，甚妙。苏颂。出外台。补中益气，去游风。孙思邈。

‖附方‖

新二。肠风痔瘘下血年深日近者。如圣散：用腊月野狸一枚，蟠在罐内；炒大枣半升，枳壳半斤，甘草四两，猪牙皂荚二两，同入罐内盖定，瓦上穿一孔，盐泥固济，煅令干。作一地坑，以十字瓦支住罐子，用炭五秤，煅至黑烟尽、青烟出取起，湿土罨一宿，为末。每服二钱，盐汤下。一方：以狸作羹，其骨烧灰酒服。杨氏家藏方。风冷下血脱肛疼痛。野狸一枚，大瓶盛之，泥固，火煅存性，取研，入麝香二钱。每食前米饮服二钱。圣惠方。

膏

‖主治‖

鼱鼠咬人成疮，用此摩之，并食狸肉。时珍。

肝

‖主治‖

鬼疟。时珍。

‖附方‖

新一。鬼疟经久或发或止。野猫肝一具，瓶盛，热猪血浸之，封口，悬干去血，取肝研末；猢狲头骨、虎头骨、狗头骨各一两，麝香一分，为末，醋糊丸芡子大。发时手把一丸嗅之。仍以绯帛包一丸系中指上。圣惠方。

阴茎

‖主治‖

女人月水不通，男子阴癞，烧灰，东流水服。别录。

骨

头骨尤良。

‖气味‖

甘，温，无毒。

‖主治‖

风痣、尸痣、鬼痣、毒气，在皮中淫濯，如针刺着，心腹痛，走无常处，及鼠瘘恶疮。别录。烧灰酒服，治一切游风。日华。炒末，治噎病，不通饮食。药性。烧灰水服，治食野鸟肉中毒。头骨炙研或烧灰，酒服二钱，治尸痣、邪气腹痛及痔瘘，十服后见验。孟诜。[宗奭曰] 炙骨，和雄黄、麝香为丸服，治痔及瘘甚效。杀虫，治疳瘰疬。时珍。

‖发明‖

[颂曰] 华佗治尸痣有狸骨散，用其头。[时珍曰] 狸骨、猫骨性相近，可通用之。卫生宝鉴治诸风心痫神应丹，用狸全身烧过入药。

‖附方‖

旧一，新一。**瘰疬肿痛久不瘥。**用狸头、蹄骨，并涂酥炙黄为散。每日空心米饮下一钱匕。圣惠。**瘰疬已溃**狸头烧灰，频傅之。千金。

屎

五月收干。

‖主治‖

烧灰，水服，主鬼疟寒热。孟诜。烧灰，和腊猪脂，敷小儿鬼舐头疮。千金。

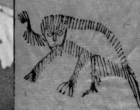

‖ 基原 ‖

据《动物药志》《纲目图鉴》《中华本草》等综合分析考证，本品为懒猴科动物蜂猴 Nycticebus coucang Boddaert。主要分布于东南亚各国，我国云南南部、西南部和广西南部等地有分布。

风狸

《拾遗》

校正：原附狸下，今分出。

‖ 释名 ‖

风母纲目**风生兽**同**平猴**同**猾猵**音吉屈。[时珍曰] 风狸能因风腾越，死则得风复生，而又治风疾，故得风名。猾猵言其诘崛也。

‖ 集解 ‖

[藏器曰] 风狸生邕州以南。似兔而短，栖息高树上，候风而吹至他树，食果子，其尿如乳，甚难得，人取养之乃可得。[时珍曰] 今考十洲记之风生兽，广州异物志之平猴，岭南异物

△蜂猴（ Nycticebus coucang ）

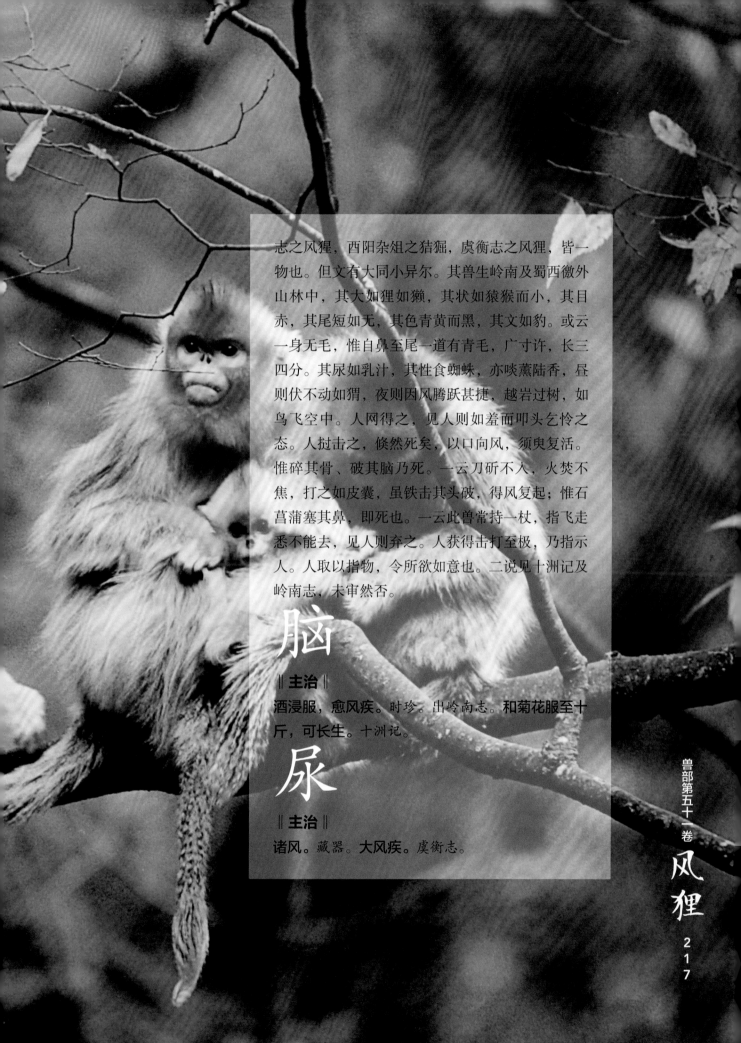

志之风狸，酉阳杂俎之猱猩，虞衡志之风狸，皆一物也。但文有大同小异尔。其兽生岭南及蜀西徼外山林中，其大如狸如獭，其状如猿猴而小，其目赤，其尾短如无，其色青黄而黑，其文如豹。或云一身无毛，惟自鼻至尾一道有青毛，广寸许，长三四分。其尿如乳汁，其性食蜘蛛，亦啖薰陆香，昼则伏不动如猬，夜则因风腾跃甚捷，越岩过树，如鸟飞空中。人网得之，见人则如羞而叩头乞怜之态。人挝击之，倏然死矣，以口向风，须臾复活。惟碎其骨、破其脑乃死。一云刀斫不入，火焚不焦，打之如皮囊，虽铁击其头破，得风复起；惟石菖蒲塞其鼻，即死也。一云此兽常持一杖，指飞走悉不能去，见人则弃之。人获得击打至极，乃指示人。人取以指物，令所欲如意也。二说见十洲记及岭南志，未审然否。

脑

‖主治‖

酒浸服，愈风疾。时珍。出岭南志。和菊花服至十斤，可长生。十洲记。

尿

‖主治‖

诸风。藏器。大风疾。虞衡志。

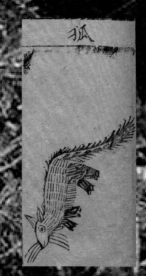

狐

‖ 基原 ‖

据《动物药志》《纲目图鉴》《纲目彩图》等综合分析考证，本品为犬科动物赤狐（狐狸）*Vulpes vulpes* Linnaeus。分布于东北及内蒙古、新疆、河北、山西、陕西等地。《中华本草》认为还包括南狐（赤狐华南亚种）*V. vulpes hoole* Swinhoe，分布于浙江、江西、湖北、福建、广东、广西等地。

狐

《别录》下品

▷赤狐（狐狸）（*Vulpes vulpes*）

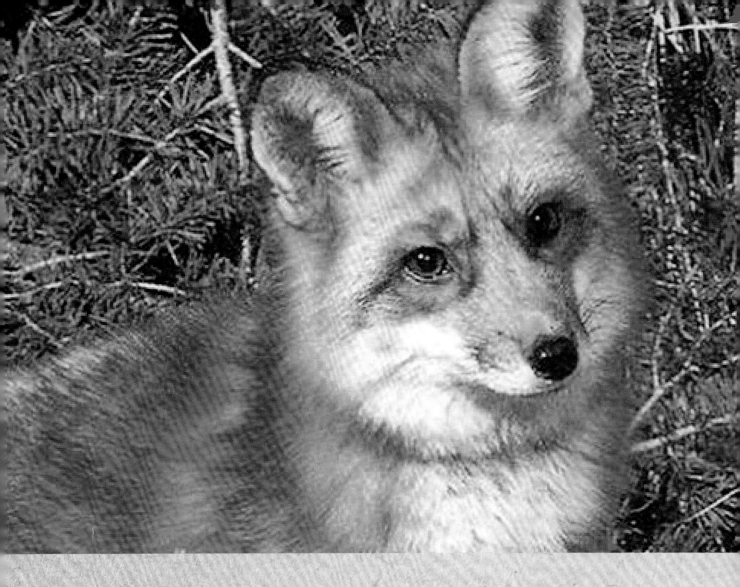

‖释名‖

[时珍曰] 埤雅云：狐，孤也。狐性疑，疑则不可以合类，故其字从孤省。或云狐知虚实，以虚击实，实即孤也，故从孤，亦通。

‖集解‖

[弘景曰] 江东无狐，狐出北方及益州。形似狸而黄，善为魅。[恭曰] 形似小黄狗，而鼻尖尾大，全不似狸。[颂曰] 今江南亦时有之，汴、洛尤多。北土作脍生食之。其性多疑审听，故捕者多用罝。[时珍曰] 狐，南北皆有之，北方最多。有黄、黑、白三种，白色者尤稀。尾有白钱文者亦佳。日伏于穴，夜出窃食。声如婴儿，气极臊烈。毛皮可为裘，其毛纯白，谓之狐白。许慎云：妖兽，鬼所乘也。有三德：其色中和，小前大后，死则首丘。或云狐知上伏，不度阡陌。或云狐善听冰，或云狐有媚珠，或云狐至百岁，礼北斗而变化为男、女、淫妇以惑人。又能击尾出火。或云狐魅畏狗。千年老狐，惟以千年枯木然照，则见真形。或云犀角置穴，狐不敢归。山海经云：青丘之山，有狐九尾，能食人，食之不蛊。[鼎曰] 狐魅之状，见人或叉手有礼，或祗揖无度，或静处独语，或裸形见人也。

肉

‖气味‖

甘，温，无毒。[诜曰] 有小毒。礼记云：食狐去首，为害人也。

‖主治‖

同肠作臛食，治疮疥久不瘥。苏恭。煮炙食，补虚损，又及五脏邪气，患蛊毒寒热者，宜多服之。孟诜。作脍生食，暖中去风，补虚劳。苏颂。

‖附方‖

旧一。**狐肉羹**治惊痫恍惚，语言错谬，歌笑无度，及五脏积冷，蛊毒寒热诸病。用狐肉一片及五脏治净，入豉汁煮熟，入五味作羹，或作粥食。京中以羊骨汁、鲫鱼代豉汁，亦妙。食医心镜。

五脏及肠肚

‖气味‖

苦，微寒，有毒。

‖主治‖

蛊毒寒热，小儿惊痫。别录。补虚劳，随脏而补，治恶疮疥。生食，治狐魅。日华。作羹臛，治大人见鬼。孟诜。肝烧灰，治风痫及破伤风，口紧搐强。时珍。古方治诸风心痫，有狐肝散及卫生宝鉴神应散，普济方治破伤中风金乌散中并用之。

‖附方‖

新四。**劳疟瘴疟**野狐肝一具阴干，重五日更初，北斗下受气为末，粳米作丸绿豆大。每以一丸绯帛裹，系手中指，男左女右。圣惠。**鬼疟寒热**野狐肝胆一具，新瓶内阴干，阿魏一分，为末，醋糊丸芡子大。发时男左女右把一丸嗅之。仍以绯帛包一丸，系手中指。圣惠。**中恶蛊毒**腊月狐肠烧末，水服方寸匕。千金。**牛病疫疾**[恭曰] 狐肠烧灰，水灌之，胜獭也。

胆

腊月收之。

‖主治‖

人卒暴亡，即取雄狐胆温水研灌，入喉即活。移时者无及矣。苏颂。出续传信方。辟邪疟，解酒毒。时珍。万毕术云：狐血渍黍，令人不醉。高诱注云：以狐血渍黍米、麦门冬，阴干为丸。饮时以一丸置舌下含之，令人不醉也。

‖附方‖
新一。**狐胆丸**治邪疟发作无时。狐胆一个，朱砂、砒霜备半两，阿魏、麝香、黄丹、绿豆粉各一分，为末，五月五日午时，粽子尖和，丸梧子大。空心及发前，冷醋汤服二丸。忌热物。圣惠方。

阴茎

‖气味‖
甘，微寒，有毒。[思邈曰] 有小毒。

‖主治‖
女子绝产，阴中痒，小儿阴癞卵肿。别录。妇人阴脱。时珍。

‖附方‖
新一。**小儿阴肿**狐阴茎炙为末，空心酒服。千金方。

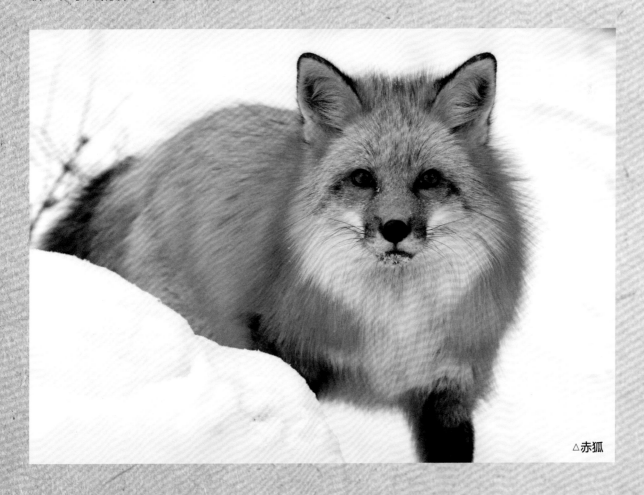

△赤狐

头

‖ **主治** ‖

烧之辟邪。同狸头烧灰，傅瘰疬。时珍。千金。

目

‖ **主治** ‖

破伤中风。时珍。

‖ **发明** ‖

[时珍曰] 狐目治破伤风，方见刘氏保寿堂方，云神效无比。腊月收取狐目阴干，临时用二目一副，炭火微烧存性，研末，无灰酒服之。又淮南万毕术云：狐目狸脑，鼠去其穴。谓涂穴辟鼠也。

鼻

‖ **主治** ‖

狐魅病，同豹鼻煮食。时珍。

唇

‖ **主治** ‖

恶刺入肉，杵烂，和盐封之。圣惠。

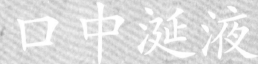

口中涎液

‖ **主治** ‖

入媚药。[嘉谟曰] 取法：小口瓶盛肉，置狐常行处。狐爪不得，徘徊于上，涎入瓶中，乃收之也。

四足

‖ **主治** ‖

痔漏下血。时珍。

‖ **附方** ‖

新一。**痔漏**反花泻血者。用狐手足一副阴干，穿山甲、猬皮各三两，黄明胶、白附子、五灵脂、蜀乌头、川芎䓖、乳香各二两，到细，入砂锅内，固济候干，炭火煅红为末。入木香末一两，以

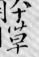

芜荑煎酒调下二钱，日三服，屡效。永类铃方。

皮

‖主治‖

辟邪魅。时珍。

尾

‖主治‖

烧灰辟恶。日华。头尾烧灰，治牛疫，和水灌之。

雄狐屎

[恭曰]在竹、木、及石上，尖头者是也。

‖主治‖

烧之辟恶。别录。去瘟疫气。苏恭。治肝气心痛，颜色苍苍如死灰，喉如喘息者，以二升烧灰，和姜黄三两捣末，空腹酒下方寸匕，日再，甚效。苏颂。出崔元亮海上方。疗恶刺入肉，烧灰，腊月猪脂封之。千金。

‖附方‖

旧一，新一。**鬼疟寒热**雄狐屎、蝙蝠屎各一分，为末，醋糊丸芡子大。发时男左女右，手把一丸嗅之。**一切恶瘘**中有冷息肉者。用正月狐粪干末，食前新汲水下一钱匕。日二。千金。

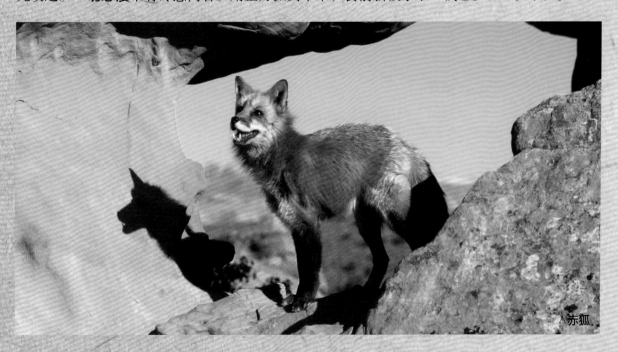

△苏狐

‖基原‖

据《动物药志》《纲目图鉴》《中华本草》等综合分析考证，本品为犬科动物貉 Nyctereutes procyonoides Gray。分布于东北及河北、山西、江苏、安徽等地。

校正：原系貒下，今分出。

‖释名‖

[时珍曰] 按字说云：貉与獾同穴各处，故字从各。说文作貈。亦作狢。尔雅：貈子曰貆，音陌，其子曰貔，音恼。原本以貆作狟者，讹矣。

‖集解‖

貉形如小狐，毛黄褐色。 貉生山野间。状如狸，头锐鼻尖，斑色。其毛深厚温滑，可为裘服。与獾同穴而异处，日伏夜出，捕食虫物，出则獾随之。其性好睡，人或畜之，以竹叩醒，已而复寐，故人好睡者谓之貉睡。俗作渴睡，谬矣。俚人又言其非好睡，乃耳聋也，故见人乃知趋走。考工记云：貉逾汶则死，土气使然也。王浚川言北曰狐，南曰貉；星禽书言氐土貉是千岁独狐化成者，并非也。

貉 音鹤。《衍义》

肉

‖气味‖

甘，温，无毒。

‖主治‖

元脏虚劳及女子虚惫。苏颂。

▷貉（Nyctereutes procyonoides）

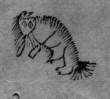

獾 猪獾

‖ 基原 ‖

据《纲目彩图》《纲目图鉴》《中华本草》《动物药志》等综合分析考证，本品为鼬科动物猪獾 *Arctonyx collaris* F. Cuvier。分布于华南、华东、华北及西北等地。

音山耑。《唐本草》

貒

‖ 释名 ‖

獾㹠藏器猪獾。[时珍曰]貒，团也，其状团肥也。尔雅云：貒子曰貗，其足蹯，其迹内。蹯，足掌也。内，指头迹也。

‖ 集解 ‖

[颂曰] 貒，似犬而矮，尖喙黑足，褐色。与獾、貉三种，大抵相类，而头、足小别。郭璞注尔雅云：貒，一名獾，以为一物，然方书说其形状差别也。[宗奭曰] 貒肥矮，毛微灰色，头连脊毛一道黑，短尾，尖嘴而黑。蒸食极美。[时珍曰] 貒即今猪獾也。处处山野有之。穴居，状似小猪㹠，形体肥而行钝。其耳聋，见人乃走。短足短尾，尖喙褐毛，能孔地食虫蚁瓜果。其肉带土气，皮毛不如狗獾。苏颂所注乃狗獾，非貒也。郭璞谓獾即貒，亦误也。

△貒肉（猪獾*Arctonyx collaris*）药材

肉

‖ **气味** ‖

甘，酸，平，无毒。

‖ **主治** ‖

水胀久不瘥、垂死者，作羹食之，下水大效。苏恭。圣惠用粳米、葱、豉作粥食。服丹石动热，下痢赤白久不瘥，煮肉露一宿，空腹和酱食，一顿即瘥。瘦人煮和五味食，长肌肉。孟诜。[宗奭曰] 野兽中惟貒肉最甘美，益瘦人。治上气虚乏，咳逆劳热，和五味煮食。吴瑞。

膏

‖ **主治** ‖

蜣螂蛊毒，胸中哽噎怵怵如虫行，咳血，以酒和服，或下或吐或自消也。崔行功。

胞

‖ **主治** ‖

蛊毒，以腊月者，汤摩如鸡子许，空腹服之。唐本草。

骨

‖ **主治** ‖

上气咳嗽，炙研，酒服三合，日二，取瘥。孟诜。

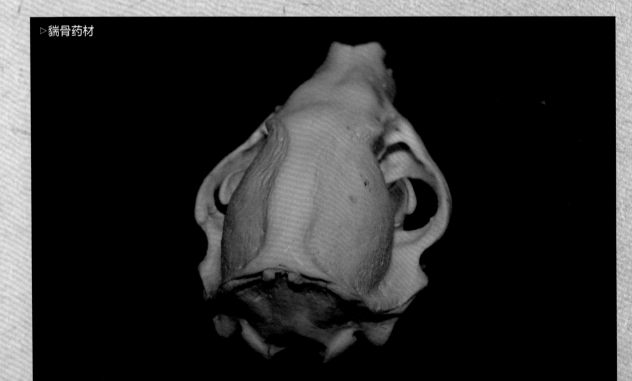

▷貒骨药材

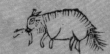

‖ 基原 ‖

据《纲目图鉴》《纲目彩图》《大辞典》《中华本草》等综合分析考证，本品为鼬科动物狗獾 Meles meles Linnaeus。分布于东北、西北、云贵高原及福建等地。《动物药志》认为还包括鼬獾 Melogale moschata Gray，分布于长江以南各地。

‖ 释名 ‖

狗獾音欢。天狗。[时珍曰] 獾又作貛，亦状其肥钝之貌。蜀人呼为天狗。

‖ 集解 ‖

[汪颖曰] 狗獾，处处山野有之，穴土而居，形如家狗，而脚短，食果实。有数种相似。其肉味甚甘美，皮可为裘。[时珍曰] 貒，猪獾也；獾，狗獾也，二种相似而略殊。狗獾似小狗而肥，尖喙矮足，短尾深毛，褐色。皮可为裘领。亦食虫蚁瓜果。又辽东女直地面有海獾皮，可供衣裘，亦此类也。

肉

‖ 气味 ‖

甘、酸，平，无毒。

‖ 主治 ‖

补中益气，宜人。汪颖。小儿疳瘦，杀蛔虫，宜啖之。苏颂。功与貒同。时珍。

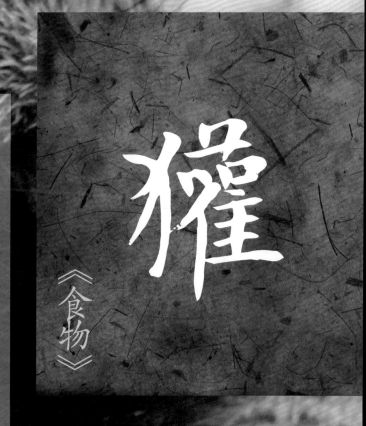

獾

《食物》

△狗獾（*Meles meles*）

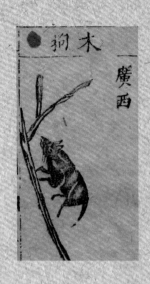

‖ 基原 ‖
《纲目图鉴》认为本品为猫科动物黑豹 *Panthera pardus fusca* Meyer。分布于华南一带。

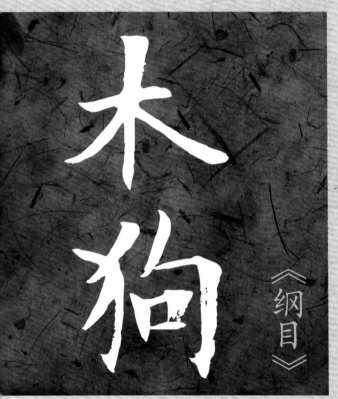

木狗 《纲目》

‖ 集解 ‖
[时珍曰] 按熊太古冀越集云：木狗生广东左右江山中。形如黑狗，能登木。其皮为衣裤，有运动血气。元世祖有足疾，取以为裤，人遂贵重之，此前所未闻也。珍尝闻蜀人言：川西有玄豹，大如狗，黑色，尾亦如狗。其皮作裘、裤，甚暖。冬月远行，用其皮包肉食，数日犹温，彼土亦珍贵之。此亦木狗之属也。故附见于此云。

皮

‖ 主治 ‖
除脚痹风湿气，活血脉，暖腰膝。时珍。

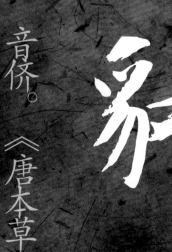

音侨。《唐本草》

‖基原‖

据《动物药志》《纲目图鉴》《中华本草》等综合分析考证，本品为犬科动物犴 *Cuon alpinus* Pallas。分布于黑龙江、吉林、河北、新疆、西藏、云南等地。

‖释名‖

犴狗。[时珍曰]按字说云：犴能胜其类，又可谓才矣，故字从才。埤雅云：犴，柴也。俗名□如犴是矣。

‖集解‖

[时珍曰]犴，□处山中有之，狼属也。俗名犴狗，其形似狗而颜白□□□后高而长尾，其体细瘦而健猛，其毛黄褐而擎孚，其牙如锯而噬物，群行虎亦畏之。又喜食羊，其声如犬，人恶之，以为引魅不祥。其气臊臭可恶。罗愿云：世传狗为犴之舅，见狗辄跪，亦相制耳。

肉

‖气味‖

酸，热，有毒。[诜曰]犴肉食之，损人精神，消人脂肉，令人瘦。

皮

‖气味‖

热。

‖主治‖

冷痹软脚气，熟之以缠裹病上，即瘥。苏恭。疗诸疳痢，腹中诸疮，煮汁饮，或烧灰酒服之。亦可傅䘌齿疮。孟诜。又曰：烧灰和酒灌解槽，牛马便驯良附人。治小儿夜啼，百法不效，同狼屎中骨烧灰等分，水服少许，即定。时珍。出总录。

△犴（*Cuon alpinus*）

据《纲目彩图》《纲目图鉴》《中华本草》等综合
分析考证，本品为犬科动物狼 *Canis lupus* Linnaeus。我
国除台湾、海南、云南极南缘外，其他各地均有分布。

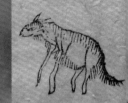

狼

《拾遗》

全本图典

【第二十册】

2
3
0

▷狼（*Canis lupus*）

释名

毛狗。[时珍曰] 禽书云：狼逐食，能倒立，先卜所向，兽之良者也。故字从良。尔雅云：牡曰獾，牝曰狼，其子曰獥，音叫。

集解

[藏器曰] 狼大如狗，苍色，鸣声则诸孔皆沸。[时珍曰] 狼，豺属也，处处有之。北方尤多，喜食之，南人呼为毛狗是矣。其居有穴。其形大如犬，而锐头尖喙，白颊骈胁，高前广后，脚不甚高，能食鸡鸭鼠物。其色杂黄黑，亦有苍灰色者。其声能大能小，能作儿啼以魅人，野俚尤恶其冬鸣。其肠直，故鸣则后窍皆沸，而粪为蜂烟，直上不斜。其性善顾而食戾践藉。老则其胡如袋，所以跋胡疐尾，进退两患。其象上应奎星。[颖曰] 狈足前短，知食所在；狼足后短，负之而行，故曰狼狈。

狼筋

[藏器曰] 狼筋如织络袋子，又若筋胶所作，大小如鸭卵。人有犯盗者，熏之即脚挛缩，因之获贼也。或言是狼胜下筋，又言是虫所作，未知孰是。[时珍曰] 按李石续博物志云：唐时有狼巾，一作狼筋，状如大蜗，两头光，带黄色。有段祐失金帛，集奴婢于庭焚之，一婢脸瞤，乃窃器者。此即陈氏所谓狼筋也。愚谓其事盖术者所为，未必实有是理，而罗氏尔雅翼解为狼胜中筋，大于鸡卵，谬矣。

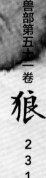

肉

‖气味‖

咸，热，无毒。味胜狐、犬。

‖主治‖

补益五脏，厚肠胃，填精髓，腹有冷积者宜食之。时珍。出饮膳正要。

膏

‖主治‖

补中益气，润燥泽皱，涂诸恶疮。时珍。

‖发明‖

[时珍曰] 腊月炼净收之。礼记云：小切狼臅膏，与稻米为酏。谓以狼胸臆中膏，和米作粥糜也。古人多食狼肉，以膏煎和饮食。故内则食狼去肠，周礼兽人冬献狼，取其膏聚也。诸方亦时用狼之臅、牙、皮、粪，而本草并不著其功用，止有陈藏器述狼筋疑似一说，可谓缺矣。今通据饮膳正要诸书补之云。

牙

‖主治‖

佩之，辟邪恶气。刮末水服，治猘犬伤。烧灰水服方寸匕，治食牛中毒。时珍。出小品诸方。

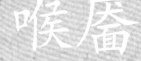

喉靥

‖主治‖

噎病，日干为末，每以半钱入饭内食之。妙。圣惠。

皮

‖主治‖

暖人，辟邪恶气。嗍下皮，搓作条，勒头，能去风止痛。正要。淮南万毕术云：狼皮当户，羊不敢出。

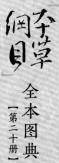

尾

‖**主治**‖

系马胸前，辟邪气，令马不惊。正要。

屎

‖**主治**‖

瘰疬，烧灰，油调封之。又治骨哽不下，烧灰，水服之。时珍。出外台、千金方。

屎中骨

‖**主治**‖

小儿夜啼，烧灰，水服二黍米大，即定。又能断酒。千金。

‖**附方**‖

新一。**破伤风狼**、虎穿肠骨四钱炙黄，桑花、蝉蜕各二钱，为末。每服一钱，米汤调下。若口干者，不治。经验方。

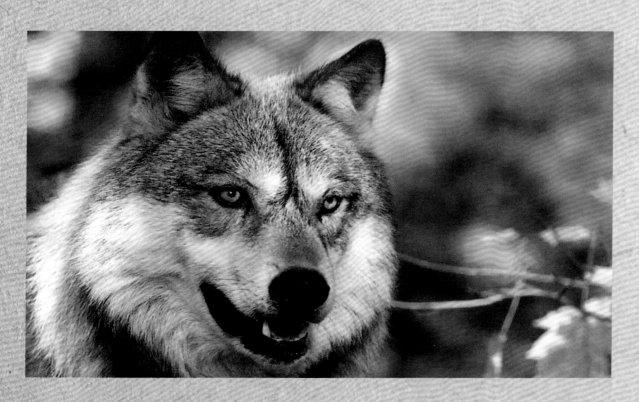

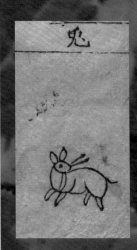

基原

据《中华本草》《纲目彩图》《动物药志》《大辞典》等综合分析考证，本品为兔科多种兔类动物，包括家兔 *Oryctolagus cuniculus domesticus* (Gmelin)、东北兔 *Lepus mandschuricus* Radde、华南兔 *L. sinensis* Gray、蒙古兔 *L. tolai* Pallas 及高原兔 *L. oiostolus* Hodgson 等。家兔全国大部分地区均有饲养；东北兔分布于黑龙江、吉林、内蒙古等地，华南兔分布于江苏、安徽、浙江、江西、福建、台湾等地，蒙古兔分布于东北、华北及宁夏、甘肃等地，高原兔分布于甘肃、青海、四川、云南、西藏等地。《动物药志》还收载有雪兔 *L. timidus* Linnaeus 和草兔 *L. capensis* Linnaeus。

兔

《别录》中品

▷草兔（*Lepus capensis*）

‖释名‖

明视。[时珍曰] 按魏子才六书精要云：兔字篆文象形。一云：吐而生子，故曰兔。礼记谓之明视，言其目不瞬而了然也。说文兔子曰娩，音万。狡兔曰㑺，音俊，曰毚，音谗。梵书谓兔为舍迦。

‖集解‖

[颂曰] 兔处处有之，为食品之上味。
[时珍曰] 按事类合璧云：兔大如狸而毛褐，形如鼠而尾短，耳大而锐。上唇缺而无脾，长须而前足短。尻有九孔，趺居，趫捷善走。舐雄豪而孕，五月而吐子。其大者为㲹，音绰，似兔而大，青色，首与兔同，足与鹿同。故字象形。或谓兔无雄，而中秋望月中顾兔以孕者，不经之说也。今雄兔有二卵，古乐府有雄兔脚扑速，雌兔眼迷离，可破其疑矣。主物簿云：孕环之兔，怀于左腋，毛有文采，至百五十年，环转于脑，能隐形也。王廷相雅述云：兔以潦而化为鳖，鳖以旱而化为兔。荧惑不明，则雊生兔。

肉

‖气味‖

辛，平，无毒。[诜曰] 酸，冷。[时珍曰] 甘，寒。按内则云食兔去尻，不利人也。风俗通云：食兔髌多，令人面生髌骨。[弘景曰] 兔肉为羹，益人。妊娠不可食，令子缺唇。不可合白鸡肉及肝、心食，令人面黄。合獭肉食，令人病遁尸。与姜、橘同食，令

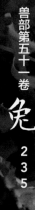

人心痛、霍乱。又不可同芥食。[藏器曰]兔尻有孔，子从口出，故妊妇忌之，非独为缺唇也。大抵久食绝人血脉，损元气、阳事，令人痿黄。八月至十月可食，余月伤人神气。兔死而眼合者杀人。

‖ 主治 ‖

补中益气。别录。**热气湿痹，止渴健脾。**炙食，压丹石毒。日华。**腊月作酱食，去小儿豌豆疮。**药性。**凉血，解热毒，利大肠。**时珍。

‖ 发明 ‖

[宗奭曰]兔者，明月之精。有白毛者，得金之气，入药尤效。凡兔至秋深时可食，金气全也，至春、夏则味变矣。然作酱必用五味，既患豌豆疮，又食此物，发毒太甚，恐斑烂损人。[时珍曰]兔至冬月龁木皮，已得金气而气内实，故味美；至春食草麦，而金气衰，故不美也。今俗以饲小儿，云令出痘稀，盖亦因其性寒而解热耳。故又能治消渴，压丹石毒。若痘已出，及虚寒者宜戒之。刘纯治例云：反胃，结肠甚者难治，常食兔肉则便自行。又可证其性之寒利矣。

‖ 附方 ‖

旧一。**消渴羸瘦**用兔一只，去皮、爪、五脏，以水一斗半煎稠，去滓澄冷，渴即饮之。极重者不过二兔。崔元亮海上方。

血

‖ 气味 ‖

咸，寒，无毒。

‖ 主治 ‖

凉血活血，解胎中热毒，催生易产。时珍。

‖ 附方 ‖

新六。**蟾宫丸**乾坤秘韫：治小儿胎毒，遇风寒即发痘疹，服此可免，虽出亦稀。用兔二只，腊月八日刺血于漆盘内，以细面炒熟和，丸绿豆大。每服三十丸，绿豆汤下。每一儿食一剂，永安甚效。杨氏经验方：加朱砂三钱，酒下。名兔砂丸。**兔血丸**小儿服之，终身不出痘疮，或出亦稀少。腊月八日，取生兔一只刺血，和荞麦面，少加雄黄四五分，候干，丸如绿豆大。初生小儿，以乳汁送下二三丸。遍身发出红点，是其徵验也。但儿长成，常以兔肉啖之，尤妙。刘氏保寿堂方。**催生丹**治产难。腊月兔血，以蒸饼染之，纸裹阴干为末。每服二钱，乳香汤下。指迷方。**心气痛**瑞竹堂方：用腊兔血和茶末四两，乳香末二两，捣丸芡子大。每温醋化服一丸。谈野翁方：腊月八日，取活兔血和面，丸梧子大。每白汤下二十一丸。

脑

‖主治‖

涂冻疮。别录。**催生滑胎。**时珍。**同髓治耳聋。**苏恭。

‖附方‖

旧二，新二。**催生散**用腊月兔脑髓一个，摊纸上令匀，阴干剪作符子，于面一书生字一个。候母痛极时，用钗股夹定，灯上烧灰，煎丁香酒调下。博济方。**催生丹**腊月取兔脑髓一个，涂纸上吹干，入通明乳香末二两，同研令匀。于腊日前夜，安桌子上，露星月下。设茶果，斋戒焚香，望北拜告曰：大道弟子某，修合救世上难生妇人药，愿降威灵，佑助此药，速令生产。祷毕，以纸包药，露一夜，天未明时，以猪肉捣和，丸芡子大，纸袋盛，悬透风处。每服一丸，温醋汤下。良久未下，更用冷酒下一丸，即瘥。乃神仙方也。经验方。**手足皲裂**用兔脑髓生涂之。圣惠。**发脑发背**及痈疽热疖恶疮。用腊月兔头捣烂，入瓶内密封，惟久愈佳。每用涂帛上厚封之，热痛即如冰也。频换取瘥乃止。胜金。

骨

‖主治‖

热中，消渴，煮汁服。别录。[颂曰]崔元亮海上方：治消渴羸瘦，小便不禁。兔骨和大麦苗煮汁服，极效。**煮汁服，止霍乱吐利。**时珍。外台用之。**治鬼疰，疮疥刺风。**日华。[藏器曰]醋磨涂久疥，妙。

头骨

腊月收之。

‖气味‖

甘、酸，平，无毒。

‖主治‖

头眩痛，癫疾。别录。连皮毛烧存性，米饮服方寸匕，治天行呕吐不止，以瘥为度。苏颂。出必效方。连毛烧灰酒服，治产难下胎，及产后余血不下。日华。陆氏用葱汤下。烧末，傅妇人产后阴脱，痈疽恶疮。水服，治小儿疳痢。煮汁服，治消渴不止。时珍。

旧一，新一。**预解痘毒**十二月取兔头煎汤浴小儿，除热去毒，令出痘稀。饮膳正要。**产后腹痛**
兔头炙热摩之，即定。必效。

肝

∥主治∥

目暗。别录。明目补劳，治头旋眼眩。日华。和决明子作丸服，甚明目。切洗生食如羊肝法，
治丹石毒发上冲，目暗不见物。孟诜。

∥发明∥

[时珍曰] 按刘守真云：兔肝明目，因其气有余，以补不足也。眼科书云：兔肝能泻肝热。盖兔
目瞭而性冷故也。

∥附方∥

新一。**风热目暗**肝肾气虚，风热上攻，目肿暗。用兔肝一具，米三合，和豉汁，如常煮粥食。
普济。

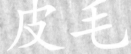

腊月收之。

∥主治∥

烧灰，酒服方寸匕，治产难后胞衣不出，余血抢心，胀刺欲死者，极验。苏恭。煎汤，洗豌豆
疮。药性。头皮灰：主鼠瘘，及鬼疰毒气在皮中如针刺者。毛灰：主灸疮不瘥。藏器。皮灰：
治妇人带下。毛灰：治小便不利。余见败笔下。时珍。

∥附方∥

旧一，新一。**妇人带下**兔皮烧烟尽，为末。酒服方寸匕，以瘥为度。外台。**火烧成疮**兔腹下白
毛贴之。候毛落即瘥。百一方。

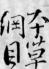

腊月收之。

∥释名∥

明目砂圣惠**玩月砂**集验**兔蕈**炮炙论。

‖主治‖

目中浮翳，劳瘵五疳，疳疮痔瘘，杀虫解毒。时珍。

‖发明‖

时珍曰　兔屎能解毒杀虫，故治目疾、疳劳、疮痔方中往往用之。诸家本草并不言及，亦缺漏也。按沈存中良方云：江阴万融病劳，四体如焚，寒热烦躁，一夜梦一人腹拥一月，光明使人心骨皆寒。及寤而孙元规使人遗药，服之遂平。扣之，则明月丹也，乃悟所梦。

‖附方‖

旧二，新五。**明目丹**治劳瘵，追虫。用兔屎四十九粒，硇砂如兔屎大四十丸粒，为末，生蜜丸梧子大。月望前，以水浸甘草一夜，五更初取汁送下七丸。有虫下，急钳入油锅内煎杀。三日不下，再服。苏沈良方。**五疳下痢**兔屎炒半两，干蛤蟆一枚，烧灰为末，绵裹如莲子大，纳下部，日三易之。圣惠方。**大小便秘**明月砂一匙安脐中，冷水滴之令透，自通也。圣惠。**痔疮下血**不止者。用玩月砂，慢火炒黄为末。每服二钱，入乳香五分，空心温酒下，日三服。即兔粪也。集验方。**月蚀耳疮**望夜，取兔屎纳蛤蟆腹中，同烧末，傅之。时后。**痘疮入目**生翳。用兔屎日干为末。每服一钱，茶下即安。普济方。**痘后目翳**直往山中东西地上，不许回顾，寻兔屎二七粒，以雌、雄槟榔各一个同磨，不落地，井水调服。百无一失，其效如神。蔺氏经验方。

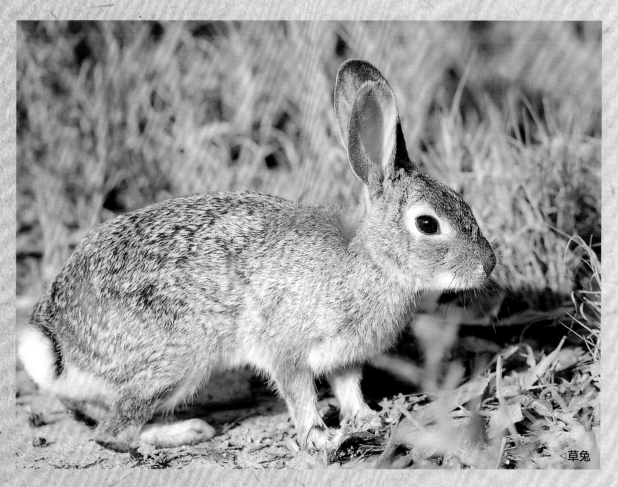

◁草兔

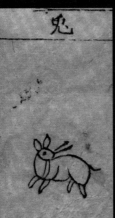

败笔

《唐本草》

▷草兔

‖ 集解 ‖
[时珍曰] 上古杀青书竹帛，至蒙恬以兔毫作笔，后世复以羊、鼠诸毛为之，惟兔毫入药用。

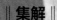

‖ 气味 ‖
微寒，无毒。

‖ 主治 ‖
水服，治小便不通，小便数难淋沥，阴肿脱肛，中恶。唐本。酒服二钱，治男子交婚之夕茎萎。药性。酒服二钱，治难产。浆饮服二钱，治咽喉痛，不下饮食。时珍。出范汪方。

‖ 发明 ‖
[时珍曰] 笔不用新而用败者，取其沾濡胶墨也。胶墨能利小便、胎产故耳。

‖ 附方 ‖
旧二，新一。**小便不通**数而微肿。用陈久笔头一枚烧灰，水服。外台。**心痛不止**败笔头三个烧灰，无根水服，立效。经验方。**难产催生**胜金方：圣妙寸金散：用败笔头一枚烧灰研，生藕汁一盏调下，立产。若母虚弱及素有冷疾者，温汁服之。陆氏治难产第一方：用兔毫笔头三个烧灰，金箔三片，以蜡和丸，酒服。

‖ 基原 ‖
有学者*认为本品可能为鼬科动物鼬獾 *Melogale moschata* Gray，参见本卷"獾"项下。

* 邬家林．水獭、猵獭与山獭的本草考证 [J]．中药材，1998(03)：153．

‖ 集解 ‖
[时珍曰] 山獭出广之宜州嵚峒及南丹州，土人号为插翘。其性淫毒，山中有此物，凡牝兽皆避去，獭无偶则抱木而枯。瑶女春时成群入山，以采物为事。獭闻妇人气，必跃来抱之，次骨而入，牢不可脱，因扼杀之。负归，取其阴一枚，直金一两，若得抱木死者尤奇贵。峒獠甚珍重之，私货出界者罪至死。然本地亦不常有，方士多以鼠璞、猴胎伪之。试之之法，但令妇人摩手极热，取置掌心，以气呵之，即趯然而动，盖阴气所感也。此说出范石湖虞衡志、周草窗齐东野语中，而不载其形状，亦缺文也。

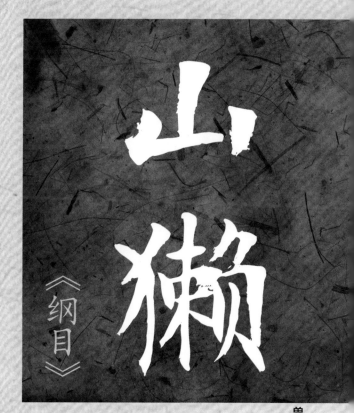

阴茎

‖ 气味 ‖
甘，热，无毒。

‖ 主治 ‖
阳虚阴痿，精寒而清者，酒磨少许服之。獠人以为补助要药。时珍。

骨

‖ 主治 ‖
解药箭毒，研少许敷之，立消。时珍。

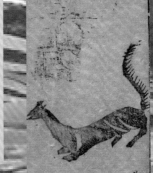

‖ 基原 ‖

据《纲目彩图》《纲目图鉴》及相关考证*等综合分析，本品为鼬科动物水獭 *Lutra lutra* Linnaeus。分布于全国各地。《中华本草》《动物药志》认为还包括动物江獭 *Lutrogale perspicillata* Geoffroy 和小爪水獭 *Aonyx cinerea* Illiger；江獭分布于广东珠江口沿岸和云南南部等地区，小爪水獭分布于福建、台湾、广东、海南、广西、四川等地。

*邬家林. 水獭、猵獭与山獭的本草考证 [J]. 中药材，1998(03)：153.

水獭

《别录》下品

▷水獭（*Lutra lutra*）

‖释名‖

水狗。 王氏字说云：正月、十月獭两祭鱼，知报本反始，兽之多赖者。其形似狗，故字从犬，从赖。大者曰獱，音宾，曰猵，音编。又桓宽盐铁论以独为猵，群为獭，如猿之与独也。

‖集解‖

獭多出溪岸边。有两种：入药惟取以鱼祭天者；一种獱獭，形大则头如马，身似蝙蝠，不入药用。 江湖多有之，四足俱短，头与身尾皆编，毛色若故紫帛。大者身与尾长三尺余。食鱼，居水中，亦休木上。尝麋置大水瓮中，在内旋转如风，水皆成旋涡。西戎以其皮饰毳服领袖，云垢不着染。如风霾翳目，但就拭之即去也。 獭状似青狐而小，毛色青黑，似狗，肤如伏翼，长尾四足，水居食鱼。能知水信为穴，乡人以占潦旱，如鹊巢知风也。古有熊食盐而死，獭饮酒而毙之语，物之性也。今川、沔渔舟，往往驯畜，使之捕鱼甚捷。亦有白色者。或云獱獭无雌，以猿为雌，故云猿鸣而獭候。

肉

‖气味‖

甘、寒，无毒。[思邈曰] 甘，温。[弘景曰] 不可杂兔肉食。

‖主治‖

煮汁服，疗疫气温病，及牛马时行病。别录。水气胀满，热毒风。日华。骨蒸热劳，血脉不行，荣卫虚满，及女子经络不通，血热，大小肠秘。消男子阳气，不宜多食。苏颂。

‖发明‖

[诜曰] 患热毒风水虚胀者。取水獭一头，去皮，连五脏及骨、头炙干为末。水服方寸匕，日二服，十日瘥。若冷气胀者，甚益也。只治热，不治冷，为其性寒耳。

‖附方‖

旧一。**折伤** 水獭一个支解，入罐内固济，待干煅存性为末。以黄米煮粥摊患处，糁獭末于粥上，布裹之。立止疼痛。经验后方。

肝

[颂曰] 诸畜肝叶，皆有定数。惟獭肝一月一叶，十二月十二叶，其间又有退叶。用之须见形乃可验。不尔多伪也。

‖ 气味 ‖

甘，温，有毒。[甄权曰] 咸，微热，无毒。[颂曰] 肉及五脏皆寒，惟肝温也。

‖ 主治 ‖

鬼疰蛊毒，止久嗽，除鱼鲠，并烧灰酒服之。别录。治上气咳嗽，虚劳嗽病。药性。传尸劳极，虚汗客热，四肢寒疟及产劳。苏颂。杀虫。时珍。

‖ 发明 ‖

[宗奭曰] 獭肝治劳，用之有验。[颂曰] 张仲景治冷劳有獭肝丸，崔氏治九十种蛊疰、传尸骨蒸、伏连殗殜、诸鬼毒疾疠，有獭肝丸，二方俱妙。[诜曰] 疰病，一门悉患者，以肝一具火炙末，水服方寸匕，日再服之。[葛洪云] 尸疰鬼疰，乃五尸之一，又挟诸鬼邪为害。其病变动，乃有三十六种至九十九种。大略使人寒热，沉沉默默，不知病之所苦，而无处不恶。积月累年，淹滞至死。死后传人，乃至灭门。觉有此候，惟以獭肝一具，阴干为末，水服方寸匕，日三。以瘥为度。[时珍曰] 按朝野佥载云：五月五日午时，急砍一竹，竹节中必有神水，沥以和獭肝为丸，治心腹积聚病甚效也。

‖ 附方 ‖

旧二，新一。**鬼魅**獭肝末，水服方寸匕，日三。千金翼。**肠痔**有血。獭肝烧末，水服一钱。肘后方。**久痔**下血不止，用獭肝一副煮熟，入五味食之妙。饮膳正要。

肾

‖ 气味 ‖

同肉。

‖ 主治 ‖

益男子。苏颂。

胆

‖ 气味 ‖

苦，寒，无毒。

‖ 主治 ‖

眼翳黑花，飞蝇上下，视物不明。入点药中。苏颂。

‖正误‖

[宗奭曰]古语云：蟾肪软玉，獭胆分杯。谓以胆涂竹刀或犀角篦上，画酒中即分也。尝试之不验，盖妄传耳。但涂杯唇，使酒稍高于盏面耳。不可不正之。

‖附方‖

新一。**月水不通獭胆丸**：用干獭胆一枚，干狗胆、硇砂、川椒炒去汗、目各一分，水蛭炒黄十枚，为末，醋糊丸绿豆大。每服五丸，当归酒下，日一服。圣惠方。

髓

‖主治‖

去瘢痕。时珍。

‖发明‖

[时珍曰]按集异记云：吴主邓夫人为如意伤颊，血流啼叫，太医云：得白獭髓，杂玉与琥珀傅之，当灭此痕。遂以百金购得白獭，合膏而痊。但琥珀太多，犹有赤点如痣。

骨

‖主治‖

含之，下鱼骨鲠。陶弘景。**煮汁服，治呕哕不止**。药性。

足

‖主治‖

手足皴裂。苏恭。**煮汁服，治鱼骨鲠，并以爪爬喉下**。藏器。**为末酒服，杀劳瘵虫**。时珍。

皮毛

‖主治‖

煮汁服，治水痫病。亦作褥及履屧着之。藏器。**产母带之。易产**。张杰。

屎

‖主治‖

鱼脐疮，研末水和敷之，即脓出痛止。[藏器曰]亦主驴马虫颡，及牛疫疾，研水灌之。**治下痢，烧末，清旦饮服一小盏，三服愈。赤用赤粪，白用白粪**。时珍。出古今录验。

‖ 基原 ‖

　　据《纲目图鉴》《纲目彩图》等综合分析考证，本品为鼬科动物海獭 *Enhydra lutris* Linnaeus。分布于北太平洋，以阿留申群岛最多。

海獭

《拾遗》

本草纲目

全本图典

［第二十册］

2
4
6

▷海獭（*Enhydra lutris*）

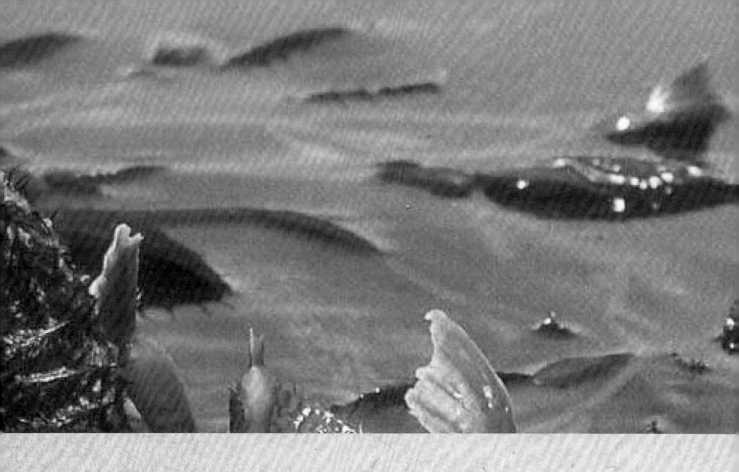

‖集解‖

[藏器曰] 海獭生海中。似獭而大如犬，脚下有皮如胼拇，毛着水不濡。人亦食其肉。海中又有海牛、海马、海驴等，皮毛在陆地，皆候风潮，犹能毛起。说出博物志。[时珍曰] 大猴小獭，此亦獭也。今人以其皮为风领，云亚于貂焉。如淳注博物志云：海猴头如马，自腰以下似蝙蝠，其毛似獭，大者五六十斤，亦可烹食。

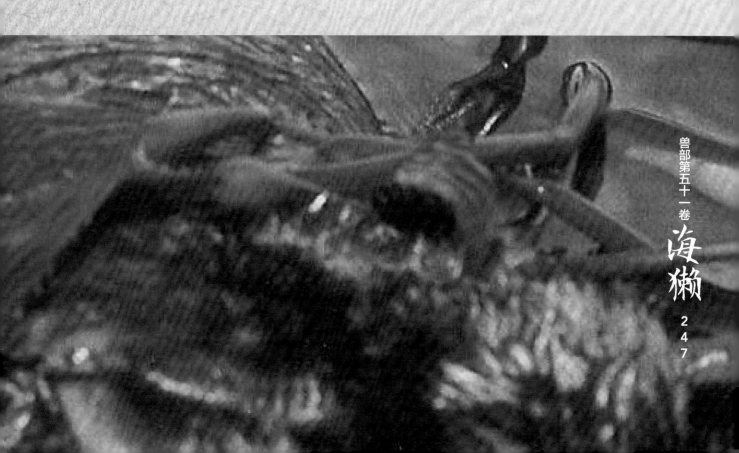

据《动物药志》《纲目图鉴》等综合分析考证，本品为海豹科动物斑海豹 *Phoca largha* Linnaeus 或海狮科动物海狗 *Callorhinus ursinus* Linnaeus。前者分布于欧洲大西洋沿岸和北太平洋沿岸，及我国渤海湾内沿海地区；后者分布于北太平洋，常栖于千岛群岛一带，偶见于我国的黄海及东海。《中华本草》《大辞典》认为还包括点斑海豹 *P. vitulina* Linnaeus。《动物药志》还收载有髯海豹 *Erignathus barbatus* (Erxleben)。

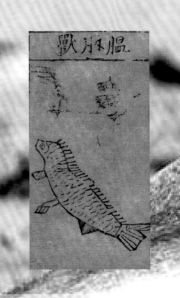

膃肭兽

上乌忽切，下女骨切。 宋《开宝》

纲目草 全本图典 [第二十册] 248

‖ 释名 ‖

骨貀说文作貀，与肭同。海狗。[时珍曰] 唐韵：膃肭，肥貌。或作骨貀，讹为骨讷，皆番言也。

‖ 集解 ‖

[藏器曰] 骨貀兽，生西番突厥国，胡人呼为阿慈勃他你。其状似狐而大，长尾。脐似麝香，黄赤色，如烂骨。[甄权曰] 膃肭脐，是新罗国海内狗外肾也，连而取之。[李珣曰] 按临海志云：出东海水中。状若鹿形，头似狗，长尾。每日出即浮在水面，昆仑家以弓矢射之，取其外肾阴干，百日味甘香美也。[颂曰] 今东海旁亦有之。旧说似狐长尾。今沧州所图，乃是鱼类，而豕首两足。其脐红紫色，上有紫斑点，全不相类，医家多用之。异鱼图云：试其脐，于腊月冲风处，置盂水浸之，不冻者为真也。[敩曰] 膃肭脐多伪者。海中有兽号曰水乌龙，海人取其肾，以充膃肭脐，其物自别。真者，有一对则两重薄皮裹丸核；其皮上自有肉黄毛，一穴三茎；收之器中，年年湿润如新；或置睡犬头上，其犬忽惊跳若狂者，为真也。[宗奭曰] 今出登、莱州。其状非狗非兽，亦非鱼也。

海狗 (*Callorhinus ursinus*)

但前脚似兽而尾即鱼。身有短密淡青白毛，毛上有深青黑点，久则亦淡，腹胁下全白色。皮厚韧如牛皮，边将多取以饰鞍鞯。其脐治腹脐积冷精衰，脾肾劳极有功，不待别试也。似狐长尾之说，今人多不识之。[时珍曰] 按唐书云：骨貀兽出辽西、营州及结骨国。一统志云：腽肭脐出女直及三佛齐国。兽似狐，高如犬，走如飞，取其肾渍油名腽肭脐。观此，则似狐之说非无也。盖似狐似鹿者，其毛色尔；似狗者，其足形也，鱼者，其尾形也。入药用外肾而曰脐者，连脐取之也。又异物志：貀兽出朝鲜，似狸，苍黑色，无前两足，能捕鼠。郭璞云：晋时召陵·扶夷县获一兽，似狗豹文，有角两脚。据此则貀有水陆二种，而藏器所谓似狐长尾者，其此类欤？

腽肭脐

一名海狗肾。

‖修治‖

[𫗧曰] 用酒浸一日，纸裹炙香㕮咀捣。或于银器中，以酒煎熟合药。[时珍曰] 以汉椒、樟脑同收，则不坏。

‖气味‖

咸，大热，无毒。[李珣曰] 味甘香，美，大温。

‖主治‖

鬼气尸疰，梦与鬼交，鬼魅狐魅，心腹痛，中恶邪气，宿血结块，痃癖羸瘦。藏器。治男子宿癥气块，积冷劳气，肾精衰损，多色成劳，瘦悴。药性。补中益肾气，暖腰膝，助阳气，破癥结，疗惊狂痫疾。日华。五劳七伤，阴痿少力，肾虚，背膊劳闷，面黑精冷，最良。海药。

‖发明‖

[时珍曰] 和剂局方治诸虚损，有腽肭脐丸，今之滋补丸药中多用之，精不足者补之以味也。大抵与苁蓉、琐阳之功相近。亦可同糯米、面酿酒服。

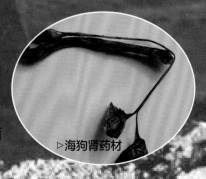
▷海狗肾药材

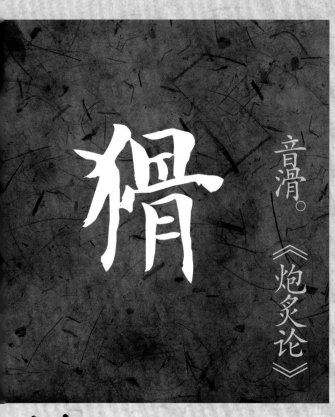

音滑。《炮炙论》

‖集解‖

[敩曰] 海中有兽名曰猾，其髓入油中，油即沾水，水中生火，不可救止，以酒喷之即灭。不可于屋下收。故曰水中生火，非猾髓而莫能。[时珍曰] 此兽之髓，水中生火，与樟脑相同。其功亦当与樟脑相似也。第今无识之者。

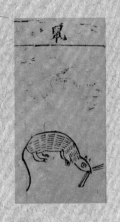

‖ 基原 ‖

据《纲目图鉴》等综合分析考证，本品为鼠科动物褐家鼠 *Rattus norvegicus* Berkenhout。除西南、西北等边缘地区外，几遍全国。《动物药志》《中华本草》认为还包括同属动物黄胸鼠 *R. flavipectus* Milne-Edwards，分布于长江流域以南各地；并收载有黑家鼠 *R. rattus* Linnaeus，分布于华南及沿海各地。

校正：旧在虫鱼部，今据尔雅移入兽部。

‖ 释名 ‖

雠鼠音锥。老鼠纲目首鼠史记家鹿。[时珍曰] 此即人家常鼠也。以其尖喙善穴，故南阳人谓之雠鼠。其寿最长，故俗称老鼠。其性疑而不果，故曰首鼠。岭南人食而讳之，谓为家鹿。鼠字篆文，象其头、齿、腹、尾之形。

‖ 集解 ‖

[弘景曰] 入药用牡鼠，即父鼠也。其胆才死便消，不易得也。[时珍曰] 鼠形似兔而小，青黑色。有四齿而无牙，长须露眼。前爪四，后爪五。尾文如织而无毛，长与身等。五脏俱全，肝有七叶，胆在肝之短叶间，大如黄豆，正白色，贴而不垂。卫生家宝方言其胆红色者何耶？鼠孕一月而生，多者六七子。惠州獠民取初生闭目未有毛者，以蜜养之，用献亲贵。挟而食之，声犹唧唧。谓之蜜唧。淮南子云：鱼食巴豆而死，鼠食巴豆而肥。段成式云：鼠食盐而身轻，食砒而即死。易云：艮为鼠。春秋运斗枢云：玉枢星散而为鼠。抱朴子云：鼠寿三百岁，善凭人而卜，名曰仲。能知一年中吉凶，及千里外事。鼠类颇繁。尔雅、说文所载，后世未能悉知，后世所知者，二书复未尽载。可见格物无穷也。

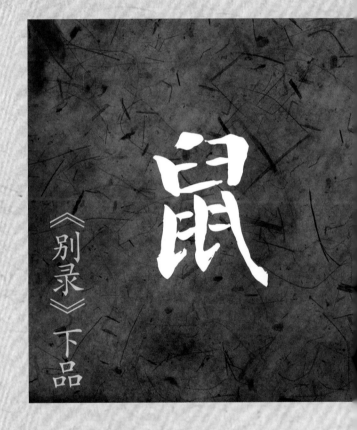

鼠

《别录》下品

牡鼠

‖气味‖

甘，微温，无毒。[日华曰]凉。牡鼠并不入药。

‖主治‖

疗踒折，续筋骨，生捣傅之，三日一易。别录。猪脂煎膏，治打扑折伤、冻疮、汤火伤。[诜曰]腊月以油煎枯，去滓熬膏收用。[颂曰]油煎入蜡，傅汤火伤、灭瘢痕极良。**治小儿惊痫**。日华。**五月五日同石灰捣收，傅金疮神效**。时珍。**腊月烧之，辟恶气**。弘景。梅师云：正旦朝所居处埋鼠，辟瘟疫也。

‖发明‖

[刘完素曰]鼠善穿而用以治疮瘘者，因其性而为用也。

‖附方‖

旧五，新八。**鼠瘘溃烂**鼠一枚，乱发一鸡子大，以三岁腊月猪脂煎，令消尽，以半涂之，以半酒服。姚云不传之妙法也。葛氏。**灭诸瘢痕**大鼠一枚，以腊猪脂四两，煎至销尽，滤净，日涂三五次。先以布拭赤，避风。普济方。**疮肿热痛**灵鼠膏：用大雄鼠一枚，清油一斤煎焦，滴水不散，滤再煎，下炒紫黄丹五两，柳枝不住搅匀，滴水成珠，下黄蜡一两，熬带黑色成膏，瓷

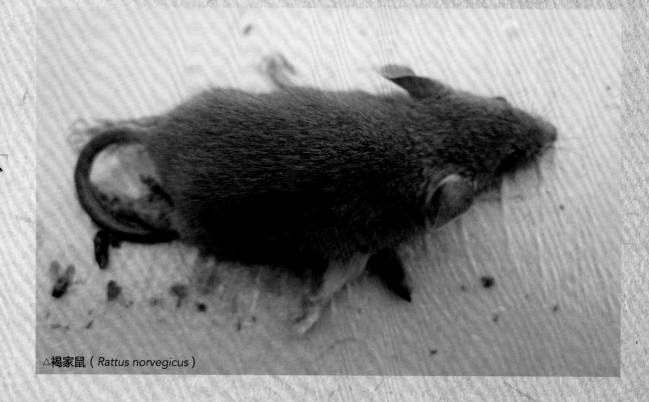

△褐家鼠（*Rattus norvegicus*）

瓶收之，出火毒。每用摊贴，去痛而凉。经验方。**溃痈不合**老鼠一枚，烧末傅之。千金方。**蛇骨刺人**痛甚。用死鼠烧傅。肘后。**破伤风病**角弓反张，牙噤肢强。用鼠一头和尾烧灰，以腊猪脂和傅之。梅师。**项强身急**取活鼠去五脏，乘热贴之，即瘥也。肘后。**妇人狐瘕**因月水来，或悲或惊，或逢疾风暴雨被湿，致成狐瘕，精神恍惚，令人月水不通，胸、腰、背痛，引阴中，小便难，嗜食欲呕，如有孕状。其瘕手足成形者，杀人；未成者，可治。用新鼠一枚，以新絮裹之，黄泥固住，入地坎中，桑薪烧其上，一日夜取出，去絮，入桂心末六铢，为末。每酒服方寸匕。不过二服，当自下。外台·素女经。**令子易产**取鼠烧末，井花水服方寸匕，日三。子母秘录。**乳汁清少**死鼠一头烧末，酒服方寸匕，勿令妇知。同上。**杖疮肿痛**未毛鼠同桑椹子入麻油中浸酿。临时取涂，甚效。西湖志。**汤火伤疮**小老鼠泥包烧研，菜油调涂之。谈野翁方。**小儿伤乳**腹胀烦闷欲睡。烧鼠二枚为末，日服二钱，汤下。保幼大全。

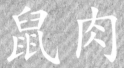

鼠肉

已下并用牡鼠。

‖气味‖

甘，热，无毒。

‖主治‖

小儿哺露大腹，炙食之。别录。小儿疳疾。腹大贪食者，黄泥裹，烧熟去骨，取肉和五味豉汁作羹食之。勿食骨，甚瘦人。孟诜。主骨蒸劳极，四肢劳瘦，杀虫及小儿疳瘦。酒熬入药。苏颂。**炙食**，治小儿寒热诸疳。时珍。

‖附方‖

旧三，新一。**水鼓石水**腹胀身肿者。以肥鼠一枚，取肉煮粥。空心食之，两三顿即愈。心镜。**小儿癥瘕**老鼠肉煮汁作粥食之。姚和众方。**乳汁不通**鼠肉作羹食，勿令知之。产书。**箭镞入肉**大雄鼠一枚取肉，薄批焙研。每服二钱，热酒下。疮痒，则出矣。集要。

肝

‖主治‖

箭镞不出。捣涂之。聤耳出汁，每用枣核大，乘热塞之，能引虫也。时珍。

胆

‖主治‖

目暗。弘景。点目，治青盲雀目不见物。滴耳，治聋。时珍。

‖发明‖

[时珍曰] 癸水之位在子，气通于肾，开窍于耳，注精于瞳子，其标为齿。鼠亦属子宫癸水，其目夜明，在卦属艮，其精在胆，故胆能治耳聋、青盲，睛能明目，而骨能生齿，皆肾病也。诸家本草不言鼠胆治聋，而葛洪肘后方甚称其妙，云能治三十年老聋，若卒聋者不过三度也。有人侧卧沥胆入耳，尽胆一个，须臾汁从下耳出。初时益聋，十日乃瘥矣。后世群方祖此，亦多用之。

‖附方‖

旧一，新三。**耳卒聋闭** 以鼠胆汁二枚滴之，如雷鸣时即通。本事方。**多年老聋** 卫生家宝方：胜金透关散：用活鼠一枚系定，热汤浸死，破喉取胆，真红色者是也。用川乌头一个炮去皮、华阴细辛二钱，胆矾半钱，为末，以胆和匀，再焙干研细，入麝香半字。用鹅翎管吹入耳中，口含茶水，日二次。十日见效，永除根本。圣惠：治久聋。腊月取鼠胆二枚，熊胆一分，水和，旋取绿豆大，滴耳中，日二次。**青盲不见** 雄鼠胆、鲤鱼胆各二枚，和匀滴之，立效。圣惠方。

鼠印

即外肾也。

‖主治‖

令人媚悦。[时珍曰] 按南宫从屼嵝神书鼠印合欢注云：雄鼠外肾之上，有文似印，两肾相对，有符篆朱文九遍者尤佳。以十一二月，或五月五日、七月七日，正月朔旦子时，面北向子位，刮取阴干，如篆刻下，佩于青囊中，男左女右，系臂上。人见之无不欢悦，所求如心也。

脂

‖主治‖

煎之，亦疗诸疮。弘景。**汤火伤**。苏颂。**耳聋**。时珍。

‖附方‖

新一。**久聋** 鼠脂半合，青盐一钱，蚯蚓一条，同和化，以绵蘸捻滴耳中，塞之。圣惠方。

脑

‖主治‖

针棘竹木诸刺，在肉中不出，捣烂厚涂之即出。箭镞针刃在咽喉胸膈诸隐处者，同肝捣涂之。又涂小儿解颅。以绵裹塞耳，治聋。时珍。出肘后、总录。

头

‖主治‖

瘘疮鼻齄，汤火伤疮。时珍。

‖附方‖

旧一，新二。**鼻齄脓血**正月取鼠头烧灰，以腊月猪脂调敷之。外台。**汤火伤灼**死鼠头，以腊月猪脂煎令消尽，傅之则不作瘢，神效。千金方。**断酒不饮**腊鼠头烧灰、柳花末等分，每睡时酒服一杯。千金。

目

‖主治‖

明目，能夜读书，术家用之。陶弘景。

‖发明‖

见胆下。

‖附方‖

旧一。**目涩好眠**取一目烧研，和鱼膏点入目眦。兼以绛囊盛两枚佩之。肘后。

涎

‖气味‖

有毒。坠落食中，食之令人生鼠瘘，或发黄如金。

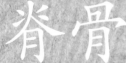

脊骨

‖主治‖

齿折多年不生者，研末，日日揩之，甚效。藏器。

‖发明‖

见胆下。雷公炮炙论序云：长齿生牙，赖雄鼠之骨末。

‖附方‖

新一。**牙齿疼痛**老鼠一个去皮，以硇砂擦上，三日肉烂化尽，取骨瓦焙为末，入蟾酥二分，樟脑一钱。每用少许，点牙根上立止。孙氏集效方。

四足及尾

‖主治‖

妇人堕胎易出。别录。烧服，催生。日华。

皮

‖主治‖

烧灰，封痈疽口冷不合者。生剥，贴附骨疽疮，即追脓出。时珍。

粪

[弘景曰] 两头尖者是牡鼠屎。

‖气味‖

甘，微寒，无毒。[时珍曰] 有小毒。食中误食，令人目黄成疸。

‖主治‖

小儿疳疾大腹。葱、豉同煎服，治时行劳复。别录。[颂曰] 张仲景及古今名方多用之。治痫疾，明目。日华。煮服，治伤寒劳复发热，男子阴易腹痛，通女子月经，下死胎。研末服，治吹奶乳痈，解马肝毒，涂鼠瘘疮。烧存性，傅折伤、疔肿诸疮、猫犬伤。时珍。

‖发明‖

[时珍曰] 鼠屎入足厥阴经，故所治皆厥阴血分之病，上列诸证是矣。

‖附方‖

旧八，新十五。**伤寒劳复**外台用雄鼠屎二十枚，豉五合，水二升，煮一升，顿服。活人书：鼠屎豉汤：治劳复发热。用雄鼠屎二七枚，栀子十四枚，枳壳三枚，为粗末。水一盏半，葱白二寸，豉三十粒，煎一盏，分三服。**男子阴易及劳复。** 獭鼠屎汤：用鼠屎两头尖者十四枚，韭根一大把，水二盏，煎一盏，温服，得粘汗为效。未汗再服。南阳活人方。**大小便秘**雄鼠屎末，傅脐中，立效。普济。**室女经闭**牡鼠屎一两炒研，空心温酒服二钱。千金方。**子死腹中**雄鼠屎二七枚，水三升，煮一升，取汁作粥食。胎即下。**产后阴脱**以温水洗软，用雄鼠屎烧烟熏之即入。熊氏。**妇人吹奶**鼠屎七粒，红枣七枚去核包屎，烧存性，入麝香少许，温酒调服。集要方。**乳痈初起**鼠屎七枚研末，温酒服，取汗即散。寿域方。**乳痈已成**用新湿鼠屎、黄连、大黄各等分为末，以黍米粥清和，涂四边，即散。姚僧坦方。**鼠瘘溃坏**新鼠屎一百粒，收密器中五六十日，杵碎，即傅之，效。千金方。**疔疮恶肿**鼠屎、乱发等分烧灰，针疮头纳入，大良。普济方。**鬼击吐血**胸腹刺痛，鼠屎烧末，水服方寸匕。不省者，灌之。肘后方。**折伤瘀血**伤损筋骨疼痛。鼠屎烧末，猪脂和傅，急裹，不过半日痛止。梅师方。**中马肝毒**雄鼠屎三七枚，和水研，饮之。梅师。**马咬踏疮**肿痛作热。鼠屎二七枚，故马鞘五寸，和烧研末，猪脂调敷之。梅师。**狂犬咬伤**鼠屎二升，烧末傅之。梅师方。**猫咬成疮**雄鼠屎烧灰，油和傅之。曾经效验。寿域。**儿齿不生**雌鼠屎两头圆者三七枚，一日一枚拭其齿。勿食咸酸。或入麝香少许尤妙。小品。**小儿白秃**鼠屎瓦煅存性，同轻粉、麻油涂之。百一方。**小儿盐齁**鼠屎烧研，水酒空心服之。一岁一钱。**小儿燕窝**生疮。鼠屎研末，香油调搽。**毒蛇伤螫**野鼠屎，水调涂之。邵真人经验方。

‖附录‖

鼷鼠音终　郭璞云：其大如拳，其文如豹，汉武帝曾获得以问终军者。

鼫鼠音平　许慎云：一名䶄鼠，音含。斑文。

鼺鼺音离艾　孙愐云：小鼠也，相衔而行。李时珍云：按秦州记及草木子皆载群鼠数万，相衔而行，以为鼠妖者，即此也。

鼩鼱音劬精　似鼠而小。即今地鼠也。又尔雅、说文有鼸、鼶、鼬、鼵、鼭、鼮、鼯、鼰八鼠，皆无考证。音歉、斯、廷、吠、时、文、鹤、博也。

水鼠　李时珍云：似鼠而小，食菱、芡、鱼、虾。或云小鱼、小蟹所化也。

冰鼠　东方朔云：生北荒积冰下，皮毛甚柔，可为席，卧之却寒，食之已热。

火鼠　李时珍云：出西域及南海火洲。其山有野火，春夏生，秋冬死。鼠产于中，甚大。其毛及草木之皮，皆可织布，污则烧之即洁，名火浣布。

鼨鼠音突　郭璞云：鸟鼠同穴山，在今陇西首阳山之西南。其鸟为鵌，音涂，状如家雀而黄黑色。其鼠为鼨，状如家鼠而色小黄，尾短。鸟居穴外，鼠居穴内。

蹷鼠音蹶　尔雅云：西方有比肩兽焉，与邛邛巨虚比，为啮甘草。即有难，邛邛巨虚负而走。其名曰蟨。[李时珍曰]今契丹及交河北境有跳兔。头、目、毛色皆似兔，而爪足似鼠。前足仅寸许，后足近尺。尾亦长，其端有毛。一跳数尺，止即蹷仆，此即蹷鼠也。土人掘食之。郭璞以邛邛巨虚为兽名，兔前鼠后。张揖注汉书云：邛邛青兽，状如马。巨虚似骡而小。本草称巨虚食庵蔄子而仙，则是物之至骏者也。

‖基原‖
《纲目图鉴》认为本品为鼹科动物麝鼹 *Scaptochirus moschatus* Milne-Edwards。广泛分布于华北及山东、陕西、甘肃等地。按《中华本草》《动物药志》推断鼹鼠和鼢鼠极为相似（古代可能将两者混淆），本品可能还包括长吻鼹 *Talpa longirostris* Milne-Edwards、白尾鼹 *Parascaptor leucurus* Blyth、缺齿鼹 *Mogera robusta* Nehring、小缺齿鼹 *M. wogura* Temminck 和华南缺齿鼹 *M. latouchei* (Thomas) 等；长吻鼹和白尾鼹分布于四川、云南等地，缺齿鼹分布于吉林、辽宁、黑龙江等地，华南缺齿鼹分布于我国东部及长江流域以南地区。

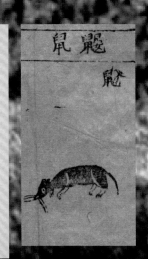

鼹鼠

鼹鼠

音偃。《别录》下品

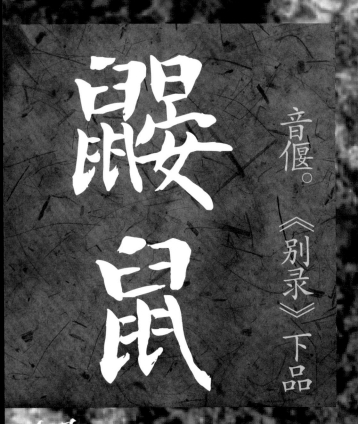

纲目草

全本图典

〔第二十册〕

258

‖释名‖
田鼠礼记鼢鼠音愤。隐鼠。时珍曰 田鼠偃行地中，能壅土成垄，故得诸名。

‖集解‖
别录曰 鼹鼠在土中行。五月取令干，燔之。弘景曰 此即鼢鼠也，一名隐鼠。形如鼠而大，无尾黑色，尖鼻甚强，常穿地中行，讨掘即得。今山林中别有大如水牛者，一名隐鼠。恭曰 隐鼠，阴穿地中而行，见日月光则死，于深山林木下土中有之。其大者，名同物异耳。颂曰 处处田垄间多有之。月令田鼠化为䴂者即此。其形类鼠而肥，多膏，旱岁为田害。宗奭曰 鼹，脚绝短，但能行，尾长寸许，目极小，项尤短，最易取，或安竹弓射取饲鹰。陶引如水牛者释之，误矣。时珍曰 许慎言鼢乃伯劳所化。月令季春田鼠化为䴂，夏小正八月䴂为鼠，是二物交化，如鹰、鸠然也。䴂乃鹌类。隆庆辛未夏秋大水，蕲、黄濒江之地，鼢鼠遍野，皆梓鱼所化。芦稼

▷麝鼹（ *Scaptochirus moschatus* ）

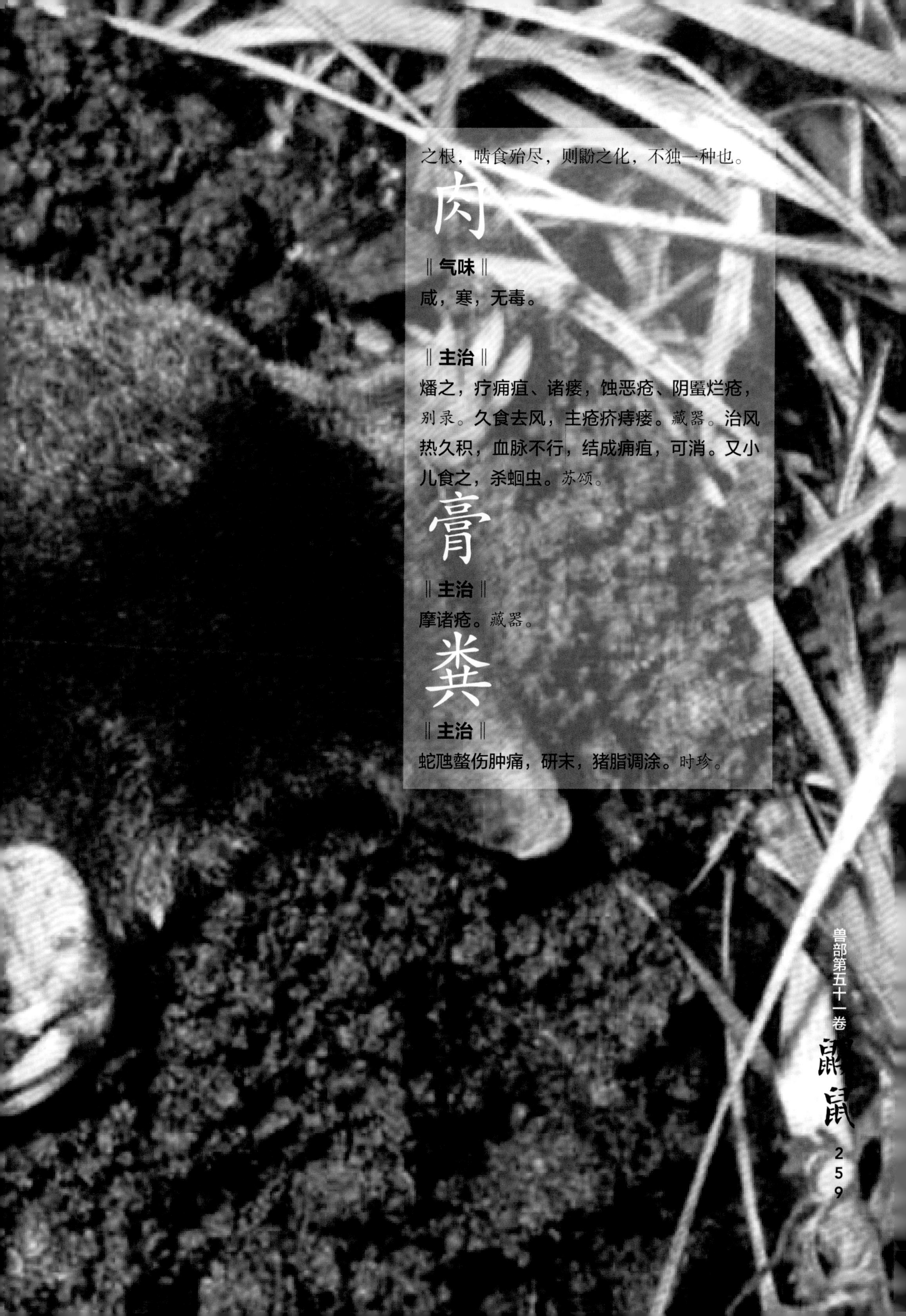

之根，啮食殆尽，则鼢之化，不独一种也。

肉

||气味||

咸，寒，无毒。

||主治||

燔之，疗痈疽、诸瘘，蚀恶疮、阴蟨烂疮，别录。久食去风，主疮疥痔瘘。藏器。治风热久积，血脉不行，结成痈疽，可消。又小儿食之，杀蛔虫。苏颂。

膏

||主治||

摩诸疮。藏器。

粪

||主治||

蛇虺蝎伤肿痛，研末，猪脂调涂。时珍。

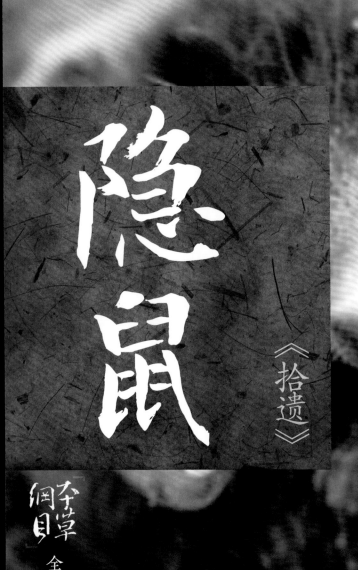

隐鼠 《拾遗》

▷隐鼠

‖ 释名 ‖

隐鼠音偃。偃鼠纲目鼠母同鼹古役反。

‖ 集解 ‖

[弘景注鼹鼠曰] 诸山林中，有兽大如水牛，形似猪，灰赤色，下脚似象，胸前尾上皆白，有力而钝，亦名隐鼠。人取食之，肉亦似牛，多以作脯。乃云是鼠王，其精溺一滴落地，辄成一鼠，灾年则多出也。[藏器曰] 此是兽类，非鼠之俦。大如牛而前脚短，皮入鞦绺用。庄子所谓鼹鼠饮河，不过满腹者。陶言是鼠王，精滴成鼠。遍访山人无其说，亦不能土中行。此乃妄说，陶误信尔。[颂曰] 鼹鼠出沧州及胡中。似牛而鼠首黑足，大者千斤。多伏于水，又能堰水放沫。彼人食其肉。[时珍曰] 按异物志云：鼠母头脚似鼠，口锐苍色，大如水牛而畏狗。见则主水灾。晋书云：宣城郡出隐鼠，大如牛，形似鼠，脚类象而驴蹄，毛灰赤色，胸前尾上白色。有力而钝。金楼子云：晋宁县境出大鼠，状如牛，土人谓之偃鼠。时出山游，毛落田间，悉成小鼠，苗稼尽耗。梁书云：倭国有山鼠如牛，又有大蛇能吞之。据此则隐鼠非无，而陶说有本，诸家辟之太甚者，未深考耳。又尔雅云：鼹身似鼠而马蹄，长须而贼，一岁千斤，秦人谓之小驴者，即此物也。

膏

‖ 主治 ‖

痔瘘恶疮。陶弘景。

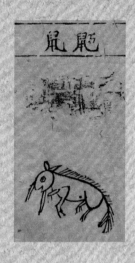

‖ **基原** ‖

《纲目图鉴》认为本品为松鼠科动物岩松鼠 Sciurotamias davidianus Milne-Edwards。分布于辽宁、内蒙古、河北、山西、陕西、四川等地。《动物药志》认为本品历代本草均未收载，但河北承德地区岩松鼠（当地称扫毛子）及同属动物侧纹岩松鼠 S. forresti (Thomas) 有做药用（以其骨骼治疗骨折）。

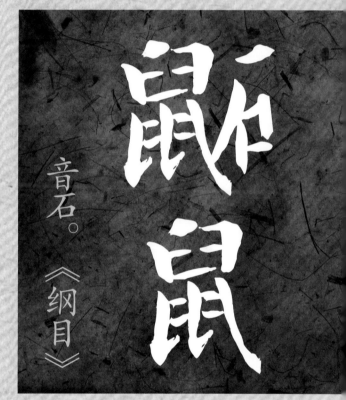

音石。《纲目》

鼫鼠

‖ **释名** ‖

硕鼠与鼫同。出周易。**鼫鼠**音酌。出广雅。**雀鼠**出埤雅。**鼭鼠**音俊。出唐韵。[时珍曰]硕，大也，似鼠而大也。关西方音转鼫为鼫，讹鼫为雀。蜀人谓之鼭鼠，取其毛作笔。俊亦大也。

‖ **集解** ‖

[时珍曰] 鼫鼠处处有之。居土穴树孔中，形大于鼠，头似兔，尾有毛，青黄色，善鸣，能人立，交前两足而舞。好食粟、豆，与鼢鼠俱为田害。鼢小居田，而鼫大居山也。范成大云：宾州鼫鼠专食山豆根，土人取其腹干之入药，名鼫鼠肚。陆玑谓此亦有五技，与蝼蛄同名者，误矣。

肚

‖ **气味** ‖

甘，寒，无毒。

‖ **主治** ‖

咽喉痹痛，一切热气，研末含咽，神效。时珍。出虞衡志。

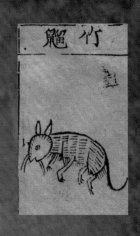

‖ 基原 ‖

据《大辞典》《动物药志》《纲目图鉴》等综合分析考证，本品为竹鼠科动物中华竹鼠 *Rhizomys sinensis* Gray。分布福建、广东、广西、云南、四川、湖北等地。《中华本草》《动物药志》认为还包括同属动物花白竹鼠 *R. pruinosus* Blyth、暗褐竹鼠 *R. wardi* Thomas、大竹鼠 *R. sumatrensis* Raffles；花白竹鼠分布于福建、广东、广西、云南等地，暗褐竹鼠分布于云南、贵州等地，大竹鼠分布于云南等地。

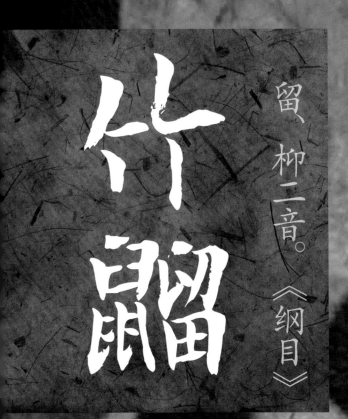

竹鼠

留、柳二音。《纲目》

‖ 释名 ‖

竹狄。[时珍曰]鼬状其肥，狄言其美也。

‖ 集解 ‖

[时珍曰] 竹鼬，食竹根之鼠也。出南方，居土穴中。大如兔，人多食之，味如鸭肉。燕山录云：煮羊以鼬，煮鳖以蚊。物性相感也。

肉

‖ 气味 ‖

甘，平，无毒。

‖ 主治 ‖

补中益气，解毒。时珍。

▷ 中华竹鼠（*Rhizomys sinensis*）

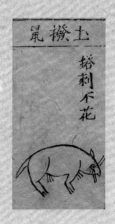

鼠撥土

答剌不花

‖ 基原 ‖

据《纲目图鉴》等综合分析考证，本品为松鼠科动物西伯利亚旱獭（蒙古旱獭）*Marmota sibirica* Radde，分布于内蒙古和新疆。《中华本草》《动物药志》《大辞典》认为还包括同属动物喜马拉雅旱獭 *M. himalayana* Hodg.、灰旱獭 *M. baibacina* (Brandt)、草原旱獭 *M. bobak* Müller、长尾旱獭 *M. caudata* Jacquemont 等，均做"雪猪"入药，其肉、脂肪油分别称为雪猪肉、雪猪油；喜马拉雅旱獭分布于甘肃、青海、四川、西藏、云南等地，灰旱獭仅分布于新疆北部，草原旱獭分布于内蒙古东部及新疆北部等地，长尾旱獭分布于新疆西部和南部。

‖ 释名 ‖

貔貅音驼拨。答剌不花出正要。[时珍曰] 按唐书有貔貅鼠，即此也。貔貅，言其肥也。唐韵作鼣鼠，音仆朴，俗讹为土拨耳。蒙古人名答剌不花。

‖ 集解 ‖

[藏器曰] 土拨鼠，生西番山泽间，穴土为窠，形如獭。夷人掘取食之。魏志云：大秦国出辟毒鼠，近似此也。[时珍曰] 皮可为裘，其暖，湿不能透。

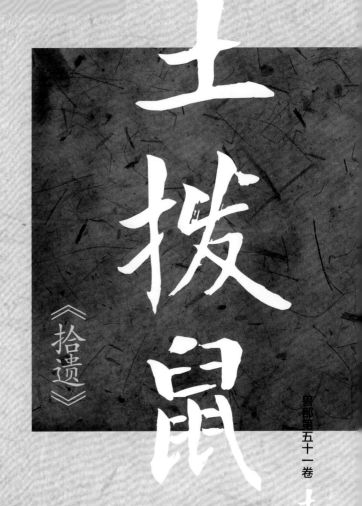

土拨鼠

《拾遗》

肉

‖ 气味 ‖

甘，平，无毒。[时珍曰] 按饮膳正要云：虽肥而煮之无油，味短，多食难克化，微动风。

‖ 主治 ‖

野鸡瘘疮，煮食肥美宜人。藏器。

头骨

‖ 主治 ‖

小儿夜卧不宁，悬之枕边，即安。时珍。

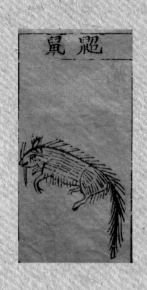

‖ 基原 ‖

据《纲目图鉴》《中华本草》等综合分析考证，本品为鼬科动物紫貂 *Martes zibellina* Linnaeus。紫貂为国家一级保护动物，分布于黑龙江、辽宁、吉林、新疆等地。其皮毛（貂皮）与人参、鹿茸并称为"东北三宝"。

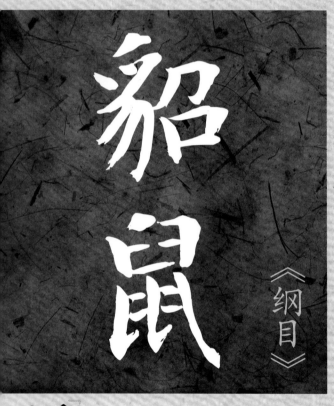

貂鼠《纲目》

‖ 释名 ‖

栗鼠尔雅翼松狗。[时珍曰] 貂亦作鼦。罗愿云：此鼠好食栗及松皮，夷人呼为栗鼠、松狗。

‖ 集解 ‖

[时珍曰] 按许慎说文云：貂，鼠属，大而黄黑色，出丁零国。今辽东、高丽及女真、鞑靼诸胡皆有之。其鼠大如獭而尾粗。其毛深寸许，紫黑色，蔚而不耀。用皮为裘、帽、风领，寒月服之，得风更暖，着水不濡，得雪即消，拂面如焰，拭眯即出，亦奇物也。惟近火则毛易脱。汉制侍中冠，金珰饰首，前插貂尾，加以附蝉，取其内劲而外温。毛带黄色者，为黄貂，白色者，为银貂。

肉

‖ 气味 ‖

甘，平，无毒。

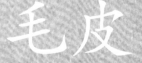
毛皮

‖ 主治 ‖

尘沙眯目，以裘袖拭之，即去。时珍。

‖基原‖

据《动物药志》《纲目图鉴》《中华本草》《大辞典》等综合分析考证，本品为松鼠科动物黄鼠 *Citellus dauricus* Brandt。分布于东北及内蒙古、河北、山西、陕西、甘肃等地。

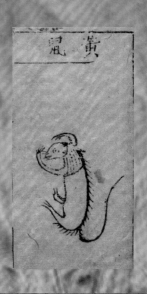

黄鼠

《纲目》

‖释名‖

礼鼠韩文拱鼠同上鼦鼠音浑貔狸。黄鼠，晴暖则出坐穴口，见人则交其前足，拱而如揖，乃窜入穴。即诗所谓相鼠有体，人而无礼、韩文所谓礼鼠拱而立者也。古文谓之鼦鼠，辽人呼为貔狸，或以貔狸为竹鼬、狸、貛者非，胡人亦名令邦。

‖集解‖

[时珍曰] 黄鼠出太原、大同，延、绥及沙漠诸地皆有之，辽人尤为珍贵。状类大鼠，黄色，而足短善走，极肥。穴居有土窖如床榻之状

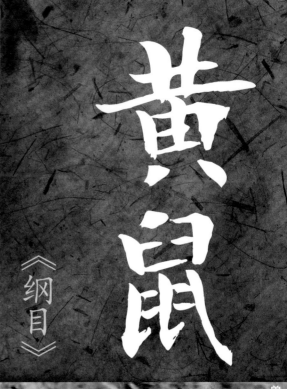

△黄鼠（*Citellus dauricus*）

者，则牝牡所居之处，秋时畜豆、栗、草木之实以御冬，各为小窖，别而贮之。村民以水灌穴而捕之。味极肥美，如豚子而脆。皮可为裘领。辽、金、元时以羊乳饲之，用供上膳，以为珍馔。千里赠遗。今亦不甚重之矣。最畏鼠狼，能入穴衔出也。北胡又有青鼠，皮亦可用。银鼠，白色如银，古名顖鼠，音吸。抱朴子言南海白鼠重数斤，毛可为布也。百感录云：西北有兽类黄鼠，短喙无目，性狡善听，闻人足音辄逃匿，不可卒得，土人呼为瞎撞。亦黄鼠类也。

肉

‖气味‖

甘，平，无毒。正要云：多食发疮。

‖主治‖

润肺生津。煎膏贴疮肿，解毒止痛。时珍。

‖发明‖

[时珍曰] 黄鼠，北方所食之物，而方书无载。按经验良方有灵鼠膏，云治诸疮肿毒，去痛退热。用大黄鼠一个，清油一斤，慢火煎焦，水上试油不散，乃滤滓澄清再煎。次入炒紫黄丹五两，柳枝不住搅匀，滴水成珠，下黄蜡一两，熬黑乃成。去火毒三日，如常摊贴。

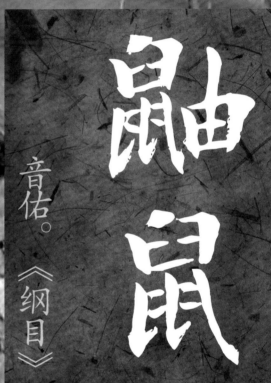

‖ **基原** ‖

据《中华本草》《动物药志》《大辞典》等综合分析考证，本品为鼬科动物黄鼬 *Mustela sibirica* Pallas。

鼬鼠

音佑。《纲目》

‖ **释名** ‖

黄鼠狼纲目鼪鼠音生去声。鼣鼠音谷。地猴。 按广雅：鼠狼即鼬也。江东呼为鼪。其色黄赤如柚，故名。此物健于捕鼠及禽畜，又能制蛇虺。庄子所谓骐骥捕鼠，不如狸鼪者，即此。

‖ **集解** ‖

[时珍曰] 鼬，处处有之。状似鼠而身长尾大，黄色带赤，其气极臊臭。许慎所谓似貂而大，色黄而赤者，是也。其毫与尾可作笔，严冬用之不折，世所谓鼠须、栗尾者，是也。

△黄鼬（ *Mustela sibirica* ）

肉

‖ 气味 ‖

甘，臭，温，有小毒。

‖ 主治 ‖

煎油，涂疮疥，杀虫。时珍。

心、肝

‖ 气味 ‖

臭，微毒。

‖ 主治 ‖

心腹痛，杀虫。时珍。

‖ 附方 ‖

新一。**心腹痛**用黄鼠心、肝、肺一具，阴干，瓦焙为末，入乳香、没药、孩儿茶、血竭末各三分。每服一钱，烧酒调下，立止。海上仙方。

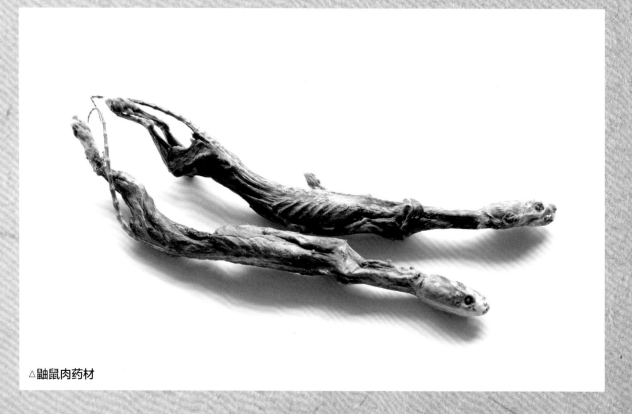

△鼬鼠肉药材

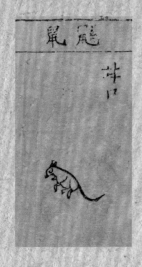

‖ **基原** ‖

《纲目图鉴》认为本品为鼠科动物小家鼠 *Mus musculus* Linnaeus。全国各地均有分布。

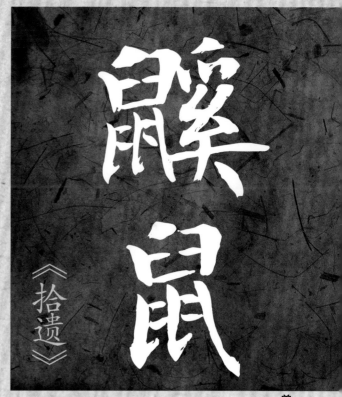

‖ **释名** ‖

甘口鼠。[时珍曰] 鼷乃鼠之最小者，啮人不痛，故曰甘口。今处处有之。

‖ **集解** ‖

[藏器曰] 鼷鼠极细，卒不可见。食人及牛、马等皮肤成疮，至死不觉。尔雅云：有螫毒，左传云：食郊牛角者，皆此物也。博物志云：食人死肤，令人患恶疮；医书云：正月食鼠残，多为鼠瘘，小孔下血者，皆此病也。治之之法，以猪膏摩之，及食狸肉为妙。鼷无功用，而为人害，故著之。

‖ 基原 ‖
《纲目图鉴》认为本品为灵猫科动物红颊獴 *Herpestes auropunctatus* Hodgson。分布于广东、广西、海南、云南等地。

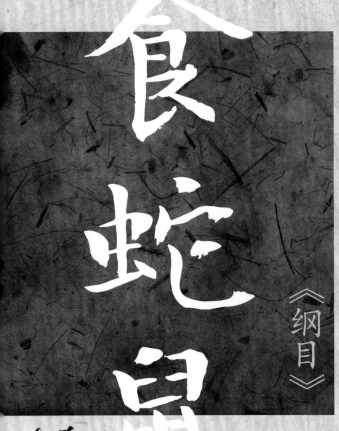

食蛇鼠 《纲目》

‖ 集解 ‖

[时珍曰] 按唐书云：罽宾国贡食蛇鼠，喙尖尾赤，能食蛇。有被蛇螫者，以鼠嗅而尿之即愈。今虽不闻说此，恐时有贡者，存此以备考证。

尿

‖ 主治 ‖

蛇虺伤螫。时珍。

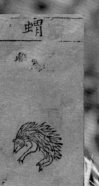

据《纲目图鉴》等综合分析考证，本品为猬科动物刺猬 *Erinaceus europaeus* Linnaeus。分布于东北、华北、华中及四川等地。《动物药志》《中华本草》认为还包括达乌尔猬（短刺猬）*Mesechinus dauuricus* Sundevall 和大耳猬 *Hemiechinus auritus* Gmelin；达乌尔猬分布于吉林西部、内蒙古东部，南至河北北部，大耳猬分布于内蒙古、山西、甘肃、宁夏、新疆等地。《药典》四部收载刺猬皮药材为刺猬科动物刺猬或短刺猬的干燥外皮。

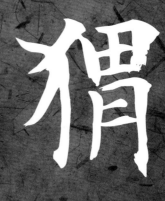

猬

《本经》中品

校正：旧在虫鱼部，今据尔雅移入兽部。

‖ 释名 ‖

蝟古猬字。俗作蝟毛刺尔雅蝟鼠。

[时珍曰] 按说文蝟字篆文象形，头足似鼠，故有鼠名。[宗奭曰] 蝟皮治胃逆，开胃气有功。其字从虫从胃，深有理焉。

‖ 集解 ‖

[别录曰] 猬生楚山川谷田野，取无时，勿使中湿。[弘景曰] 处处野中时有此兽。人犯之，便藏头足，毛刺人，不可得，能跳入虎耳中，而见鹊便自仰腹受啄，物相制如此。其脂焊铁，中入少水银则柔如铅锡。[颂图经曰] 猬状如豘、

△刺猬（*Erinaceus europaeus*）

豚。大者如豚，小者如瓜。脚短，尾长寸余。苍白色，脚似猪蹄者佳；鼠脚者次之。去肉，取皮火干。又有山枳鼠，皮正相似，但尾端有两歧为别；又有虎鼠，皮亦相类，但以味酸为别；又有山豚，颇相似，而皮类兔皮，其色褐，味甚苦，俱不堪用。[时珍曰] 猬之头、觜似鼠，刺毛似豪猪，踡缩则形如芡房及栗房，攒毛外刺，尿之即开。炙毂子云：刺端分两头者为猬，如棘针者为蝝。与蜀说不同。广韵云：似猬而赤尾者，名暨居。[宗奭曰] 干猬皮并刺作刷，治纰帛绝佳。世有养者，去而复来。

‖ **正误** ‖

[恭曰] 猬极狞钝，大如豚，小如瓜，恶鹊声，故反腹受啄，欲掩取之，犹鹬、蚌也。虎耳不受鸡卵，且去地三尺，猬何能跳之而入？野俗鄙言，遂为雅记，深可怪也。[宗奭曰] 唐本注摈陶，理亦当然。[时珍曰] 按淮南子云：猬使虎申，蛇令豹止。又云：鹊屎中猬。纬书云：火烁金，故鹊啄蝟。观此则陶说非妄也，而苏氏斥之，寇氏和之，非矣。蜈蚣制龙、蛇，蜒蚰、蛞蝓制蜈蚣，岂在大小利钝耶？物畏其天耳。蜀图经所谓虎鼠即鼩鼠，亦猬中一种也。孙愐云：鼩，鼠属，能飞，食虎豹。谈薮云：虎不敢入山林，而居草薄者，畏木上有趯鼠也。鼠见虎过，则咆噪拔毛投之，虎必生虫疮溃烂至死。鼩，趯音相近耳。猬能制虎，观此益可征矣。今正其误。

皮

‖ **修治** ‖

细剉，炒黑入药。

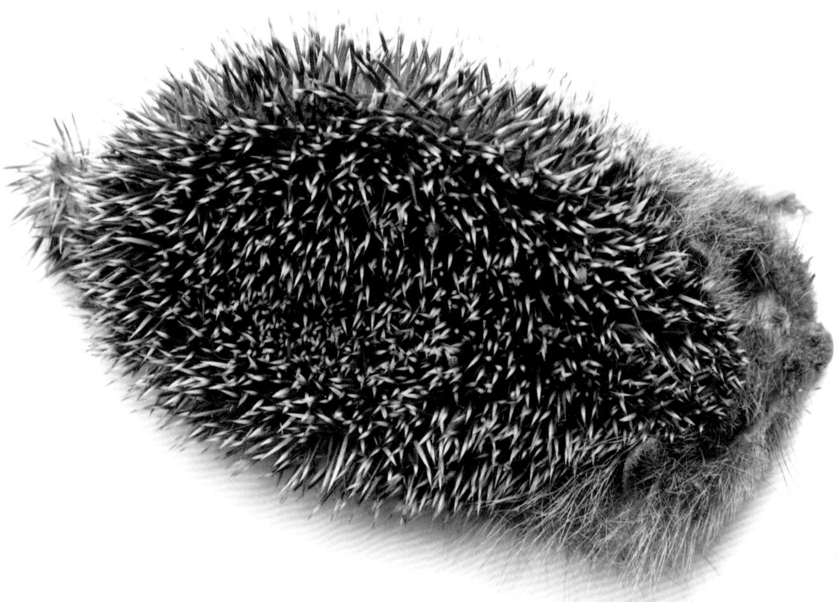

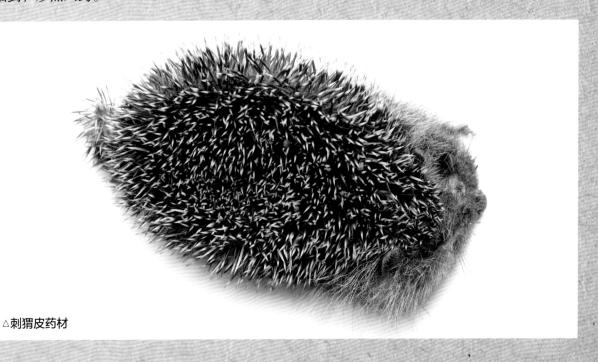

△刺猬皮药材

‖气味‖

苦，平，无毒。[甄权曰]甘，有小毒。得酒良。畏桔梗、麦门冬。

‖主治‖

五痔阴蚀、下血赤白、五色血汁不止，阴肿，痛引腰背，酒煮杀之。本经。疗腹痛疝积，烧灰酒服。别录。治肠风泻血，痔痛有头，多年不瘥，炙末，饮服方寸匕。烧灰吹鼻，止衄血。甚解一切药力。药性。

‖附方‖

旧五，新八。**五痔下血**衍义云：用猬皮合穿山甲等分烧存性，入肉豆蔻一半。空腹热米饮服一钱，妙。外台用猬皮三指大，熏黄如枣大，熟艾一钱，穿地作坑，调和取便熏之，取口中有烟气为佳。火气稍尽即停，三日将息，更熏之，三度永瘥。勿犯风冷，羹臛将养，切忌鸡、鱼、猪、生冷，二十日后补之。**肠痔有虫**猬皮烧末，生油和涂。肘后方。**肠风下血**白刺猬皮一枚銚内燴焦，去皮留刺，木贼半两炒黑，为末。每服二钱，热酒调下。杨氏家藏方。**蛊毒下血**猬皮烧末，水服方寸匕，当吐出毒。千金翼。**五色痢疾**猬皮烧灰，酒服二钱，寿域方。**大肠脱肛**猬皮一斤烧，磁石煅五钱，桂心五钱，为末。每服二钱，米饮下。叶氏摘玄。**塞鼻止衄**猬皮一枚，烧末。半钱，绵裹塞之。圣惠方。**鼻中息肉**猬皮炙为末，绵裹塞之三日。千金。**眼睫倒刺**猬刺、枣针、白芷、青黛等分为末，随左右目嗜鼻中，口含冷水。瑞竹堂方。**反胃吐食**猬皮烧灰，酒服。或煮汁，或五味淹炙食。普济。**小儿惊啼**状如物刺。用猬皮三寸烧末，傅乳头饮儿。子母秘录。**猘犬咬伤**猬皮、头发等分烧灰，水服。外台方。

肉

‖气味‖

甘，平，无毒。[藏器曰]食之去骨。食令人瘦劣，诸节渐小也。

‖主治‖

反胃，炙黄食之。亦煮汁饮。又主瘘。藏器。炙食，肥下焦，理胃气，令人能食。孟诜。

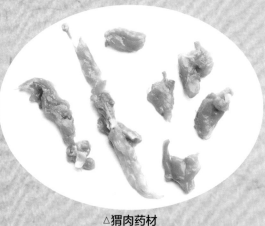

△猬肉药材

脂

‖气味‖

同肉。[诜曰]可煮五金八石，伏雄黄，柔铁。

‖**主治**‖
肠风泻血。日华。溶滴耳中，治聋。藏器。涂秃疮疥癣，杀虫。时珍。

‖**附方**‖
新一。**虎爪伤人**刺猬脂，日日傅之。内服香油。

脑

‖**主治**‖
狼瘘。时珍。

心、肝

‖**主治**‖
蚁瘘蜂瘘，瘰疬恶疮，烧灰，酒服一钱。时珍。

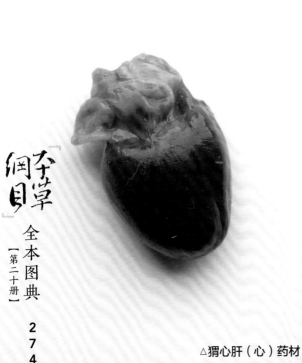

△猬心肝（心）药材

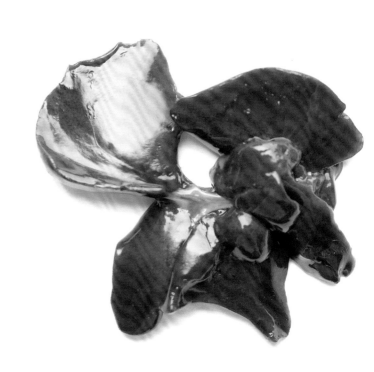

△猬心肝（肝）药材

胆

‖主治‖

点目，止泪。化水，涂痔疮。时珍。治鹰食病。寇宗奭。

‖附方‖

新一。**痘后风眼**发则两睑红烂眵泪。用刺猬胆汁，用簪点入，痒不可当，二三次即愈。尤胜乌鸦胆也。董炳集验方。

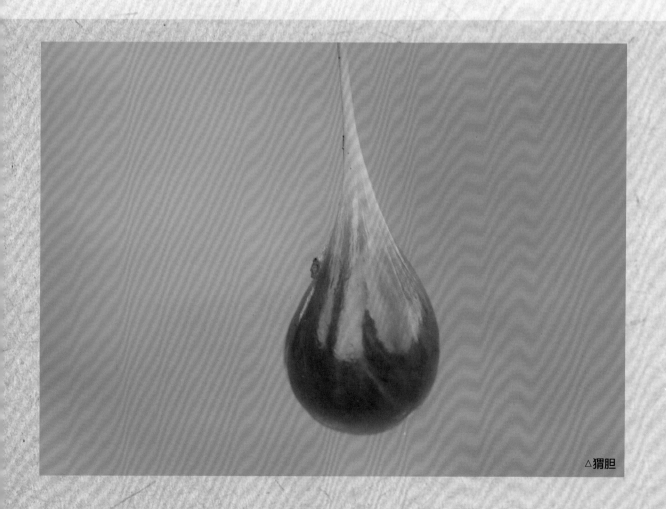

△猬胆

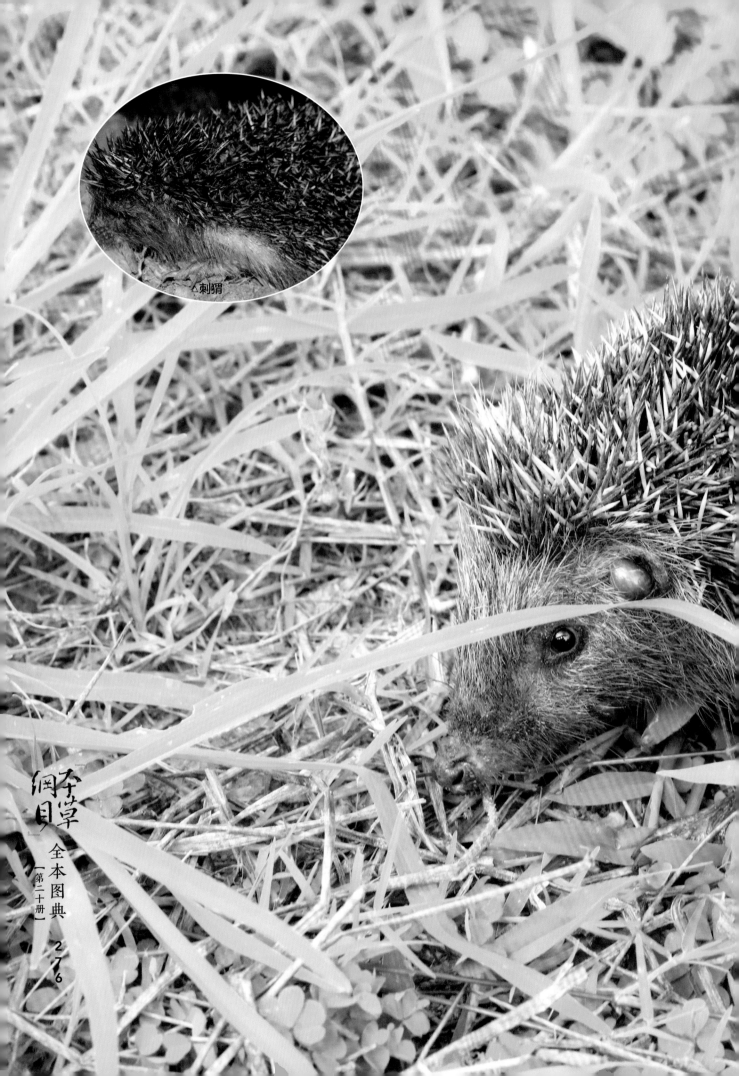

△刺猬

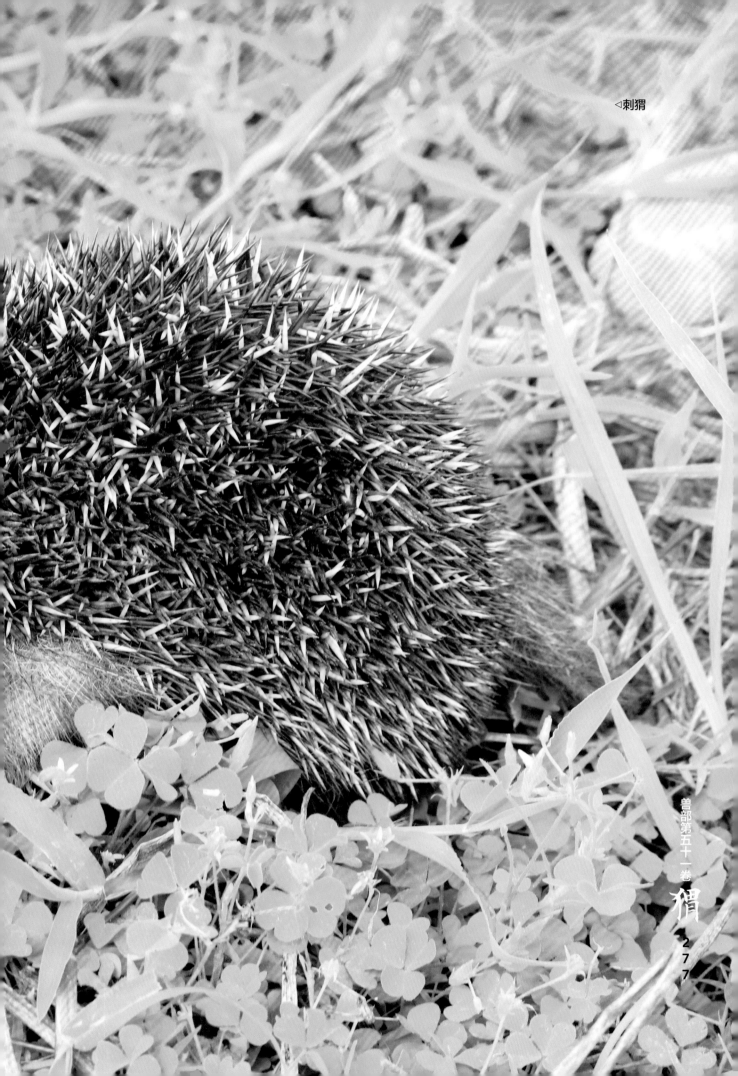

◁刺猬

‖ **基原** ‖

据《纲目图鉴》《动物药志》《纲目彩图》等综合分析考证，本品为猴科动物猕猴 *Macaca mulatta* Zimmermann。为国家二级保护动物，分布于西南、华南，长江流域，以及河南、山西等地。《中华本草》还收载有短尾猴 *M. arctoides* F. Cuvier，分布于西南及江西、福建、广东、广西、西藏等地。《动物药志》还收载有熊猴 *M. assamensis* Melelland、峨眉藏猴 *M. thibetana* Milne-Edwards。

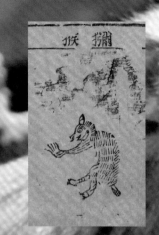

猕猴

《证类》

网目孕草
全本图典
【第二十册】

▷猕猴（*Macaca mulatta*）

‖释名‖

沐猴史记为猴说文胡孙格古论王孙柳文马留倦游录狙。

[时珍曰]按班固白虎通云：猴，候也。见人设食伏机，则凭高四望，善于候者也。猴好拭面如沐，故谓之沐，而后人讹为母，又讹母为猕，愈讹愈失矣。说文云：为字象母猴之形。即沐猴也，非牝也。猴形似胡人，故曰胡孙。庄子谓之狙，养马者厩中畜之，能辟马病，胡俗称马留云。梵书谓之摩斯咤。

‖集解‖

[慎微曰]猕猴有数种，总名禺属。取色黄、面赤、尾长者。用人家养者不主病，为其食杂物，违本性也。按抱朴子云：猴八百岁变为猿，猿五百岁变为玃，玃千岁变为蟾蜍。[时珍曰]猴，处处深山有之。状似人，眼如愁胡，而平颊陷嗛。嗛音歉，藏食处也。腹无脾以行消食，尻无毛而尾短。手足如人，亦能竖行。声嗝嗝若咳。孕五月而生子，生子多浴于涧。其性躁动害物，畜之者使坐杙上，鞭搭旬月乃驯也。其类有数种：小而尾短者，猴也；似猴而多髯者，豦也；似猴而大者，玃也；大而尾长赤目者，禺也；小而尾长仰鼻者，狖也；似狖而大者，果然也；似狖而小者，蒙颂也；似狖而善跃越者，獑胡也；似猴而长臂者，猿也；似猿而金尾者，狨也；似猿而大，能食猿、猴者，独也。不主病者，并各以类附之。

肉

‖气味‖

酸，平，无毒。

‖主治‖

诸风劳，酿酒弥佳。作脯食，治久疟。慎微。食之，辟瘴疫。时珍。

‖发明‖

[时珍曰]异物志言：南方以猕猴头为鲊。临海志言：粤民喜啖猴头羹。又巴徼人捕猴，盐藏，火熏食，云甚美。

头骨

‖ 主治 ‖

瘰疬。作汤，浴小儿惊痫，鬼魅寒热。慎微。

‖ 附方 ‖

旧一。**鬼疟**进退不定。用胡孙头骨一枚，烧研。空心温酒服一钱，临发再服。圣惠方。

手

‖ 主治 ‖

小儿惊痫口噤。慎微。

屎

‖ 主治 ‖

涂蜘蛛咬。慎微。小儿脐风撮口，及急惊风，烧末，和生蜜少许灌之。时珍。出心鉴及卫生方。

皮

[慎微曰] 治马疫气。[时珍曰] 马经言：马厩畜母猴，辟马瘟疫。逐月有天癸流草上，马食之。永无疾病矣。

‖ 附录 ‖

獝音却 [时珍曰] 獝，老猴也。蜀西徼外山中，似猴而大，色苍黑，能人行。善攫持人物，又善顾眄，故谓之獝。纯牡无牝，故又名獝父，亦曰猳獝。善摄人妇女为偶，生子。又神异经云：西方有兽名猳，大如驴，状如猴，善缘木。纯牝无牡，群居要路，执男子合之而孕。此亦獝类，而牝牡相反者。**貜**音据。按郭璞云：建平山中有之。大如狗，状如猴，黄黑色，多髯鬣。好奋头举石掷人。西山经云：崇吾之山有兽焉，状如禺而长臂善投，名曰举父。即此也。

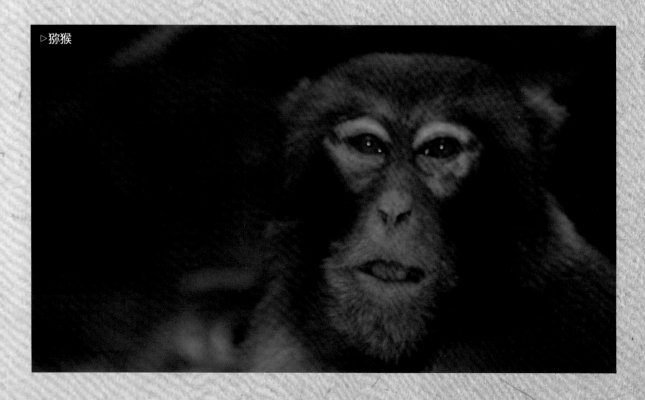

▶狝猴

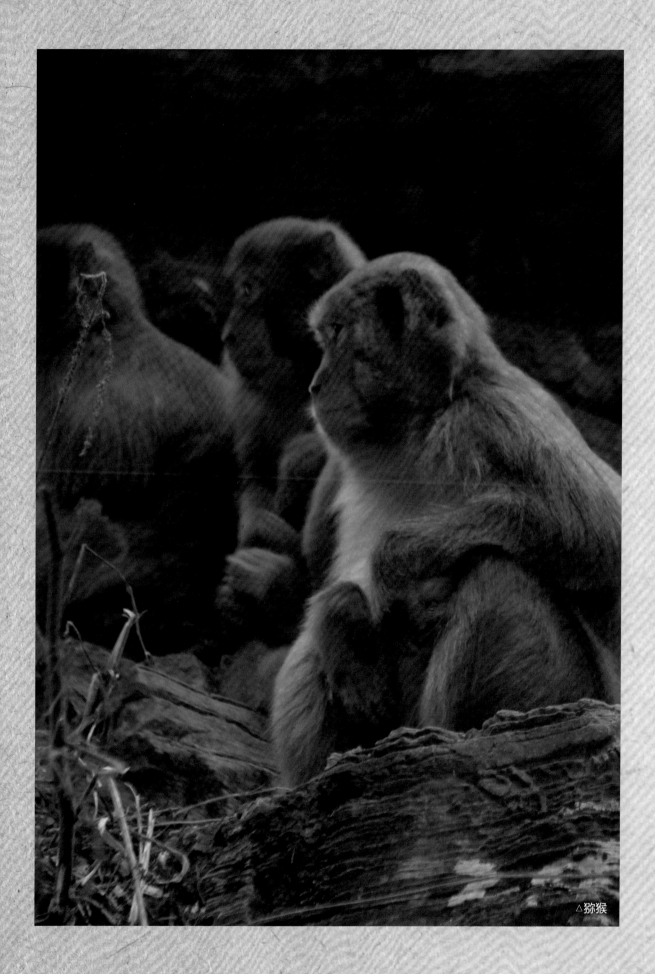

△猕猴

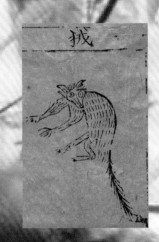

一猴

‖ 基原 ‖
据《纲目图鉴》《动物药志》《中华本草》《纲
目彩图》等综合分析考证，本品为猴科动物川金丝猴
Rhinopithecus roxellana Milne-Edwards。为国家一级保
护动物，是我国特有的珍贵动物，分布于西南和西北
少数高山地区。

戎、松二音。《拾遗》

猱

‖ 释名 ‖
猱难逃切。[时珍曰] 猱毛柔长如绒，可以藉，可
以缉，故谓之猱，而猱字亦从柔也。或云生于西
戎，故从戎也。猱古文作夒，象形。今呼长毛狗
为猱，取此象。

‖ 集解 ‖
[□□曰] 猱生山南山谷中，似猴而大，毛长，黄
赤色。人将其皮作鞍褥。[时珍曰] 杨亿《装苑》云：
猱出川峡深山中。其状大小类猿，长尾作金色，
俗名金线猱。轻捷善缘木，甚爱其尾。人以药矢
射之，中毒即自啮其尾也。宋时文武三品以上许
用猱座，以其皮为褥也。

▷川金丝猴（*Rhinopithecus roxellana*）

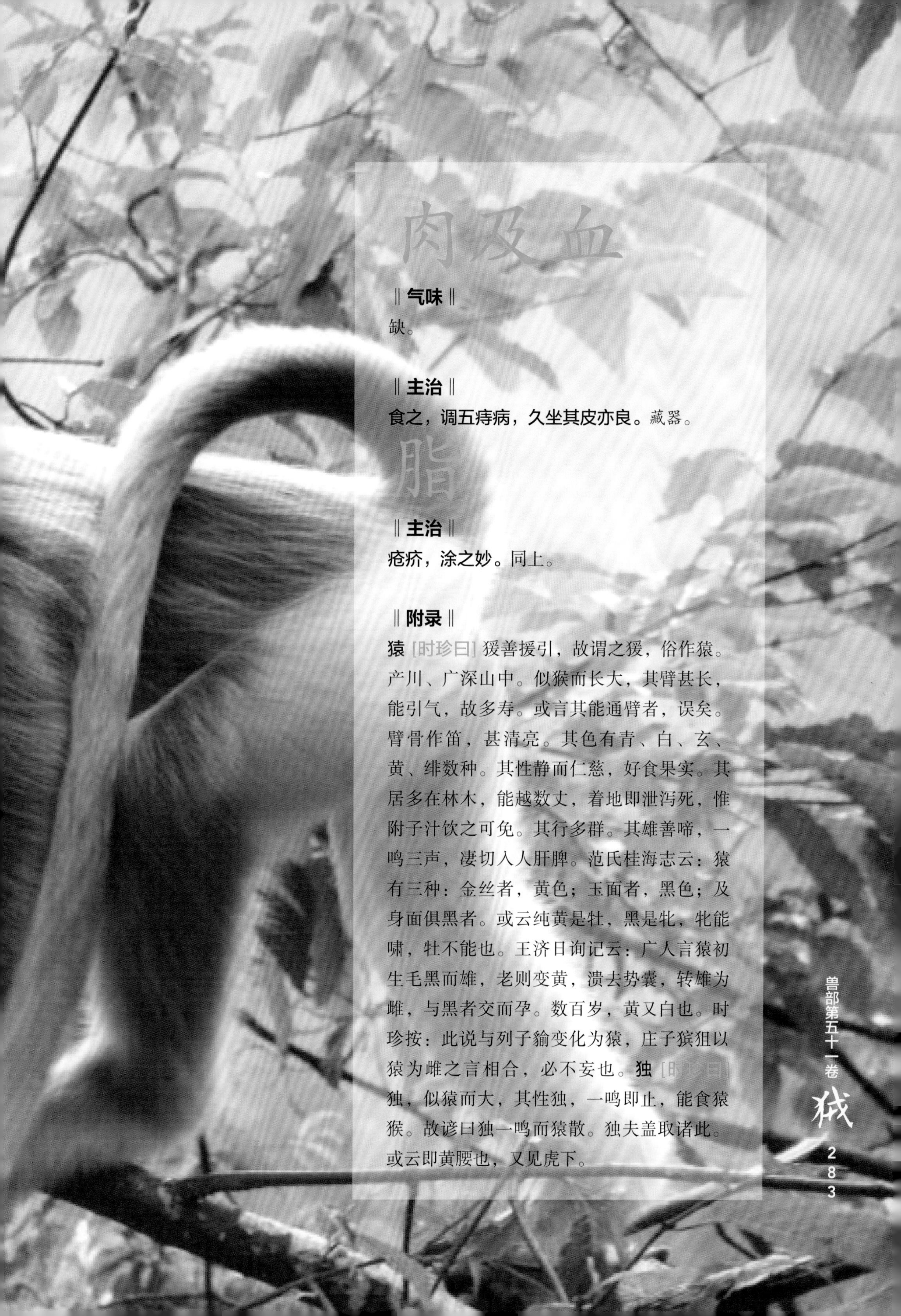

肉及血

‖气味‖

缺。

‖主治‖

食之，调五痔病，久坐其皮亦良。藏器。

脂

‖主治‖

疮疥，涂之妙。同上。

‖附录‖

猿 [时珍曰] 猨善援引，故谓之猨，俗作猿。产川、广深山中。似猴而长大，其臂甚长，能引气，故多寿。或言其能通臂者，误矣。臂骨作笛，甚清亮。其色有青、白、玄、黄、绯数种。其性静而仁慈，好食果实。其居多在林木，能越数丈，着地即泄泻死，惟附子汁饮之可免。其行多群。其雄善啼，一鸣三声，凄切入人肝脾。范氏桂海志云：猿有三种：金丝者，黄色；玉面者，黑色；及身面俱黑者。或云纯黄是牡，黑是牝，牝能啸，牡不能也。王济日询记云：广人言猿初生毛黑而雄，老则变黄，溃去势囊，转雄为雌，与黑者交而孕。数百岁，黄又白也。时珍按：此说与列子貐变化为猿，庄子猨狙以猿为雌之言相合，必不妄也。独 [时珍曰] 独，似猿而大，其性独，一鸣即止，能食猿猴。故谚曰独一鸣而猿散。独夫盖取诸此。或云即黄腰也，又见虎下。

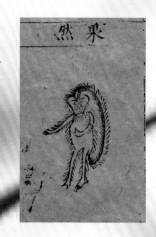

‖ 基原 ‖

《纲目图鉴》认为本品为猴科动物滇金丝猴 *Rhinopithecus bieti* Milne-Edwards。为国家一级保护动物，是我国特有的珍贵动物，分布于云南及西藏。

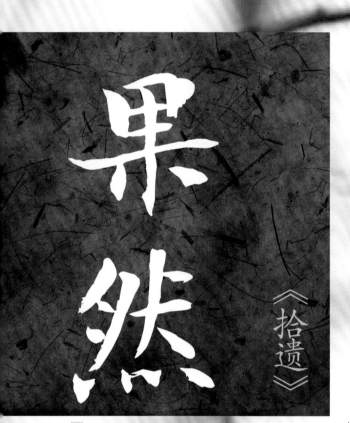

果然

《拾遗》

▷滇金丝猴（ *Rhinopithecus bieti* ）

‖ 释名 ‖

禺音遇。狖音又。或作狘、貁。蜼狖、垒二音。或作玃。仙猴。[时珍曰] 郭璞云：果然，自呼其名，罗愿云：人捕其一，则举群啼而相赴，虽杀之不去也；谓之果然，以来之可必也。大者为然，为禺；小者为狖，为蜼。南人名仙猴，俗作猓然。

‖ 集解 ‖

[藏器曰] 案南州异物志云：交州有果然兽，其

名自呼。状大于猿，其体不过三尺，而尾长过头。鼻孔向天，雨则挂木上，以尾塞鼻孔。其毛长柔细滑，白质黑文，如苍鸭胁边斑毛之状，集之为裘褥，甚温暖。尔雅：蜼，仰鼻而长尾，即此也。[时珍曰] 果然，仁兽也。出西南诸山中。居树上，状如猿，白面黑颊，多髯而毛采斑斓，尾长于身，其末有歧，雨则以歧塞鼻也。喜群行，老者前，少者后。食相让，居相爱，生相聚，死相赴。柳子所谓仁让孝慈者是也。古者画蜼为宗彝，亦取其孝让而有智也。或云犹豫之犹，即狄也。其性多疑，见人则登树，上下不一，甚至奔触，破头折胫。故人以比心疑不决者，而俗呼骏愚为痴猚也。

肉

‖气味‖

咸，平，无毒。

‖主治‖

疟瘅寒热，同五味煮臛食之，并坐其皮，取效。藏器。

‖发明‖

[时珍曰] 案钟毓果然赋云：似猴象猿，黑颊青身。肉非佳品。惟皮可珍。而吕氏春秋云：肉之美者，猩猩之炙。亦性各有不同耶。

‖附录‖

蒙颂 [时珍曰] 蒙颂一名蒙贵，乃蜼之又小者也。紫黑色，出交趾，畜以捕鼠，胜于猫、狸。獑猢音惭胡。许氏说文作斩蝯，乃蝯蜼之属。黑身，白腰如带，手有长毛，白色，似握版之状，蜀地志云：獑猢似猴而甚捷，常在树上，欻然腾跃，如飞鸟也。

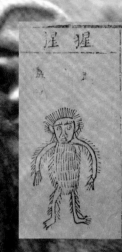

||基原||
　　据《纲目图鉴》《纲目彩图》等综合分析考证，本品为猩猩科动物猩猩 *Simia satyrus*。分布于亚洲的苏门答腊和加里曼丹。另外，现今世界上还有大猩猩 *Gorilla gorilla* Savage 和黑猩猩 *Pan troglodytes* Oken，均分布于非洲。

猩猩

本作狌。音生。《纲目》

▷黑猩猩（*Pan troglodytes*）

‖释名‖

[时珍曰] 猩猩能言而知来，犹惺惺也。

‖集解‖

[时珍曰] 猩猩自尔雅、逸周书以下数十说，今参集之云：出哀牢夷及交趾封溪县山谷中。状如狗及猕猴，黄毛如猿，白耳如豕，人面人足，长发，头颜端正，声如儿啼，亦如犬吠，成群伏行。阮汧云：封溪俚人以酒及草屐置道侧，猩猩见即呼人祖先姓名，骂之而去。顷复相与尝酒着屐，因而被擒，槛而养之。将烹则推其肥者，泣而遣之。西胡取其血染毛罽不黯，刺血必箠而问其数，至一斗乃已。又按礼记亦云猩猩能言，而郭义恭广志云猩猩不能言，山海经云猩猩能知人言，三说不同。大抵猩猩略似人形，如猿类耳。纵使能言，当若鹦鹉之属，亦不必尽如阮氏所说也。又罗愿尔雅翼云：古之说猩猩者，如豕、如狗、如猴。今之说猩猩者，与狒狒不相远。云如妇人被发祖足，无膝群行，遇人则手掩其形，谓之野人。据罗说则似乎后世所谓野女、野婆者也。岂即一物耶？

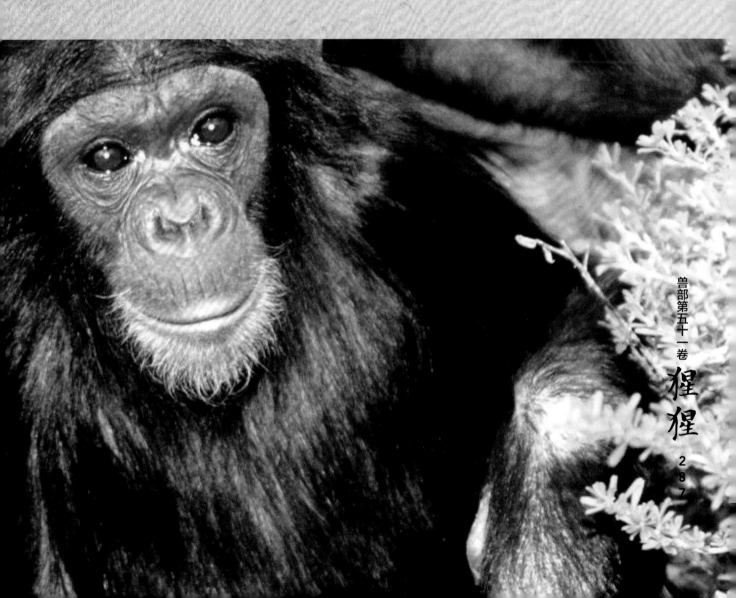

肉

‖气味‖

甘、咸，温，无毒。

‖主治‖

食之不昧不饥，令人善走，穷年无厌，可以辟谷。
时珍。出逸书、山海经、水经。

‖发明‖

[时珍曰] 逸书言猩猩肉食之令人不昧。其惺惺可知
矣。古人以为珍味，故荀子言猩猩能言笑，二足无
毛，而人啜其羹，食其肉。吕氏春秋云肉之美者，
猩猩之唇，獾獾之炙，是矣。

‖附录‖

野女 唐蒙博物志云：日南有野女，群行觅夫。其
状白色，遍体无衣襦。周密齐东野语云：野婆出南
丹州，黄发椎髻，裸形跣足，俨然若一媪也。群雌
无牡。上下山谷如飞猱。自腰已下有皮盖膝，每遇
男子必负去求合。尝为健夫所杀，至死以手护腰
间。剖之得印方寸，莹若苍玉，有文类符篆也。
[珍曰] 合此二说与前阮氏、罗氏之说观之，则野女
似即猩猩矣。又雄鼠卵有文如符篆，治鸟腋下有镜
印，则野婆之印篆非异也。亦当有功用，但人未
知耳。

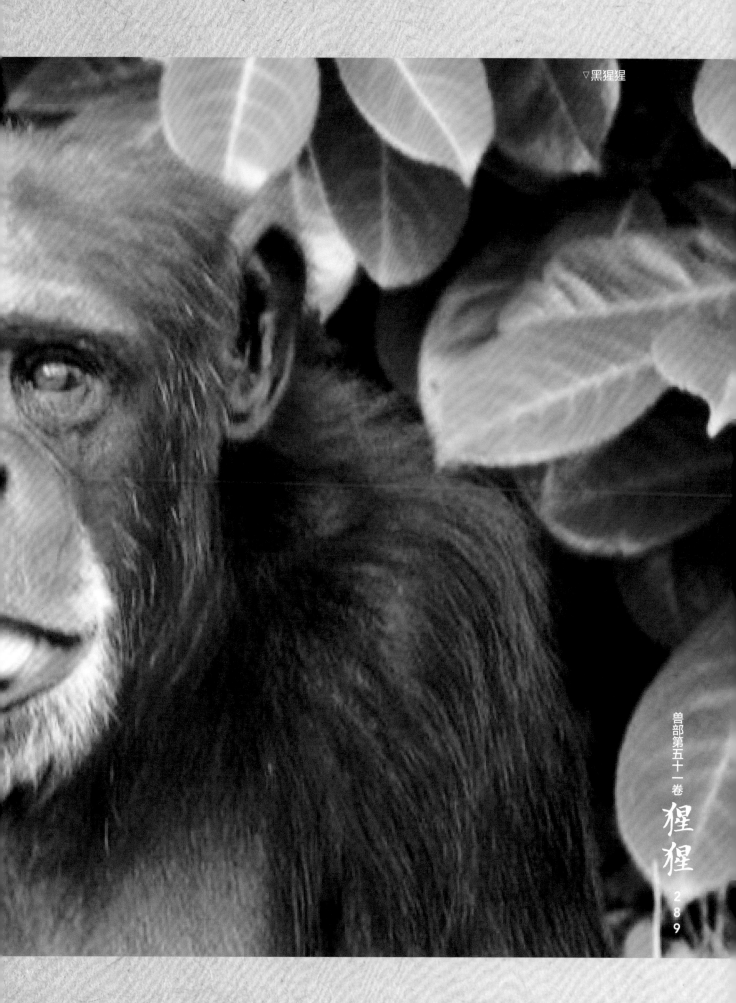

▽黑猩猩

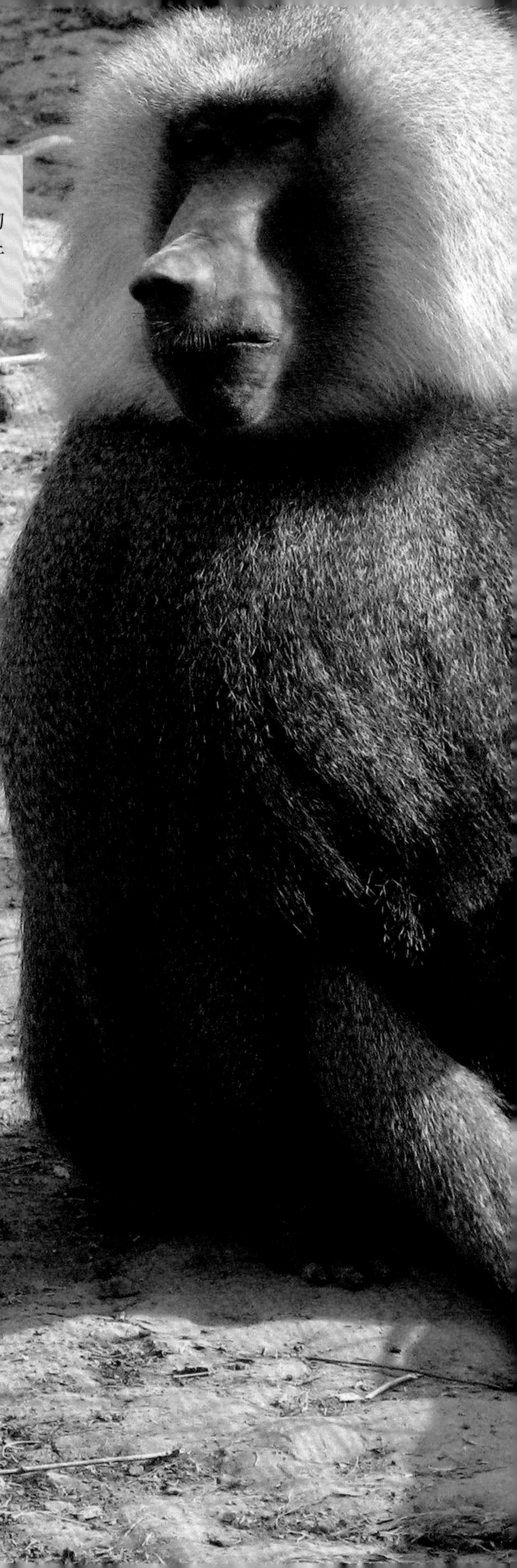

《纲目图鉴》认为本品为猴科动物狒狒 *Papio hamadryas*（猴科）。分布于非洲东北部及亚洲阿拉伯半岛。

狒狒

音费。《拾遗》

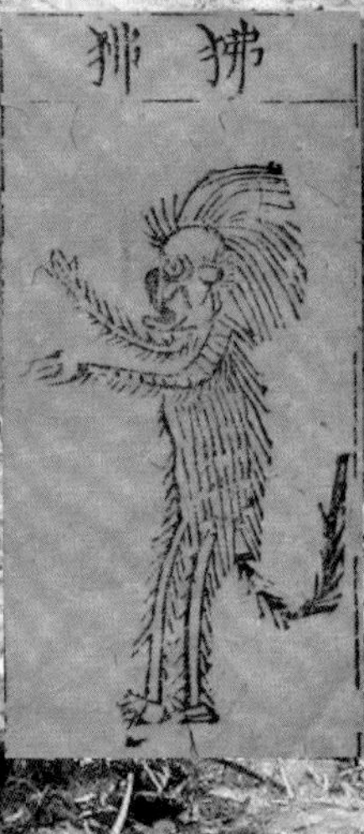

李时珍
纲目
全本图典
[第二十册]

2
9
0

狒狒（*Papio hamadryas*）

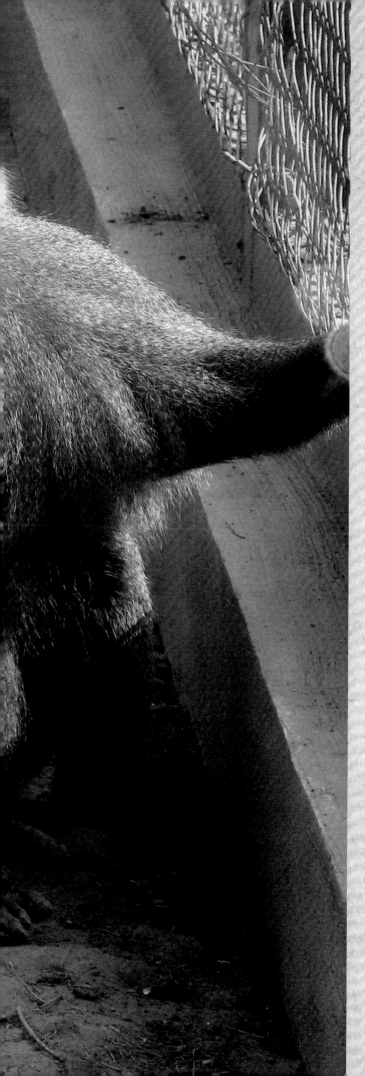

‖释名‖

猩猩与狒同。亦作**䑲**。**枭羊**山海经**野人**方舆志**人熊**。[时珍曰]尔雅作狒,说文作**猩**,从昌,从囟,从内,象形。许慎云:北人呼为土蝼。今人呼为人熊。按郭璞谓山都即狒狒,稍似差别,抑名同物异欤?

‖集解‖

[藏器曰]狒狒出西南夷,尔雅云:狒狒,如人被发,迅走食人。山海经:枭羊人面,长唇黑身,有毛反踵,见人则笑,笑则上唇掩目。郭璞云:交广及南康郡山中,亦有此物。大者长丈余,俗呼为山都。宋孝建中,獠人进雌雄二头。帝问土人丁銮。銮曰:其面似人,红赤色,毛似猕猴,有尾。能人言,如鸟声。善知生死,力负千钧。反踵无膝,睡则倚物。获人则先笑而后食之。猎人因以竹筒贯臂诱之,俟其笑时,抽手以锥钉其唇着额,任其奔驰,候死而取之。发极长,可为头髲。血堪染靴及绯,饮之使人见鬼也。帝乃命工图之。[时珍曰]按方舆志云:狒狒,西蜀及处州山中亦有之,呼为人熊。人亦食其掌,剥其皮。闽中沙县幼山有之,长丈余,逢人则笑,呼为山大人,或曰野人及山魈也。又邓德明南康记云:山都,形如昆仑人,通身生毛。见人辄闭目,开口如笑。好在深涧中翻石,觅蟹食之。珍按:邓氏所说,与北山经之山狪、述异记之山都、永嘉记之山鬼、神异经之山臊、玄中记之山精、海录碎事之山丈、文字指归之旱魃、搜神记之治鸟,俱相类,乃山怪也。今并附之。以备考证。

肉

‖气味‖

无毒。

‖主治‖

作脯，连脂薄割炙热，贴人癣疥，能引虫出，频易取瘥。藏器。

‖附录‖

山都 [时珍曰] 任昉述异记云：南康有神曰山都。形如人，长二丈余，黑色，赤目黄发。深山树中作窠，状如鸟卵，高三尺余，内甚光彩，体质轻虚，以鸟毛为褥，二枚相连，上雄下雌。能变化隐形，罕睹其状，若木客、山獐之类也。**山狌** [时珍曰] 北山经云：山狌状如犬而人面，善投，见人则笑，其行如风，见则天下大风。**木客** [又曰] 幽明录云：生南方山中。头面语言不全异人，但手脚爪如钩利。居绝岩间，死亦殡殓。能与人交易，而不见其形也。今南方有鬼市，亦类此。又有木客鸟，见禽部。**山獐** [又曰] 东方朔神异经云：西方深山有人，长丈余，袒身，捕虾、蟹，就人火炙食之。名曰山獐，其名自呼。人犯之则发寒热。盖鬼魅耳，所在亦有之。惟畏爆竹熚煿声。刘义庆幽明录云：东昌县山岩间有物如人，长四五尺，裸身被发，发长五六寸，能作呼啸声，不见其形。每从涧中发石取虾、蟹，就火炙食。永嘉记云：安国县有山鬼，形如人面，一脚，仅长一尺许。好盗伐木人盐，炙石蟹食。人不敢犯之，能令人病及焚居也。玄中记云：山精如人，一足，长三四尺。食山蟹，夜出昼伏。千岁蟾蜍能食之。抱朴子云：山精形如小儿，独足向后。夜喜犯人，其名曰魁，呼其名则不能犯人。白泽图云：山之精，状如鼓，色赤，一足，名曰夔，亦曰挥文，呼之可使取虎豹。海录碎事云：岭南有物，一足反踵，手足皆三指。雄曰山丈，雌曰山姑，能夜叩人门求物也。神异经云：南方有魃，一名旱母，长二三尺，裸形，目在顶上，行走如风。见则大旱，遇者得之投溷中，则旱除。文字指归云：旱魃，山鬼也。所居之处天不雨。女魃入人家，能窃物以出；男魃入人家，能窃物以归。时珍谨按：诸说虽少有参差，大抵俱是怪类，今俗所谓独脚鬼者是也。迩来处处有之。能隐形入人家淫乱，致人成疾，放火窃物，大为家害。法术不能驱，医药不能治，呼为五通、七郎诸神而祀之，盖未知其原如此。故备载之，非但博闻而已。其曰呼其名则无害，千岁蟾蜍能食之者，非治法欤？引申触类，必有能制之者。又有治鸟，亦此类，见禽部。精怪之属甚伙，皆为人害。惟白泽图、玄中记、抱朴子、酉阳杂俎诸书载之颇悉，起居者亦不可不知。然正人君子，则德可胜妖，自不敢近也。

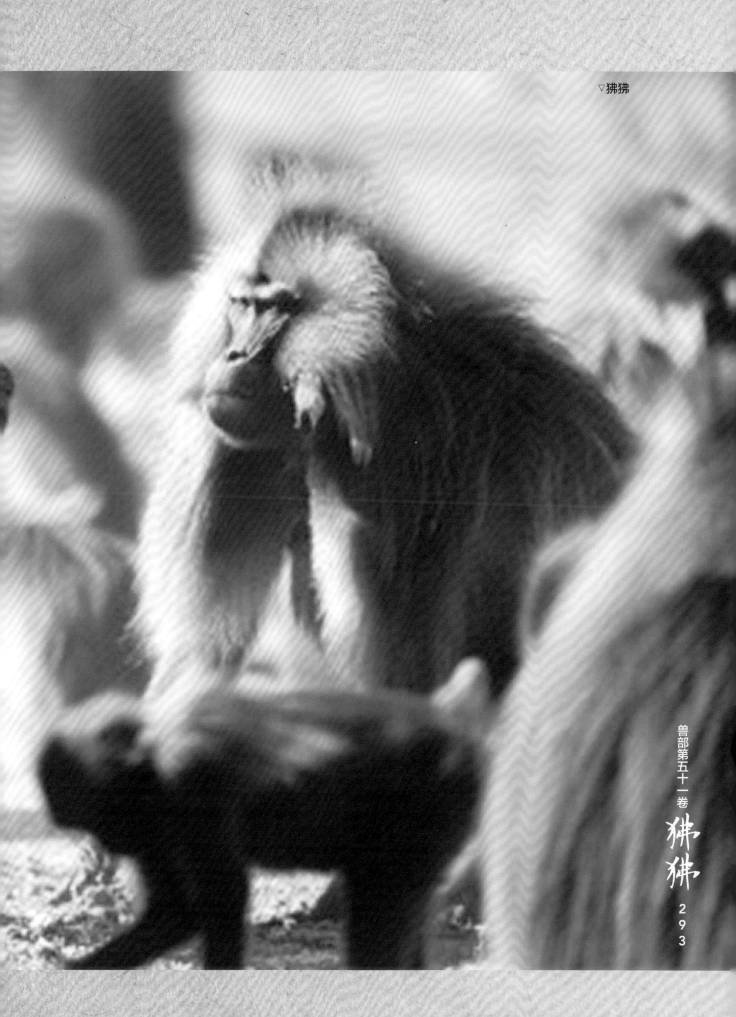

▽狒狒

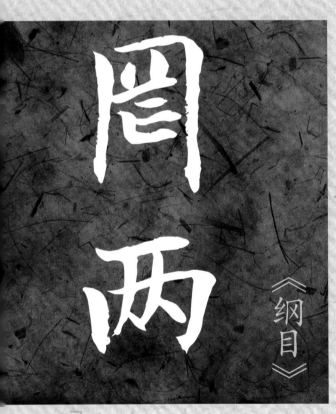

周两

《纲目》

‖集解‖

[时珍曰] 罔两一作魍魉。又作方良，周礼方相氏执戈入圹，以驱方良，是矣。罔两好食亡者肝，故驱之。其性畏虎、柏，故墓上树石虎，植柏。国语云：木石之怪，夔、罔两；水石之怪，龙、罔象。即此。述异记云：秦时陈仓人猎得兽，若彘若羊。逢二童子曰：此名弗述，又名蝹，在地下食死人脑。但以柏插其首则死。此即罔两也。虽于药石无与，而于死人有关，故录之。其方相有四目，若二目者为魌，皆鬼物也，古人设人像之。昔费长房识李娥药丸用方相脑，则其物亦入辟邪方药，而法失传矣。

‖集解‖

[时珍曰] 按白泽图云：木之精名曰彭侯，状如黑狗，无尾，可烹食。千岁之木有精曰贾朏，状如豚，食之味如狗。搜神记云：吴时敬叔伐大樟树血出，中有物，人面狗身。敬叔云：此名彭侯。乃烹而食之，味如狗也。

肉

‖气味‖

甘、酸，温，无毒。

‖主治‖

食之辟邪，令人志壮。白泽。

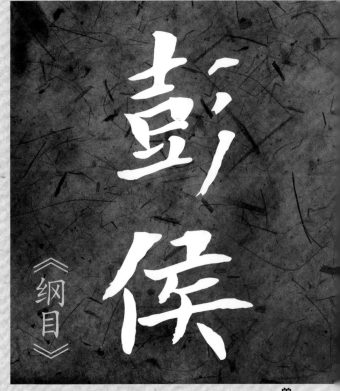

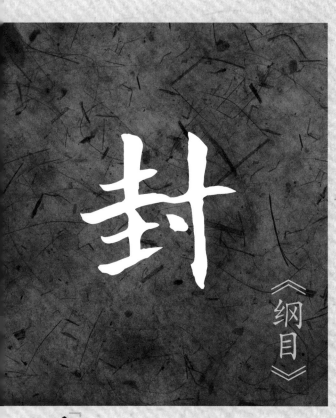

封

《纲目》

‖集解‖

[时珍曰] 按江邻几杂志云：徐积于庐州河次得一小儿，手无指无血，惧而埋之。此白泽图所谓封，食之多力者也。田汝成西湖志云：董表仪撤屋掘土，得一肉块。术士云：太岁也。弃之，亦无害。又山海经务隅之山，及开明南、北，东南海外并有视肉。郭璞注云：聚肉形如牛肝，有两目。食之无尽，寻复生如旧也。此皆封类可食者，但人不知耳。又海中一种土肉，正黑，长五寸，大如小儿臂，有腹无口目，有三十足，可炙食。此又虫、鱼之属，类乎封者也。

本草纲目

人部第五十二卷

人之一凡三十五种，附二条

据《动物药志》《中华本草》《大辞典》《汇编》等综合分析考证，本品为人科健康人 *Homo sapiens* L. 的头发。其制成的炭化物称"血余炭"，产于全国各地。《药典》收载血余炭药材为人发制成的炭化物；取头发，除去杂质，碱水洗去油垢，清水漂净，晒干，焖煅成炭，放凉。

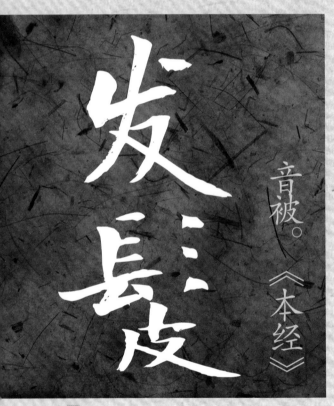

音被。《本经》

发髲

‖ 释名 ‖

鬒音总。甄立言。髢髢音剃。亦作鬄。[李当之曰] 发髲是童男发。[弘景曰] 不知发髲审是何物。髢字书记所无。或作蒜字，今人呼斑发为蒜发，书家亦呼乱发为鬄，恐即髲也。童男之理，或未全明。[恭曰] 此发髲根也，年久者用之神效。字书无髮字，即发字之误矣。既有乱发，则发髲去病。用陈久者，如船茹、败天公、蒲席，皆此例也。甄立言本草作鬒，鬒亦发也。鬄乃发美貌，有声无质，陶说非矣。[宗奭曰] 发髲、乱发，自是两等。发髲味苦，即陈旧经年岁者，如橘皮、半夏取陈者主药更良之义。今人谓之头髲。其乱发条中自无用髲之义，二义甚明，不必过搜索也。[时珍曰] 发髲，乃剪髢下发也；乱发，乃梳栉下发也。按许慎说文云：大人曰髡，小儿曰剃。顾野王玉篇云：髲，鬄也。鬄，发髲也。二说甚明。古者刑人鬄发，妇人以之被髻，故谓之发髲。周礼云王后夫人之服，有以发髲为首饰者是矣。又诗云：鬒发如云，不屑髢也。甄权所谓发髲，雷敩所谓二十男子顶心剪下发者，得之矣。李当之以为童男发，陶弘景以为髲发，苏恭以为发根，宗奭以为陈发者，并误矣。且顾野王在苏恭之前，恭不知玉篇有髲字，亦欠考矣。毛苌诗传云：被之僮僮。被，首饰也。编发为之，即此髲也。

‖ 修治 ‖

[敩曰] 发髲，是男子年二十已来，无疾患，颜貌红白，于顶心剪下者。入丸药膏中用，先以苦参水浸一宿，漉出入瓶子，以火煅赤，放冷研用。[时珍曰] 今人以皂荚水洗净，晒干，入罐固济，煅存性用，亦良。

‖ 气味 ‖

苦，温，无毒。别录：小寒。

‖ 主治 ‖

五癃关格不通，利小便水道，疗小儿惊，大人痓。仍自还神化。本经。合鸡子黄煎之，消为水，疗小儿惊热百病。别录。止血闷血运，金疮伤风，血痢，入药烧存性。用煎膏，长肉消瘀血。大明。

‖ 发明 ‖

[韩保升曰] 本经云：自还神化。李当之云：神化之事，未见别方。按异苑云：人发变为鳝鱼。神化之异，应此者也。又 [藏器曰] 生人发挂果树上，乌鸟不敢来食其实。又人逃走，取其发于纬车上却转之，则迷乱不知所适。此皆神化。[时珍曰] 发者血之余。埋之土中，千年不朽，煎之至枯，复有液出。误食入腹，变为瘕虫；煅治服饵，令发不白。此正神化之应验也。

‖ 附方 ‖

旧二，新四。**石淋痛涩** 发髲烧存性，研末。每服用一钱，井水服之。肘后方。**伤寒黄病** 发髲烧研，水服一寸匕，日三。伤寒类要。**胎衣不下** 乱发、头髲结，撩喉、口中。孙真人方。**小儿客忤** 因见生人所致。取来人囟上发十茎、断儿衣带少许，合烧研末。和乳饮儿，即愈。千金方。**急肚疼病** 用本人头发三十根，烧过酒服。即以水调芥子末，封在脐内，大汗如雨，即安。谈野翁方。**瘰疬恶疮** 生发灰，米汤服二钱。外以生发灰三分，皂荚刺灰二分，白及一分，为末。干掺，或以猪胆汁调。直指方。

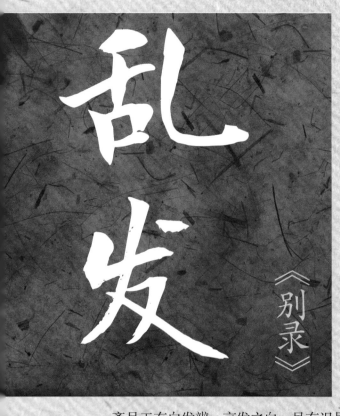

乱发 《别录》

‖释名‖

血余纲目 **人退**。[时珍曰] 头上曰发，属足少阴、阳明；耳前曰鬓，属手、足少阳；目上曰眉，属手、足阳明；唇上曰髭，属手阳明；颏下曰须，属足少阴、阳明；两颊曰髯，属足少阳。其经气血盛，则美而长；气多血少，则美而短；气少血多，则少而恶；气血俱少，则其处不生。气血俱热，则黄而赤；气血俱衰，则白而落。素问云：肾之华在发。王冰注云：肾主髓，脑者髓之海，发者脑之华，脑减则发素。滑寿注云：水出高原，故肾华在发。发者血之余，血者水之类也。今方家呼发为血余，盖本此义也。龙木论谓之人退焉。叶世杰草木子云：精之荣以须，气之荣以眉，血之荣以发。类苑云：发属心，禀火气而上生；须属肾，禀水气而下生；眉属肝，禀木气而侧生。故男子肾气外行而有须，女子、宦人则无须，而眉发不异也。说虽不同，亦各有理，终不若分经者为的。刘君安云：欲发不落，梳头满千遍。又云：发宜多梳，齿宜数叩。皆摄精益脑之理尔。又昆斋吴玉有白发辨，言发之白，虽有迟早老少，皆不系寿之修短，由祖传及随事感应而已。援引古今为证，亦自有理。文多不录。

‖气味‖

苦，微温，无毒。

‖主治‖

咳嗽，五淋，大小便不通，小儿惊痫，止血。鼻衄，烧灰吹之立已。别录。烧灰，疗转胞，小便不通，赤白痢，哽噎，痈肿，狐尿刺，尸疰，疗肿骨疽杂疮。苏恭。消瘀血，补阴甚捷。震亨。

‖发明‖

[时珍曰] 发乃血余，故能治血病，补阴，疗惊痫，去心窍之血。刘君安以己发合头垢等分烧存性，每服豆许三丸，名曰还精丹，令头不白。又老唐方，亦用自己乱发洗净，每一两入川椒五十粒，泥固，入瓶煅黑研末，每空心酒服一钱，令发长黑。此皆补阴之验也。用椒者，取其下达尔。[弘景曰] 俗中妪母为小儿作鸡子煎，用其父梳头乱发，杂鸡子黄熬，良久得汁，与儿服，去痰热，疗百病。

‖附方‖

旧十六，新二十四。**孩子热疮**乱发一团如梨子大，鸡子黄十个，煮熟，同于铫子内熬，至甚干始有液出，旋置盏中，液尽为度。用傅疮上，即以苦参粉粉之，神妙。详见鸡子黄下。刘禹锡传信方。**小儿斑疹**发灰，饮服三钱。子母秘录。**小儿断脐**即用清油调发灰傅之，不可伤水。脐湿不干，亦傅之。**小儿重舌**欲死者。以乱发灰半钱，调傅舌下。不住用之。简要济众。**小儿燕口**两角生疮。烧乱发，和猪脂涂之。子母秘录。**小儿吻疮**发灰，和猪脂涂之。圣惠方。**小儿惊啼**乱发烧研，乳汁或酒服少许，良。千金。**鼻血眩冒**欲死者。乱发烧研，水服方寸匕，仍吹之。梅师方。**鼻血不止**血余，烧灰吹之，立止，永不发。男用母发，女用父发。圣惠：用乱发灰一钱，人中白五分，麝香少许，为末，嗋鼻。名三奇散。**肺疽吐血**发灰一钱，米醋二合，白汤一盏，调服。三因方。**咳嗽有血**小儿胎发灰，入麝香少许，酒下。每个作一服，男用女，女用男。朱氏集验。**齿缝出血**头发切，入铫内炒存性，研，掺之。华佗中藏经。**肌肤出血**胎发烧灰，傅之即止。或吹入鼻中。证治要诀。**诸窍出血**头发、败棕、陈莲蓬，并烧灰等分。每服三钱，木香汤下。圣惠方。**上下诸血**或吐血，或心衄，或内崩，或舌上出血如簪孔，或鼻衄，或小便出血，并用乱发灰，水服方寸匕，一日三服。圣济。**无故遗血**乱发及爪甲烧灰，酒服方寸匕。千金方。**小便尿血**发灰二钱，醋汤服。永类方。**血淋苦痛**乱发烧存性二钱，入麝少许，米饮服。圣惠方。**大便泻血**血余半两烧灰，鸡冠花、柏叶各一两，为末。卧时酒服二钱，来早以温酒一盏投之。一服见效。普济。**胎产便血**发灰，每饮服二钱。昝殷产宝。**女人漏血**乱发洗净烧研，空心温酒服一钱。妇人良方。**月水不通**童男、童女发各三两烧灰，斑蝥二十一枚，糯米炒黄，麝香一钱，为末。每服一钱，食前热姜酒下。普济方。**妇人阴吹**胃气下泄，阴吹而正喧，此谷气之实也，宜猪膏发煎导之。用猪膏半斤，乱发鸡子大三枚，和煎，发消药成矣。分再服，病从小便中出也。张仲景方。**女劳黄疸**因大热大劳交接后入水所致。身目俱黄，发热恶寒，小腹满急，小便难。用膏发煎治之，即上方。肘后方。**黄疸尿赤**乱发灰，水服一钱，日三次，秘方也。肘后。**大小便闭**乱发灰三指撮，投半升水服。姚氏。**干霍乱病**胀满烦躁。乱发一团烧灰，盐汤二升，和服取吐。十便良方。**尸疰中恶**子母秘录用乱发如鸡子大，烧研，水服。一方：用乱发灰半两，杏仁半两去皮、尖，研，炼蜜丸梧子大。每温酒日下二三十丸。**破伤中风**乱发如鸡子大，无油器中熬焦黑，研，以好酒一盏沃之，入何首乌末二钱，灌之。少顷再灌。本草衍义。**沐发中风**方同上。**令发长黑**乱发洗晒，油煎焦枯，研末，擦发良。圣惠。**擦落耳鼻**头发瓶盛泥固，煅过研末，以擦落耳、鼻，乘热蘸发灰缀定，软帛缚住，勿令动，自生合也。经验良方。**耳卒肿痛**裹杏仁末塞之。圣惠方。**吞发在咽**取自己乱发烧灰，水服一钱。延龄至宝方。**蜈蚣螫咬**头发烧烟熏之。**疔肿恶疮**乱发、鼠屎等分，烧灰。针入疮内，大良。圣惠方。**疮口不合**乱发、露蜂房、蛇蜕皮各烧存性一钱，用温酒食前调服，神妙。苏沈良方。**下疳湿疮**发灰一钱，枣核七个，烧研，洗贴。心镜。**大风疠疮**用新竹筒十个，内装黑豆一层，头发一层，至满，以稻糠火盆内煨之。候汁滴出，以盏接承，翎扫疮上，数日即愈。亦治诸疮。邵真人经验方。

△血余炭药材

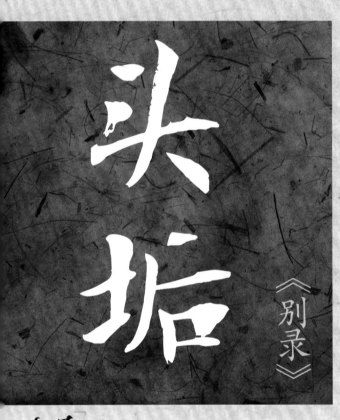

头垢

《别录》

‖释名‖

梳上者名曰百齿霜。[弘景曰] 术云，头垢浮针，以肥腻故耳。今当用悦泽人者，其垢可丸也。

‖气味‖

咸、苦，温，有毒。

‖主治‖

淋闭不通。别录。疗噎疾，酸浆煎膏用之，立愈。又治劳复。弘景。中蛊毒、蕈毒，米饮或酒化下，并取吐为度。大明。

‖附方‖

旧九，新十五。天行劳复含头垢枣核大一枚，良。类要。预防劳复伤寒初愈，欲令不劳复者。头垢烧研，水丸梧子大，饮服一丸。外台秘要。**头身俱痛**烦闷者。头垢豆许，水服。囊盛蒸豆，熨之。肘后。**小儿霍乱**梳垢，水服少许。**小儿哭疰**方同上。**百邪鬼魅**方同上。并千金。**妇人吹乳**百齿霜，以无根水丸梧子大。每服三丸，食后屋上倒流水下，随左右暖卧，取汗甚效。或以胡椒七粒，同百齿霜和丸，热酒下，得汗立愈。卫生宝鉴。**妇人乳疬**酒下梳垢五丸，即退消。**妇人足疮**经年不愈，名裙风疮。用男子头垢，桐油调作隔纸膏，贴之。并简便。**臁胫生疮**头垢、枯矾研匀，猪胆调傅。寿域方。**下疳湿疮**蚕茧盛头垢，再以一茧合定，煅红，出火毒研，搽。杨氏。**小儿紧唇**头垢涂之。肘后方。**菜毒脯毒**凡野菜、诸脯肉、马肝、马肉毒。以头垢枣核大，含之咽汁，能起死人。或白汤下亦可。小品方。**自死肉毒**故头巾中垢一钱，热水服，取吐。**猘犬毒人**头垢、猬皮等分烧灰，水服一杯，口噤者灌之。犬咬人疮重发者，以头垢少许纳疮中，用热牛屎封之。**诸蛇毒人**梳垢一团，尿和傅上。仍炙梳出汗，熨之。并千金方。**蜈蚣螫人**头垢、苦参末，酒调傅之。篑中。**蜂蚕螫人**头垢封之。**虫蚁螫人**同上。并集简。**竹木刺肉**不出。头垢涂之，即出。刘涓子。**飞丝入目**头上白屑少许，揩之即出。物类相感志。**赤目肿痛**头垢一芥子，纳入取泪。摘玄方。**噎吐酸浆**浆水煎头垢豆许，服一杯效。普济方。

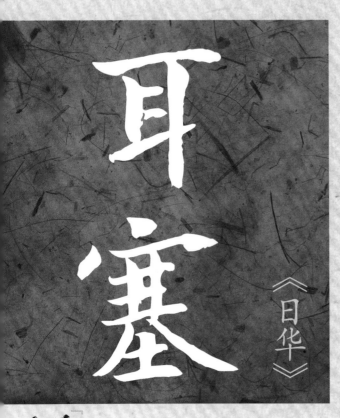

耳塞《日华》

‖释名‖

耳垢纲目**脑膏**日华**泥丸脂。**[时珍曰] 修真指南云：肾气从脾右畔上入于耳，化为耳塞。耳者，肾之窍也。肾气通则无塞，塞则气不通，故谓之塞。

‖气味‖

咸、苦，温，有毒。

‖主治‖

颠狂鬼神及嗜酒。大明。**蛇、虫、蜈蚣螫者，涂之良。**时珍。

‖附方‖

新六。**蛇虫螫伤**入耳垢、蚯蚓屎，和涂，出尽黄水，立愈。寿域方。**破伤中风**用病人耳中膜，并刮爪甲上末，唾调，涂疮口，立效。儒门事亲方。**抓疮伤水**肿痛难忍者。以耳垢封之，一夕水尽出而愈。郑师甫云：余常病此，一丐传此方。**疔疽恶疮**生人脑，即耳塞也、盐泥等分，研匀，以蒲公英汁和作小饼封之，大有效。圣惠。**一切目疾**耳塞晒干。每以粟许，夜夜点之。圣惠方。**小儿夜啼惊热。**用人耳塞，石莲心、人参各五分，乳香二分，灯花一字，丹砂一分，为末。每薄荷汤下五分。普济。

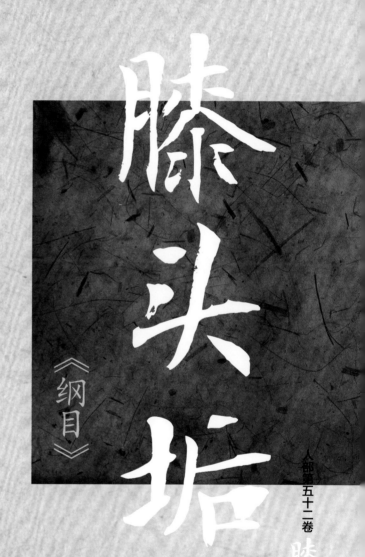

‖主治‖

唇紧疮，以绵裹烧研傅之。外台。

膝头垢

《纲目》

据《中华本草》《动物药志》《大辞典》等综合
分析考证，本品为人科健康人剪下来的指甲。

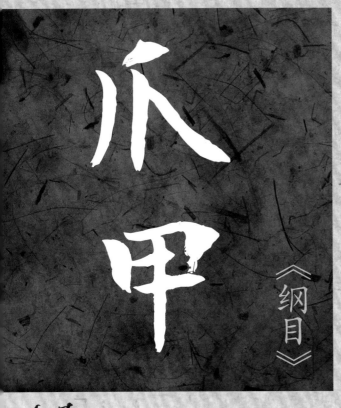

‖ 释名 ‖

筋退。[时珍曰] 爪甲者，筋之余，胆之外候
也。灵枢经云：肝应爪，爪厚色黄者胆厚，
爪薄色红者胆薄；爪坚色青者胆急，爪软色
赤者胆缓；爪直色白者胆直，爪恶色黑者
胆结。

‖ 气味 ‖

甘、咸，无毒。

‖ 主治 ‖

鼻衄，细刮嗜之，立愈。众人甲亦可。宗
奭。催生，下胞衣，利小便，治尿血，及阴
阳易病，破伤中风，去目翳。时珍。怀妊妇
人爪甲：取末点目，去翳障。藏器。

‖ 附方 ‖

旧三，新二十。**斩三尸法**太上玄科云：常以
庚辰日去手爪，甲午日去足爪。每年七月十

六日将爪甲烧灰，和水服之。三尸九虫皆灭，名曰斩三尸。一云：甲寅日三尸游两手，翦去手爪甲；甲午日三尸游两足，翦去足爪甲。**消除脚气**每寅日割手足甲，少侵肉，去脚气。外台秘要。**破伤中风**手足十指甲，香油炒研，热酒调。呷服之，汗出便好。普济治破伤风，手足颤掉，搐摇不已。用人手足指甲烧存性六钱，姜制南星、独活、丹砂各二钱，为末。分作二服，酒下，立效。**阴阳易病**用手足爪甲二十片，中衣裆一片，烧灰。分三服，温酒下。男用女，女用男。**小儿腹胀**父母指爪烧，傅乳上饮之。千金。**小便转胞**自取爪甲，烧灰水服。**男女淋疾**同上。并肘后。**小便尿血**人指甲半钱，头发一钱半，烧研末。每服一钱，空心温酒下。圣济录。**妊娠尿血**取夫爪甲烧灰，酒服。千金方。**胞衣不下**取本妇手足爪甲，烧灰酒服。即令有力妇人抱起，将竹筒于胸前赶下。圣惠。**诸痔肿痛**蚕茧内入男子指甲令满，外用童子顶发缠裹，烧存性，研末，蜜调傅之。仍日日吞牛胆制过槐子，甚效。万表积善堂方。**针刺入肉**凡针折入肉，及竹木刺者。刮人指甲末，同酸枣捣烂，涂之。次日定出。圣惠方。**飞丝入目**刮爪甲末，同津液点之，其丝自聚拔出也。危氏得效方。**物入目中**左手爪甲，刀刮屑末，灯草蘸点翳上，三次即出也。**瘢痘生翳 一切目疾**并以木贼擦取爪甲末，同朱砂末等分，研匀，以露水搜，丸芥子大。每以一粒点入目内。圣惠。**目生花翳**刀刮爪甲细末，和乳点之。集简方。**目生珠管**手爪甲烧灰、贝齿烧灰、龙骨各半两为末，每用少许，点珠管上，日点三四次。圣惠方。**积年泻血**百药不效。用人指甲炒焦、麝香各二钱半，干姜炮三两，白矾枯过、败皮巾烧灰各一两，为末。每粥饮一钱，日二服。圣济总录。**鼻出衄血**刀刮指甲细末，吹之即止，试验。简便方。

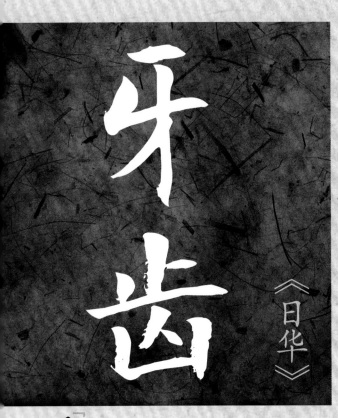

牙齿 《日华》

‖释名‖

[时珍曰] 两旁曰牙，当中曰齿。肾主骨，齿者骨之余也。女子七月齿生，七岁齿龀，三七肾气平而真牙生，七七肾气衰，齿槁发素。男子八月齿生，八岁齿龀，三八肾气平而真牙生，五八肾气衰，齿槁发堕。钱乙云：小儿变蒸蜕齿，如花之易苗。不及三十二齿者，由蒸之不及其数也。

‖气味‖

甘、咸，热，有毒。

‖主治‖

除劳治疟，蛊毒气。入药烧用。藏器。治乳痈未溃，痘疮倒黡。时珍。

‖发明‖

[时珍曰] 近世用人牙治痘疮陷伏，称

为神品，然一概用之，贻害不浅。夫齿者，肾之标，骨之余也。痘疮则毒自肾出，方长之际，外为风寒秽气所冒，腠理闭塞，血涩不行，毒不能出，或变黑倒黡。宜用此物，以酒、麝达之，窜入肾经，发出毒气，使热令复行，而疮自红活，盖劫剂也。若伏毒在心，昏冒不省人事，及气虚色白，痒塌不能作脓，热痹紫泡之证，止宜解毒补虚。苟误用此，则郁闷声哑，反成不救，可不慎哉？高武痘疹管见云：左仲恕言变黑归肾者，宜用人牙散。夫既归肾矣，人牙岂能复治之乎？

‖附方‖

旧一，新七。**痘疮倒黡**钱氏小儿方用人牙烧存性，入麝香少许，温酒服半钱。闻人规痘疹论云：人牙散：治痘疮方出，风寒外袭，或变黑，或青紫，此倒黡也。宜温肌发散，使热气复行而斑自出。用人齿脱落者，不拘多少，瓦罐固济，煅过出火毒，研末。出不快而黑陷者，獖猪血调下一钱；因服凉药，血涩倒陷者，入麝香，温酒服之，其效如神。无价散：用人牙、猫牙、猪牙、犬牙等分，火煅研末，蜜水调服一字。**乳痈未溃**人牙齿烧研，酥调贴之。肘后方。**五般聤耳**出脓血水。人牙烧存性，麝香少许，为末吹之。名佛牙散。普济方。**漏疮恶疮**干水生肌。用人牙灰、油发灰、雄鸡内金灰，各等分为末，入麝香、轻粉少许，油调傅之。直指方。**阴疽不发**头凹沉黯，不疼无热，服内补散不起。必用人牙煅过、穿山甲炙各一分，为末。分作两服，用当归、麻黄煎酒下。外以姜汁和面傅之。又方：川乌头、硫黄、人牙煅过为末，酒服亦妙。杨仁斋直指方。

‖ 基原 ‖
《动物药志》《中华本草》《大辞典》收载本品为甘草末置竹筒内，于人粪坑中浸渍后的制成品。五十年代初尚有商品，现今少见。甘草末参见第十二卷"甘草"项下。

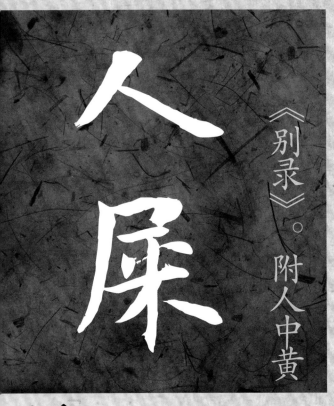

人屎

《别录》。附人中黄

‖ 释名 ‖
人粪别录大便。[时珍曰] 屎粪乃糟粕所化，故字从米，会意也。

‖ 气味 ‖
苦，寒，无毒。

‖ 主治 ‖
时行大热狂走，解诸毒，捣末，沸汤沃服之。别录。伤寒热毒，水渍饮之，弥善。新者，封疔肿，一日根烂。苏恭。骨蒸劳复，痈肿发背疮漏，痘疮不起。时珍。

粪清

‖ 释名 ‖
黄龙汤弘景还元水菽园记人中黄。[弘景曰] 近城市人以空罂塞口，纳粪中，积年得汁，甚黑而苦，名为黄龙汤，疗温病垂死者皆瘥。[大明曰] 腊月截淡竹去青皮，浸渗取汁，治天行热疾中毒，名粪清。浸皂荚、甘蔗，治天行热疾，名人中黄。[震亨曰] 人中黄，以竹筒入甘草末于内，竹木塞两头，冬月浸粪缸中，立春取出，悬风处阴干，破竹取草，晒干用。[汪机曰] 用棕皮绵纸上铺黄土，浇粪汁淋土上，滤取清汁，入新瓮内，碗覆定，埋土中一年取出，清若泉水，全无秽气，年久者弥佳，比竹筒渗法更妙。

‖ 主治 ‖
天行热狂热疾，中毒，蕈毒，恶疮。大明。热毒湿毒，大解五脏实热。饭和作丸，清痰，消食积，降阴火。震亨。

‖ 附方 ‖
旧十三，新二十。劳复食复人屎烧灰，酒服方寸匕。千金方。热病发狂奔走似癫，如见鬼神，久不得汗，及不知人事者。以人中黄入大罐内，以泥固济，煅半日，去火毒，研末。新汲水服三钱。未退再服。斗门方。**大热狂渴**干陈人屎为末，于阴地净黄土中作五六寸小坑，将末三两匙于坑中，以新汲水调匀，良久澄清，细细与饮即解。世俗谓之地清。寇宗奭衍义。**劳极骨蒸**亦名伏连传尸，此方甚验。用人屎、小便各一升，新粟米饭五升，六月六日曲半饼，以瓶盛，封密室中，二七日并消，亦无恶气。每旦服一合，午再服之，神效。张文仲备急方。**骨蒸热劳**取人屎干者，烧令外黑，纳水中澄清。每旦服一小升，薄晚服童便一小升，以瘥为度。既常服，可就作坑，烧屎三升，夜以水三升渍之，稍稍减服。此方神妙，非其人莫浪传之。外台秘要。**呕血吐痰**心烦骨蒸者。人中黄为末，每服三钱，茜根汁、竹沥、姜汁和匀，服之。丹溪心法。**鼻衄不止**人屎尖烧灰，水服一二钱，并吹鼻中。千金方。**噎膈反胃**诸药不效。真阿魏一钱，野外干人屎三钱，为末，五更以姜片蘸食，能起死人。乃赵玉渊方也。永类钤方。**噎食不下**人屎入萝卜内，火炼三炷香，取研，每服三分，黄酒下，三服效。海上名方。**痘疮不起**儒门事亲：治痘疮倒靥及灰白下陷。用童子粪干者，新瓦煅过。每一两入龙脑一分，研匀。每服半钱至一钱，蜜水调下。四灵无价散：治痘疮黑陷，腹胀危笃者，此为劫剂。用人粪、猫粪、猪粪、犬粪等分，腊月初旬收埋高燥黄土窖内，至腊八日取出，砂罐盛之，盐泥固济，炭火煅令烟尽为度。取出为末，入麝香少许，研匀，瓷器密封收之。一岁一字，二岁半钱，三岁一钱，蜜水调下，须臾疮起。此乃以毒攻毒。用火化者，从治之义也。**发背欲死**烧屎灰，醋和傅之，干即易。肘后方。**一切痈肿**未溃。用干人屎末、麝香各半钱，研匀，以豆大，津调贴头外，以醋面作钱护之。脓溃去药。宗奭衍义。**疔肿初起**刮破，以热屎尖傅之，干即易。不过十五遍，即根出立瘥。千金。**五色丹毒**黄龙汤饮二合，并涂之，良。千金方。**九漏有虫**干人屎、干牛屎，隔绵贴之，虫闻其气即出。若痒则易之，虫尽乃止。千金。**疳蚀口鼻**唇颊穿者。绵裹人屎贴之，必有虫出。十便良方。**小儿唇紧**人屎灰傅之。崔知悌方。**小儿阴疮**人屎灰傅之。外台秘要。**产后阴脱**人屎炒赤为末，酒服方寸匕，日二服。千金方。**鬼舐头疮**取小儿粪，和腊猪脂傅之。千金方。**金疮肠出**干人屎末粉之，即入。千金方。**针疮血出不止**。用人屎烧研，傅之。千金方。**马血入疮**肿痛。用人粪一鸡子大服之，并涂之。千金方。**毒蛇咬螫**人屎厚封之，即消。千金。**蛊毒百毒**及诸热毒，时气热病，口鼻出血。用人屎尖七枚烧砂，水调顿服，温覆取汗即愈，勿轻此方，神验者也。外台秘要。**诸毒卒恶**热闷欲死者。新粪汁、水和服。或干者烧末，渍汁饮。名破棺汤。苏恭。**解药箭毒**毒箭有三种：交广夷人用焦铜作箭镞，岭北诸处以蛇毒螫物汁著筒中渍箭镞，此二种才伤皮肉，便洪脓沸烂而死。若中之，便饮汁并涂之，惟此最妙。又一种用射罔煎涂箭镞，亦宜此方。姚僧坦集验方。**野葛芋毒 山中毒菌**欲死者。并饮粪汁一升，即活。肘后方。**漏肉脯毒**人屎烧灰，酒服方寸匕。肘后方。**恶犬咬伤**左盘龙，即人屎也，厚封之，数日即愈。蔺氏经验方。**心腹急痛**欲死。用人屎同蜜捣匀，新汲水化下。生生编。

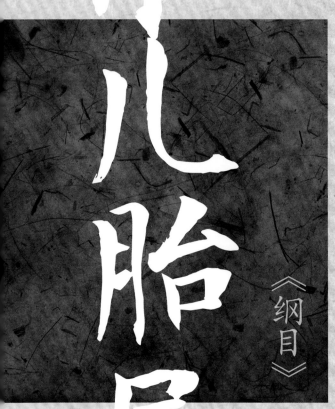

小儿胎屎 《纲目》

本草纲目 全本图典 [第二十册]

‖**主治**‖

恶疮，食息肉，除面印字，一月即瘥。藏器。治小儿鬼舐头，烧灰和腊猪脂涂之。时珍。

‖释名‖

溲素问小便素问轮回酒纲目还元汤。[时珍曰] 尿，从尸从水，会意也。方家谓之轮回酒、还元汤，隐语也。饮入于胃，游溢精气，上输于脾；脾气散精，上归于肺，通调水道，下输膀胱。水道者，阑门也。主分泌水谷，糟粕入于大肠，水汁渗入膀胱。膀胱者，州都之官，津液之府，气化则能出矣。阴阳应象论云：清阳为天，浊阴为地；地气上为云，天气下为雨。故清阳出上窍，浊阴出下窍。

‖气味‖

咸，寒，无毒。

‖主治‖

寒热头痛，温气。童男者尤良。别录。主久嗽上气失声，及癥积满腹。苏恭。明目益声，润肌肤，利大肠，推陈致新，去咳嗽肺痿，鬼气疰病。停久者，服之佳。恐冷，则和热汤服。藏器。止劳渴，润心肺，疗血闷热狂，扑损，瘀血在内运绝，止吐血鼻衄，皮肤皲裂，难产，胎衣不下，蛇犬咬。大明。滋阴降火甚速。震亨。杀虫解毒，疗疟中暍。时珍。

‖发明‖

[弘景曰] 若人初得头痛，直饮人尿数升，亦多愈；合葱、豉作汤服，弥佳。[宗奭曰] 人溺，须童子者佳。产后温饮一杯，压下败血恶物。有饮过七日者。过多恐久远血脏寒，令人发带病，人亦不觉。若气血虚无热者，尤不宜多服。此物性寒，故热劳

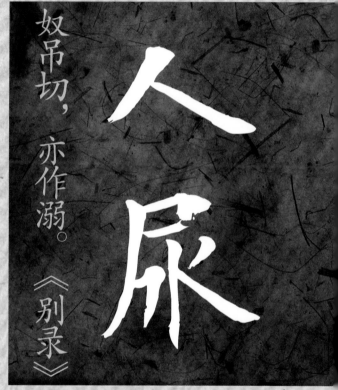

奴吊切，亦作溺。《别录》

人尿

方中用之。[震亨曰] 小便降火甚速。常见一老妇，年逾八十，貌似四十。询其故。常有恶病，人教服人尿，四十余年矣，且老健无他病，而何谓之性寒不宜多服耶？凡阴虚火动，热蒸如燎，服药无益者，非小便不能除。[时珍曰] 小便性温不寒，饮之入胃，随脾之气上归于肺，下通水道而入膀胱，乃其旧路也。故能治肺病，引火下行。凡人精气，清者为血，浊者为气；浊之精者为津液，精之浊者为小便，小便与血同类也。故其味咸而走血，治诸血病也。按褚澄遗书云：人喉有窍，则咳血杀人。喉不停物，毫发必咳，血既渗入，愈渗愈咳，愈咳愈渗。惟饮溲溺，则百不一死；若服寒凉，则百不一生。又吴球诸证辨疑云：诸虚吐衄咯血，须用童子小便，其效甚速。盖溲溺滋阴降火，消瘀血，止吐衄诸血。但取十二岁以下童子，绝其烹炮咸酸，多与米饮，以助水道。每用一盏，入姜汁或韭汁二三点，徐徐服之，日进二三服。寒天则重汤温服，久自有效也。又成无己云：伤寒少阴证，下利不止，厥逆无脉，干呕欲饮水者。加入尿、胆汁咸苦寒物于白通汤姜、附药中，其气相从，可去格拒之患也。

‖附方‖

旧七，新三十八。**头痛至极**童便一盏，豉心半合，同煎至五分，温服。圣济总录。**热病咽痛**童便三合，含之即止。圣惠方。**骨蒸发热**三岁童便五升，煎取一升，以蜜三匙和之。每服二碗，半日更服。此后常取自己小便服之，轻者二十日，重者五十日瘥。二十日后，当有虫如蛐蜒，在身常出。十步内闻病人小便臭者，瘥也。台州丹仙观道士张病此，自服神验。孟诜必效方。**男妇怯证**男用童女便，女用童男便，斩头去尾，日进二次，干烧饼压之，月余全愈。圣惠。**久嗽涕唾**肺痿时时寒热，颊赤气急。用童便去头尾少许五合，取大粉甘草一寸，四破浸之，露一夜，去甘草，平旦顿服，或入甘草末一钱同服亦可，一日一剂。童子忌食五辛热物。姚僧坦集验。**肺痿咳嗽 鬼气疰病**停久臭溺，日日温服之。集验方。**吐血鼻洪**人溺，姜汁和匀，服一升。日华子。**齿缝衄血**童便温热含之，立止。圣惠方。**消渴重者**众人溺坑中水，取一盏服之，勿令病人知，三度瘥。圣惠方。**癥积满腹**诸药不瘥者。人溺一服一升，下血片块，二十日即出也。苏恭本草。**绞肠沙痛**童子小便服之，即止。圣惠方。**卒然腹痛**令人骑其腹，溺脐中。肘后方。**下痢休息**杏仁去皮，麸炒，研，以猪肝一具，切片，水洗血净，置净锅中，一重肝，一重杏仁，铺尽，以童便二升同煎干，放冷，任意食之。圣惠方。**疟疾渴甚**童便和蜜，煎沸，顿服。简便方。**瘴疠诸疟**无问新久。童便一升，入白蜜二匙，搅去白沫，顿服，取吐碧绿痰出为妙。若不然，终不除也。圣惠。**中暍昏闷**夏月人在途中热死，急移阴处，就掬道上热土拥脐上作窝，令人溺满，暖气透脐即苏，乃服地浆、蒜水等药。林亿云：此法出自张仲景，其意殊绝，非常情所能及，本草所能关，实救急之大术也。盖脐乃命蒂，暑暍伤气，温脐所以接其元气之意。**中恶不醒**令人尿其面上即苏。此扁鹊法也。肘后方。**三十年痫一切气块**宿冷恶病苦参二斤，童子小便一斗二升，煎取六升，和糯米及曲，如常法作酒服。但腹中诸疾皆治。酒放二三年不坏，多作救人神效。圣惠。**金疮中风**自己小便，日洗二三次，不妨入水。圣惠。**金疮血出**不止。饮人尿五升。千金方。**打伤瘀血**攻心者。人尿煎服一升。日一服。苏恭本草。**折伤跌扑**童便入少酒饮之。推陈致新，其功甚大。薛己云：予在居庸，见覆车被伤七人，仆地呻吟，俱令灌此，皆得无事。凡一切伤损，不问壮弱，及有无瘀血，俱宜服此。若胁胀，或作痛，或发热烦躁口渴，惟服此一瓯，胜似他药。他药虽效，恐无瘀血，反致误人。童便不动脏腑，不伤气血，万无一失。军中多用此，屡试有验。外科发挥。**杖疮肿毒**服童便良。千金方。**火烧闷绝**不省人事者。新尿顿服二三升良。千金方。**刺在肉中**温小便渍之。千金。**人咬手指**瓶盛热尿，浸一夜，即愈。通变要法。**蛇犬咬伤**日华子云：以热尿淋患处。千金方治蝮蛇伤人，令妇人尿于疮上，良。**蛇缠人足**就令尿之便解。肘后方。**蜂虿螫伤**人尿洗之。肘后方。**蜘蛛咬毒**久臭人溺，于大瓮中坐浸；仍取乌鸡屎炒，浸酒服之。不尔，恐毒杀人。陈藏器本草。**百虫入耳**小便少少滴入。圣惠方。**劳聋已久**童子小便，乘热少少频滴之。圣惠方。**赤目肿痛**自己小便，乘热抹洗，即闭目少顷。此以真气退去邪热也。普济方。**腋下狐臭**自己小便，乘热洗两腋下，日洗数次，久则自愈。集简方。**伤胎血结心腹痛**。取童子小便，日服二升，良。杨氏产乳。**子死腹中**以夫尿二升，煮沸饮之。千金方。**中土菌毒合口椒毒**人尿饮之。肘后方。**解诸菜毒**小儿尿和乳汁，服二升。海上方。**催生下胞**人溺一升，入葱、姜各一分，煎二三沸，热饮便下。日华子本草。**痔疮肿痛**用热童尿，入矾三分服之，一日二三次，效。救急方。

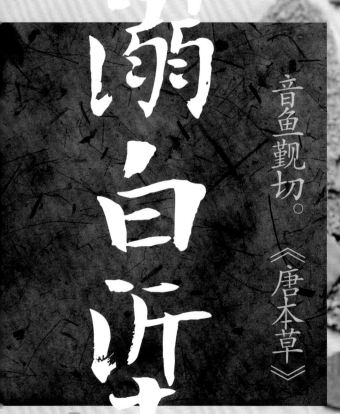

溺白沂垩

音鱼觐切。《唐本草》

▷人中白药材

‖释名‖

人中白。[时珍曰]滓淀为垩，此乃人溺澄下白垩也。以风日久干者为良。入药并以瓦煅过用。

‖气味‖

咸，平，无毒。[大明曰]凉。

‖主治‖

鼻衄，汤火灼疮。唐本。烧研，恶疮。苏恭。治传尸热劳，肺痿，心膈热，羸瘦渴疾。大明。降火，消瘀血，治咽喉口齿生疮疳䘌，诸窍出血，肌肤汗血。时珍。

‖发明‖

[震亨曰]人中白，能泻肝火、三焦火并膀胱火，从小便中出，盖膀胱乃此物之故道也。[时珍曰]人中白，降相火，消瘀血，盖咸能润下走血故也。今人病口舌诸疮用之有效，降火之验也。张呆医说云：李七常苦鼻衄，仅存喘息。张思顺用人中白散，即时血止。又延陵镇官曾棠鼻血如倾，白衣变红，头空空然。张润之用人中白药治之即止，并不再作。此皆散血之验也。

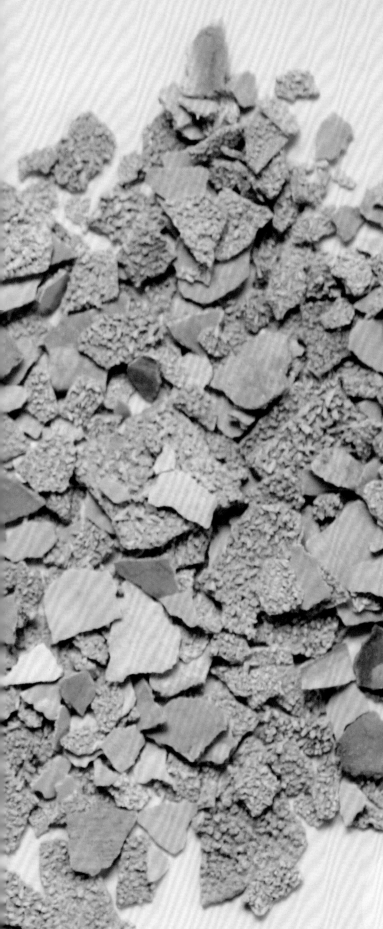

||附方||

旧一，新十四。**大衄久衄**人中白一团鸡子大，绵五两，烧研。每服二钱，温水服。圣惠方。**诸窍出血**方同上。**鼻衄不止**五七日不住者。人中白，新瓦焙干，入麝香少许，温酒调服，立效。经验方。**肤出汗血**方同上。**偏正头痛**人中白、地龙炒等分为末，羊胆汁丸芥子大。每新汲水化一丸，注鼻中嗅之。名一滴金。普济方。**水气肿满**人尿，煎令可丸。每服一小豆大，日三服。千金方。**脚气成漏**跟有一孔，深半寸许，其痛异常。用人中白煅，有水出，滴入疮口。戴原礼证治要诀。**小儿霍乱**尿滓末，乳汁服之良。千金方。**鼻中息肉**人中白瓦焙，每温汤服一钱。朱氏集验方。**痘疮倒陷**腊月收人中白，火煅为末。温水服三钱，陷者自出。儒门事亲。**口舌生疮**溺桶垽七分，枯矾三分，研匀。有涎拭去，数次即愈。集简方。**小儿口疳**人中白煅、黄檗蜜炙焦为末等分，入冰片少许，以青布拭净，掺之，累效。陆氏经验方。**走马牙疳**以小便盆内白屑，取下入瓷瓶内，盐泥固济，煅红研末，放麝香少许贴之。此汴梁李提领方也。又方：用妇人尿桶中白垢火煅一钱，铜绿三分，麝香一分，和匀贴之，尤有神效。**痘疹烦热**人中白或老粪缸白垢，洗净研末。每白汤或酒服二钱。痘疹便览方。

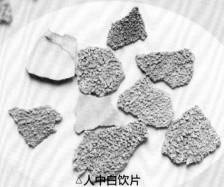

△人中白饮片

‖释名‖

秋冰。[时珍曰]淮南子丹成，号曰秋石，言其色白质坚也。近人以人中白炼成白质，亦名秋石，言其亦出于精气之余也。再加升打，其精致者，谓之秋冰，此盖仿海水煎盐之义。方士亦以盐入炉火煅成伪者，宜辨之。[嘉谟曰]秋石须秋月取童子溺，每缸入石膏末七钱，桑条搅，澄定倾去清液。如此二三次，乃入秋露水一桶，搅澄。如此数次，滓秽涤净，咸味减除。以重纸铺灰上晒干，完全取起，轻清在上者为秋石，重浊在下者刮去。古人立名，实本此义。男用童女溺，女用童男溺，亦一阴一阳之道也。世医不取秋时，杂收人溺，但以皂荚水澄，晒为阴炼，煅为阳炼。尽失于道，何合于名？媒利败人，安能应病？况经火炼，性却变温耶？

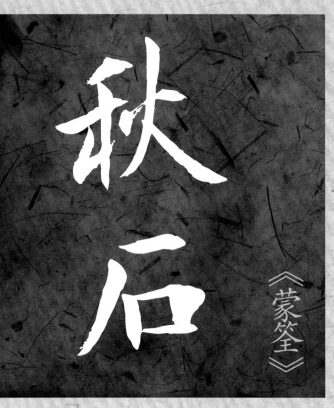

‖气味‖

咸，温，无毒。

‖主治‖

虚劳冷疾，小便遗数，漏精白浊。时珍。滋肾水，养丹田，返本还元，归根复命，安五脏，润三焦，消痰咳，退骨蒸，软坚块，明目清心，延年益寿。嘉谟。

‖发明‖

[时珍曰]古人惟取人中白、人尿治病，取其散血、滋阴降火、杀虫解毒之功也。王公贵人恶其不洁，方士遂以人中白设法煅炼，治为秋石。叶梦得水云录，极称阴阳二炼之妙；而琐碎录乃云秋石味咸走血，使水不制火，久服令人成渴疾。盖此物既经煅炼，其气近温。服者多是淫欲之人，借此放肆，虚阳妄作，真水愈涸，安得不渴耶？况甚则加以阳药，助其邪火乎？惟丹田虚冷者，服之可耳。观病淋者水虚火极，则煎熬成沙成石，小便之炼成秋石，与此一理也。

‖附方‖

新十二。**秋石还元丹**久服去百病，强骨髓，补精血，开心益志，补暖下元，悦色进食。久则脐下常如火暖，诸般冷疾皆愈。久年冷劳虚惫者，服之亦壮盛。其法：以男子小便十石，更多尤妙。先支大锅一口于空室内，上用深瓦甄接锅口，以纸筋杵石灰泥甄缝并锅口，勿令通风。候干，下小便约锅中七八分以来，灶下用焰火煮之。若涌出，即少少添冷小便。候煎干，即人中白也。入好罐子内，如法固济，入炭炉中煅之。旋取二三两，再研如粉，煮枣瓤和，丸如绿豆大。每服五七丸，渐加至十五丸，空心温酒或盐汤下。其药常要近火，或时复养火三五日，则功效更大也。经验良方。**阴阳二炼丹**世之炼秋石者，但得火炼一法。此药须兼阴阳二炼，方为至药。火炼乃阳中之阴，得火而凝，入水则释，归于无体，盖质去味存，此离中之虚也。水炼乃阴中之阳，得水而凝，遇曝而润，千岁不变，味去质留，此坎中之实也。二物皆出于心肾二脏，而流于小肠，水火螣蛇玄武正气，外假天地之水火，凝而为体。服之还补太阳、相火二脏，实为养命之本。空心服阳炼，日午服阴炼。此法极省力，与常法功用不侔，久疾服之皆愈。有人得瘦疾且嗽，诸方不效，服此即瘥。有人病癫腹鼓，日久加喘满，垂困，亦服此而安也。阳炼法：用人尿十余石，各用桶盛。每石入皂荚汁一碗，竹杖急搅百千下，候澄去清留垽。并作一桶，如前搅澄，取浓汁一二斗滤净，入锅熬干，刮下捣细。再以清汤煮化，筲箕铺纸淋过，再熬。如此数次，直待色白如雪方止。用沙盒固济，火煅成质，倾出。如药未成，更煅一二次，候色如莹玉，细研。入砂盒内固济，顶火养七昼夜，取出摊土上，去火毒，为末，枣膏丸梧桐子大。每空心温酒下三十丸。阴炼法：用人尿四五石，以大缸盛。入新水一半，搅千回，澄定，去清留垽。又入新水搅澄，直候无臭气，澄下如腻粉，方以曝干。刮下再研，以男儿乳和如膏，烈日晒干，盖假太阳真气也。如此九度，为末，枣膏和，丸梧子大。每午后温酒下三十丸。叶石林水云录。**秋冰乳粉丸**固元阳，壮筋骨，延年不老，却百病。用秋冰五钱，头生男乳晒粉五钱，头生女乳晒粉五钱，乳香二钱五分，麝香一分，为末。炼蜜丸芡子大，金箔为衣，乌金纸包，黄蜡匮收，勿令泄气。每月用乳汁化服一丸，仍日饮乳汁助之。秋冰法：用童男、童女尿垽各一桶，入大锅内，桑柴火熬干，刮下，入河水一桶搅化，隔纸淋过。复熬刮下，再以水淋炼之。如此七次，其色如霜，或有一斤。入罐内，上用铁灯盏盖定，盐泥固济，升打三炷香。看秋石色白如玉，再研，再如前升打。灯盏上用水徐徐擦之，不可多，多则不结；不可少，少则不升。自辰至未，退火冷定。其盏上升起者，为秋冰，味淡而香，乃秋石之精英也，服之滋肾水，固元阳，降痰火。其不升者，即寻常秋石也。味咸苦，蘸肉食之，亦有小补。杨氏颐贞堂经验方。**直指秋石丸**治浊气干清，精散而成膏淋，黄白赤黯，如肥膏、蜜、油之状。用秋石、鹿角胶炒、桑螵蛸炙各半两，白茯苓一两，为末，糕糊丸梧子大。每服五十丸，人参汤下。仁斋指方。**秋石交感丹**治白浊遗精。秋石一两，白茯苓五钱，菟丝子炒五钱，为末。用百沸汤一盏，井华水一盏，煮糊丸梧子大。每服一百丸，盐汤下。郑氏家传方。**秋石四精丸**治思虑色欲过度，损伤心气，遗精，小便数。秋石、白茯苓各四两，莲肉、芡实各二两，为末，蒸枣肉和，丸梧子大。每空心盐汤下三十丸。永类钤方。**秋石五精丸**常服补益。秋石一两，莲肉六两，真川椒红五钱，小茴香五钱，白茯苓二两，为末，枣肉和，丸梧子大。每服三十丸，盐汤、温酒空心下。秋石法：用童男、童女洁净无体气、疾病者，沐浴更衣，各聚一石。用洁净饮食及盐汤与之，忌葱、蒜、韭、姜、辛辣、膻腥之物。待尿满缸，以水搅澄，取人中白，各用阳城瓦罐，盐泥固济，铁线扎定，打火一炷香。连换铁线，打七火。然后以男、女者秤匀，和作一处，研末，以河水化之，隔纸七层滤过，仍熬成秋石，其色雪白。用洁净香浓乳汁和成，日晒夜露，但干即添乳汁，取日精月华，四十九日数足，收贮配药。刘氏保寿堂经验方。**肿胀忌盐**只以秋石拌饮食。待肿胀消，以盐入罐煅过，少少用之。摘玄方。**赤白带下**真秋石研末，蒸枣肉捣，丸梧子大。每服六十丸，空心醋汤下。摘玄方。**噎食反胃**秋石，每用一钱，白汤下，妙。医方摘要。**服丹发热**有人服伏火丹药多，脑后生疮，热气冉冉而上。一道人教灸风市数十壮而愈。仍时复作，又教以阴炼秋石，用大豆黄卷煎汤下，遂愈。和其阴阳也。王清明余话方。

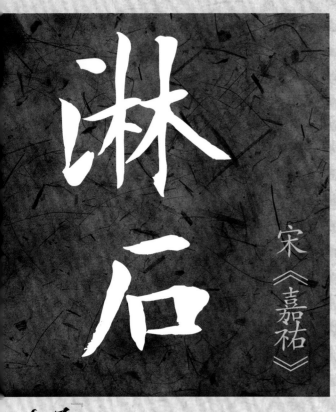

淋石

宋《嘉祐》

校正：自玉石部移入此。

‖集解‖

[藏器曰] 此是患石淋人溺中出者，正如小石，收之为用。[时珍曰] 此是淫欲之人，精气郁结，阴火煎熬，遂成坚质。正如滚水结碱，卤水煎盐，小便炼成秋石，同一义理也。

‖气味‖

咸，温，无毒。

‖主治‖

石淋，水磨服之，当得碎石随溺出。大明。噎病吐食，俗名涩饭病。藏器。

‖集解‖

[时珍曰] 有人专心成癖，及病块，凝结成石。如牛黄、狗宝、鲊答之类，皆诸兽之病也。观夫星陨为石，沙淋、石淋及释氏颅囟结成舍利子，皆精气凝结而然。故格物论云：石者，气之核也。群书所载，如宝圭化石，老树化石，皆无情之变异也。鱼、蛇、虾、蟹，皆能化石，乃有情之变异也。世说载贞妇登山望夫，化而为石，此盖志一不分，遂入于无情也。宋史载石工采石，陷入石穴，三年掘出犹活，见风遂化为石，此盖吞纳石气，久而与之俱化也。夫生形尚全化石，则顽心癥癖之化石，亦其理也。程子遗书云：波斯人发古墓，见肌肤都尽，惟心坚如石。锯开，中有山有如画，旁有一女，凭阑凝睇，盖此女有爱山水癖，遂致融结如此。宋濂云：一浮屠行大般舟三昧法，元寂后，焚之，惟心不化，状如佛像，非金非石。又一人行禅观法，及死火葬，心内包观音像悉具。医书云：一人病癥死，火化有块如石，此皆癥癖顽凝成石之迹，故并录之。

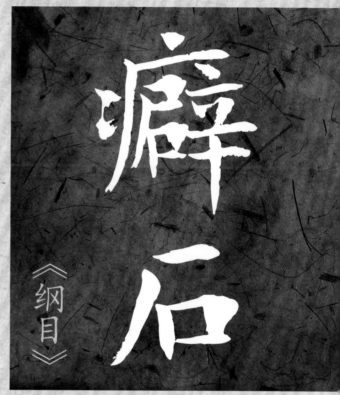

‖主治‖

消坚癖，治噎膈。时珍。

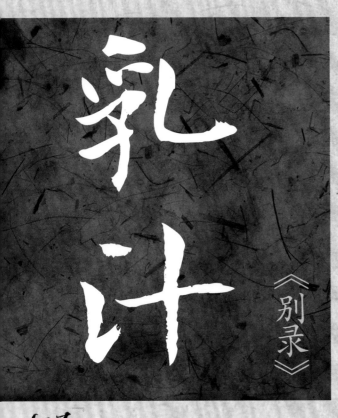

乳汁 《别录》

‖释名‖

奶汁 纲目 仙人酒。[时珍曰]乳者化之信，故字从孚、化省文也。方家隐其名，谓之仙人酒、生人血、白朱砂，种种名色。盖乳乃阴血所化，生于脾胃，摄于冲任。未受孕则下为月水，既受孕则留而养胎，已产则赤变为白，上为乳汁，此造化玄微，自然之妙也。邪术家乃以童女娇揉取乳，及造反经为乳诸说，巧立名谓，以弄贪愚。此皆妖人所为，王法所诛，君子当斥之可也。凡入药并取首生男儿，无病妇人之乳，白而稠者佳。若色黄赤清而腥秽如涎者，并不可用。有孕之乳，谓之忌奶，小儿饮之吐泻，成疳魃之病，最为有毒也。

‖气味‖

甘、咸，平，无毒。[大明曰]凉。

‖主治‖

补五脏，令人肥白悦泽。疗目赤痛多泪，解独肝牛肉毒，合浓豉汁服之，神效。别录。和雀屎，去目中弩肉。苏恭。益气，治瘦悴，悦皮肤，润毛发，点眼止泪。大明。

‖发明‖

[弘景曰] 汉·张苍年老无齿，妻妾百数，常服人乳，故年百岁余，身肥如瓠。[宗奭曰] 人乳汁治目之功多，何也？人心生血，肝藏血，肝受血则能视。盖水入于经，其血乃成。又曰上则为乳汁，下则为月水，故知乳汁则血也。用以点眼，岂不相宜？血为阴，故性冷。脏寒人，如乳饼酥酪之类，不可多食。虽曰牛羊乳，然亦不出乎阴阳之造化耳。老人患口疮不能食，但饮人热乳甚良。[时珍曰] 人乳无定性。其人和平，饮食冲淡，其乳必平。其人暴躁，饮酒食辛，或有火病，其乳必热，凡服乳，须热饮。若晒曝为粉，入药尤佳。南史载：宋·何尚之积年劳病，饮妇人乳而瘥。又言：穰城老人年二百四十岁，惟饮曾孙妇乳也。按白飞霞医通云：服人乳，大能益心气，补脑髓，止消渴，治风火证，养老尤宜。每用一吸，即以纸塞鼻孔，按唇贴齿而嗽，乳与口津相和，然后以鼻内引上吸，使气由明堂入脑，方可徐徐咽下，如此五七吸为一度。不漱而吸，何异饮酪？止于肠胃而已。

‖附方‖

旧三，新十二。**服乳歌**仙家酒，仙家酒，两个壶卢盛一斗，五行酿出真醍醐，不离人间处处有。丹田若是干涸时，咽下重楼润枯朽。清晨能饮一升余，返老还童天地久。**虚损劳瘵**德生丹：用无病妇人乳三酒杯，将瓷碟晒极热，置乳于中，次入麝香末少许，木香末二分，调匀服；后饮浓茶一酒盏，即阳败。次日服接命丹。接命丹：用乳三酒杯，如前晒碟盛人乳，并人胞末一具调服，服毕面、膝俱赤，如醉思睡，只以白粥少少养之。集简方。**虚损风疾**接命丹：治男妇气血衰弱，痰火上升，虚损之证；又治中风不误，左瘫右缓，手足疼痛，动履不便，饮食少进诸证。用人乳二杯，香甜白者为佳，以好梨汁一杯和匀，银石器内顿滚滚。每日五更一服，能消痰补虚，生血延寿。此乃以人补人，其妙无加。摄生众妙方。**中风不语**舌根强硬，三年陈酱五合，人乳汁五合，相和研，以生布绞汁，随时少少与服，良久当语。圣惠方。**卒不得语**人乳半合，美酒半升，和服。范汪方。**失音不语**人乳、竹沥各二合，温服。摘玄。**月经不通**日饮人乳三合。千金方。**眼热赤肿**人乳半合，古铜钱十文，铜器中磨令变色，稀稠成煎，瓶收，日点数次。或以乳浸黄连，蒸热洗之。圣惠方。**初生不尿**人乳四合，葱白一寸，煎滚，分作四服，即利。刘涓子鬼遗方。**初生吐乳**人乳二合，篷簌签少许，盐二粟大，同煎沸，入牛黄粟许，与服。刘涓子鬼遗方。**痈脓不出**人乳和面傅之，比晓脓尽出。不可近手。千金方。**臁胫生疮**人乳、桐油等分，和匀，以鹅翎扫涂，神效。摘玄。**啖蛇牛毒**牛啖蛇者，毛发向后，其肉杀人。但饮人乳汁一升，立愈。金匮要略。**中牛马毒**人乳饮之良。千金。**百虫入耳**人乳滴之即出。圣惠方。

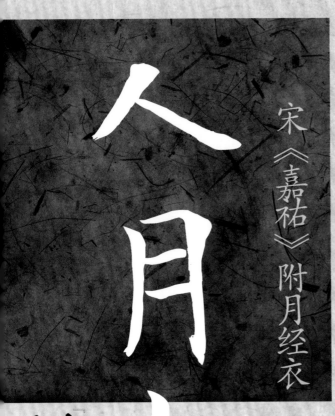

妇人月水

宋《嘉祐》附月经衣

‖释名‖

月经素问**天癸**素问**红铅**。[时珍曰]女子，阴类也，以血为主。其血上应太阴，下应海潮。月有盈亏，潮有朝夕，月事一月一行，与之相符，故谓之月水、月信、月经。经者，常也，有常轨也。天癸者，天一生水也。邪术家谓之红铅，谬名也。女人之经，一月一行，其常也；或先或后，或通或塞，其病也。复有变常而古人并未言及者，不可不知。有行期只吐血衄血，或眼耳出血者，是谓逆行。有三月一行者，是谓居经，俗名按季。有一年一行，是谓避年，有一生不行而受胎者，是谓暗经。有受胎之后，月月行经而产子者，是谓盛胎，俗名垢胎，有受胎数月，血忽大下而胎不陨者，是谓漏胎，此虽以气血有余不足言，而亦异于常矣。女子二七天癸至，七七天癸绝，其常也。有女年十二、十三而产子，如褚记室所载，平江苏达卿女，十二受孕者。有妇年五十、六十而产子，如辽史所载，亟普妻六十余，生二男一女者，此又异常之尤者也。学医者之于此类，恐亦宜留心焉。

‖气味‖

咸，平，无毒。

‖主治‖

解毒箭并女劳复。弘景。

月经衣

‖主治‖

金疮血涌出，炙热熨之。又主虎狼伤及箭镞入腹。藏器。

‖发明‖

[时珍曰]女人入月，恶液腥秽，故君子远之，为其不洁，能损阳生病也。煎膏治药，出痘持戒，修炼性命者，皆避忌之，以此也。博物志云：扶南国有奇术，能令刀斫不入，惟以月水涂刀便死。此是秽液坏人神气，故合药忌触之。此说甚为有据。今有方士邪术，鼓弄愚人，以法取童女初行经水服食，谓之先天红铅，巧立名色，多方配合，谓参同契之金华，悟真篇之首经，皆此物也。愚人信之，吞咽秽滓，以为秘方，往往发出丹疹，殊可叹恶。按萧了真金丹诗云：一等旁门性好淫，强阳复去采他阴。口含天癸称为药，似恁泇沮枉用心。鸣呼！愚人观此，可自悟矣。凡红铅方，今并不录。

‖附方‖

旧七，新五。**热病劳复**丈夫热病后，交接复发，忽卵缩入肠，肠痛欲死。烧女人月经赤衣为末，熟水服方寸匕，即定。扁鹊方。**女劳黄疸**气短声沉。用女人月经和血衣烧灰，酒服方寸匕，一日再服，三日瘥。孟说必效方。**霍乱困笃**童女月经衣和血烧灰，酒服方寸匕。百方不瘥者用之。千金方。**小儿惊痫**发热。取月候血和青黛水调服一钱，入口即瘥。量儿加减。圣惠方。**令妇不妒**取妇人月水布裹蛤蟆，于厕前一尺，入地五寸埋之。张华博物志。**痈疽发背**一切肿毒，用胡燕窠土、鼠坌土、榆白皮、栝楼根，等分为末，以女人月经衣，水洗取汁和傅肿上，干即易之。溃者封其四围。五日瘥。千金方。**男子阴疮**因不忌月事行房，阴物溃烂，用室女血衲，瓦上烧存性，研末，麻油调，傅之。**解药箭毒**交州夷人，以焦铜为镝，涂毒药于镞锋上，中人即沸烂，须臾骨坏，但服月水、屎汁解之。博物志。**箭镞入腹**或肉中有聚血。以妇人月经衣烧灰，酒服方寸匕。千金方。**马血入疮** 剥马刺伤以妇人月水涂之，神效。姚僧坦集验方。**虎狼伤疮**月经衣烧末，酒服方寸匕，日三。陈藏器。

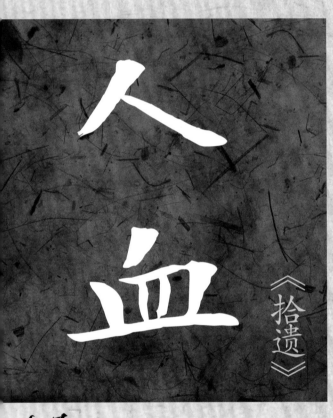

人血

《拾遗》

‖集解‖

[时珍曰] 血犹水也。水谷入于中焦，泌别熏蒸，化其精微，上注于肺。流溢于中，布散于外。中焦受汁，变化而赤，行于隧道，以奉生身，是之谓血，命曰营气。血之与气，异名同类；清者为营，浊者为卫；营行于阴，卫行于阳；气主煦之，血主濡之。血体属水，以火为用，故曰气者血之帅也。气升则升，气降则降；气热则行，气寒则凝；火活则红，火死则黑。邪犯阳经则上逆，邪犯阴经则下流。盖人身之血，皆生于脾，摄于心，藏于肝，布于肺，而施化于肾也。仙家炼之，化为白汁，阴尽阳纯也。苌弘死忠，血化为碧，人血入土，年久为磷，皆精灵之极也。

‖气味‖

咸，平，有毒。

‖主治‖

羸病人皮肉干枯，身上麸片起，又狂犬咬，寒热欲发者，并刺血热饮之。藏器。

‖发明‖

[时珍曰] 肉干麸起，燥病也，不可卒润也。饮人血以润之。人之血可胜刺乎？夫润燥、治狂犬之药亦夥矣，奚俟于此耶？始作方者，不仁甚矣，其无后乎？虐兵、残贼，亦有以酒饮人血者，此乃天戮之民，必有其报，不必责也。诸方用血，惟不悖于理者，收附于下。

‖附方‖

新六。**吐血不止**就用吐出血块，炒黑为末。每服三分，以麦门冬汤调服。盖血不归元，则积而上逆；以血导血归元，则止矣。吴球诸证辨疑。**衄血不止**圣济总录用白纸一张，接衄血令满，于灯上烧灰，作一服，新汲水下。勿用病人知。儒门事亲：就用本衄血，纸捻蘸点眼内，左点右，右点左。此法大妙。**金疮内漏**取疮内所出血，以水和，服之。千金。**产乳血运**取酽醋，和产妇血如枣大，服之。圣惠方。**小儿赤疵**针父脚中，取血贴之，即落。千金方。**小儿疣目**以针决其四边，取患疮脓汁傅之。忌水三日，即溃落也。千金。

人精

宋《嘉祐》

李時珍 本草纲目 全本图典 [第二十册]

‖集解‖

[时珍曰] 营气之粹，化而为精，聚于命门。命门者，精血之府也。男子二八而精满一升六合。养而充之，可得三升；损而丧之，不及一升。谓精为峻者，精非血不化也；谓精为宝者，精非气不养也。故血盛则精长，气聚则精盈。邪术家蛊惑愚人，取童女交媾，饮女精液；或以己精和其天癸，吞咽服食。呼为铅汞，以为秘方，放恣贪淫，甘食秽滓，促其天年。吁！愚之甚矣，又将谁尤？按鲍景翔云：神为气主，神动则气随；气为水母，气聚则水生。故人之一身，贪心动则津生，哀心动则泪生，愧心动则汗生，欲心动则精生。

‖气味‖

甘，温。

‖主治‖

和鹰屎，灭瘢。弘景。涂金疮血出，汤火疮。时珍。

‖附方‖

旧三，新一。**面上黡子** 人精和鹰屎白涂之，数日愈。千金方。**身上粉瘤** 人精一合，青竹筒盛，于火上烧，以器承取汁，密封器中。数数涂之，取效止。肘后方。**瘰疬肿毒** 女人精汁，频频涂之。**汤火伤灼** 令不痛，易愈无痕。肘后用人精、鹰屎白，日日涂之。千金用女人精汁，频频涂之。

‖释名‖

灵液纲目 **神水**纲目 **金浆**纲目 **醴泉**。[时珍曰] 人舌下有四窍：两窍通心气，两窍通肾液。心气流入舌下为神水，肾液流入舌下为灵液。道家谓之金浆玉醴。溢为醴泉，聚为华池，散为津液，降为甘露，所以灌溉脏腑，润泽肢体。故修养家咽津纳气，谓之清水灌灵根。人能终日不唾，则精气常留，颜色不槁；若久唾，则损精气，成肺病，皮肤枯涸。故曰远唾不如近唾，近唾不如不唾。人有病，则心肾不交，肾水不上，故津液干而真气耗也。秦越人难经云：肾主五液。入肝为泪，入肺为涕，入脾为涎，入心为汗，自入为唾也。

‖气味‖

甘、咸，平，无毒。

‖主治‖

疮肿、疥癣、皶疱，五更未语者，频涂擦之。又明目退翳，消肿解毒，辟邪，粉水银。时珍。

‖发明‖

[时珍曰] 唾津，乃人之精气所化。人能每旦漱口擦齿，以津洗目，及常时以舌舐拇指甲，揩目，久久令人光明不昏。又能退翳，凡人有云翳，但每日令人以舌舐数次，久则真气熏及，自然毒散翳退也。范东阳方云：凡人魇死，不得叫呼，但痛咬脚跟及拇指甲际，多唾其面，徐徐唤之，自省也。按黄震日抄云：晋时南阳宗定伯夜遇鬼，问之。答曰：我新死鬼也。问其所恶。曰：不喜唾耳。急持之，化为羊。恐其变化，因大唾之，卖得千钱。乃知鬼真畏唾也。

‖附方‖

新四。**代指肿痛**以唾和白矾砂，搜面作碗子，盛唾令满，著矾末少许，以指浸之，一日即瘥。千金方。**手足发疣**以白粱米粉，铁铛炒赤，研末，以众人唾和，傅厚一寸，即消。肘后方。**腋下狐气**用自己唾擦腋下数过，以指甲去其垢，用热水洗手数遍，如此十余日则愈。**毒蛇螫伤**急以小便洗去血，随取口中唾，频频涂之。杨拱医方摘要。

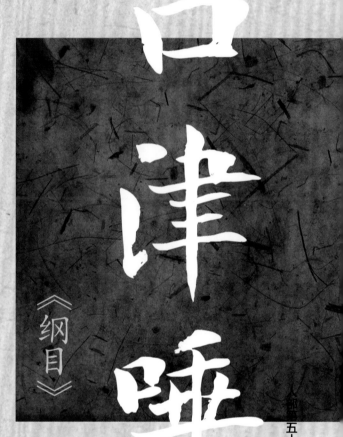

口津唾

《纲目》

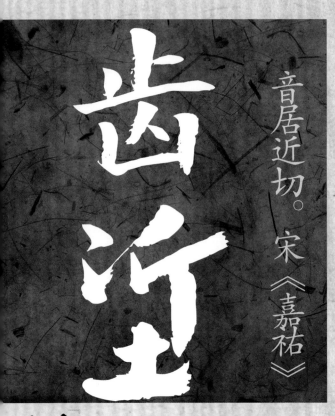

齿近

音居近切。

宋《嘉祐》

‖**释名**‖

齿垢。

‖**气味**‖

咸，温，无毒。

‖**主治**‖

和黑虱研涂，出箭头及恶刺，破痈肿。苏恭。涂蜂螫。时珍。

‖**附方**‖

新二。**竹木入肉**针拨不尽者。以人齿垢封之。即不烂也。叶氏通变要法。**毒蛇螫伤**先以小便洗去血，次以牙垩封而护之，甚妙，且不痛肿。医方摘要。

‖集解‖

[时珍曰] 汗出于心，在内则为血，在外则为汗。故曰夺汗者无血，夺血者无汗。

‖气味‖

咸，有毒。饮食食之，令人生疔毒。时珍。

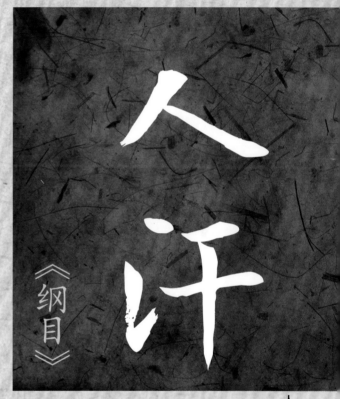

人汗

《纲目》

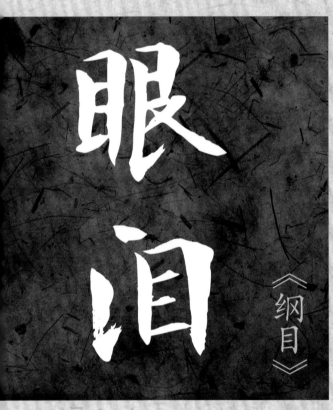

眼泪

《纲目》

‖ **集解** ‖

[时珍曰] 泪者肝之液，五脏六腑津液皆上渗于目。凡悲哀笑咳，则火激于中，心系急而脏腑皆摇，摇则宗脉感而液道开，津上溢，故涕泣出焉。正如甑上水滴之意也。

‖ **气味** ‖

咸，有毒。凡母哭泣堕子目，令子伤睛生翳。时珍。

‖主治‖

下元虚冷，日令童男女，以时隔衣进气脐中，甚良。凡人身体骨节痹痛，令人更互呵熨，久久经络通透。又鼻衄金疮，嘘之能令血断。时珍。

‖发明‖

[时珍曰] 医家所谓元气相火，仙家所谓元阳真火，一也。天非此火不能生物，人非此火不能有生。故老人、虚人，与二七以前少阴同寝，借其熏蒸，最为有益，杜甫诗云：暖老须燕玉，正此意也。但不可行淫，以丧宝促生耳。近时术家，令童女以气进入鼻窍、脐中、精门，以通三田，谓之接补。此亦小法，不得其道者，反以致疾。按谢承续汉书云：太医史循宿禁中，寒疝病发，求火不得。众人以口更嘘其背，至旦遂愈。刘警叔异苑云：孙家奚奴治虎伤蛇噬垂死者，以气禁之，皆安。又葛洪抱朴子云：人在气中，气在人中，天地万物，无不须气以生。善行气者，内以养身，外以却恶。然行之有法：从子至巳为生气之时，从午至亥为死气之时，常以生气时，鼻中引气，入多出少，闭而数之，从九九、八八、七七、六六、五五而止，乃微吐之，勿令耳闻。习之既熟，增至千数，此为胎息。或春食东方青气，夏食南方赤气，秋食西方白气，冬食北方黑气，四季食中央黄气，亦大有效。故善行气者，可以避饥渴，可以延年命，可以行水上，可以居水中，可以治百病，可以入瘟疫。以气嘘水则水逆流，嘘火则火遥灭；嘘沸汤则手可探物，嘘金疮则血即自止，嘘兵刃则刺不能入，嘘箭矢则矢反自射，嘘犬则不吠，嘘虎狼则伏退，嘘蛇蜂则不动。吴越有禁咒行气之法，遇有大疫，可与同床，不相传染。遇有精魅，或闻声，或现形，掷石放火，以气禁之，皆自绝。或毒蛇所伤，嘘之即愈。若在百里之外，遥以我手嘘咒，男左女右，亦即可安。夫气出于无形，用之其效至此，而况绝谷延年乎？时珍按：此即吾内浩然灵气也。符篆家取祖气即此，但彼徒皆气馁，庸人依仿，安得验哉？

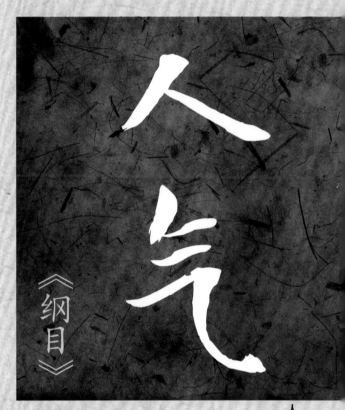

人
气

《纲目》

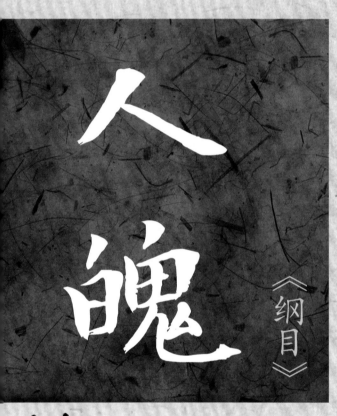

人魄 《纲目》

‖集解‖

[时珍曰] 此是缢死人，其下有物如麸炭，即时掘取便得，稍迟则深入矣。不掘则必有再缢之祸。盖人受阴阳二气，合成形体。魂魄聚则生，散则死。死则魂升于天，魄降于地。魄属阴，其精沉沦入地，化为此物。亦犹星陨为石，虎死目光坠地化为白石，人血入地为磷为碧之意也。

‖主治‖

镇心，安神魄，定惊怖颠狂，磨水服之。时珍。

‖ 集解 ‖

[时珍曰] 髭上曰髭，颐下曰须，两颊曰髯。
详见下。

‖ 主治 ‖

烧研，傅痈疮。慎微。

‖ 发明 ‖

[慎微曰] 唐·李勣病。医云：得须灰服之，方
止。太宗闻之，遂自剪髭烧灰赐服，复令傅
痈立愈。故白乐天诗云：剪须烧药赐功臣。
又宋·吕夷简疾。仁宗曰：古人言髭可治疾，
今朕剪髭与之合药，表朕意也。

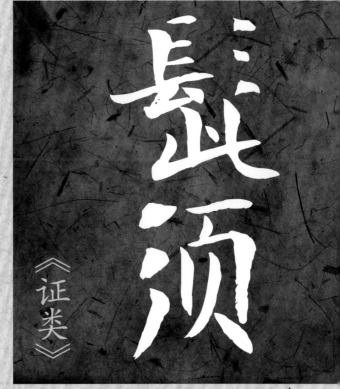

髭须
《证类》

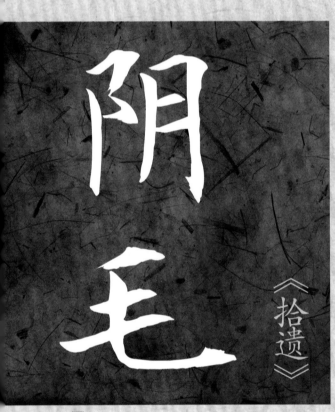

阴毛

《拾遗》

‖**主治**‖

男子阴毛：主蛇咬，以口含二十条咽汁，令毒不入腹。藏器。横生逆产，用夫阴毛二七茎烧研，猪膏和，丸大豆大，吞之。千金方。妇人阴毛：主五淋及阴阳易病。时珍。

‖**附方**‖

新二。**阴阳易病**病后交接，卵肿或缩入腹，绞痛欲死。取妇人阴毛烧灰饮服，仍以洗阴水饮之。圣济总录。**牛胀欲死**妇人阴毛，草裹与食，即愈。外台秘要。

‖释名‖

[时珍曰] 许慎云：骨者，肉之核也。灵枢经云：肾主骨。有骨度篇，论骨之大小、长短、广狭甚详，见本书。

‖主治‖

骨病，接骨，臁疮，并取焚弃者。藏器。

‖发明‖

[时珍曰] 古人以掩暴骨为仁德，每获阴报，而方伎之流，心乎利欲，乃收人骨为药饵，仁术固如此乎？且犬不食犬骨，而人食人骨可乎？父之白骨，惟亲生子刺血沥之即渗入。又酉阳杂俎云：荆州一人损胫，张七政饮以药酒，破肉去碎骨一片，涂膏而愈，二年复痛。张曰：所取骨寒也。寻之尚在床下，以汤洗绵裹收之，其痛遂止。气之相应如此，孰谓枯骨无知乎。仁者当悟矣。

‖附方‖

新四。**代杖**烧过人骨为末，空心酒服三钱，受杖不肿不作疮，久服皮亦厚也。医林集要。**接骨**烧过童子骨一两，乳香二钱，喜红绢一方，烧灰为末，热酒调服。先以桐木片扎定，立效。医林集要。**臁疮**烧过人骨，碎者，为末，掺之。寿域神方。**折伤**死童子骨煅过，香瓜子仁炒干，为末。好酒下，止痛极速。扶寿精方。

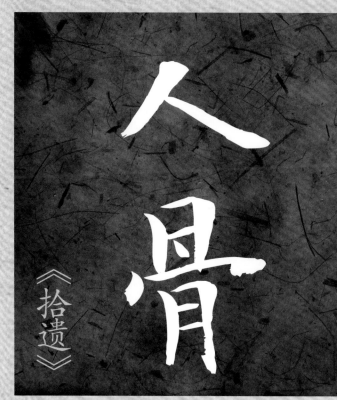

人骨 《拾遗》

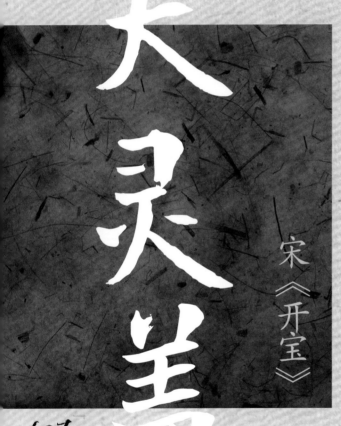

天灵盖

宋《开宝》

‖释名‖

脑盖骨纲目 仙人盖纲目 头颅骨。[志曰] 此乃死人顶骨十字解者，方家婉其名耳。[藏器曰] 此是天生天赐，盖押一身之骨，囟门未合，即未有也。[时珍曰] 人之头圆如盖，穹窿象天，泥丸之宫，神灵所集。修炼家取坎补离，复其纯乾，圣胎圆成，乃开颅囟而出入之，故有天灵盖诸名也。

‖修治‖

[藏器曰] 凡用弥腐烂者乃佳。有一片如三指阔者，取得，用糠灰火罨一夜。待腥秽气尽，却用童男溺，于瓷锅子中煮一伏时，漉出。于屋下掘一坑，深一尺，置骨于中一伏时，其药魂归神妙。阳人使阴，阴人使阳。[好古曰] 方家有用檀香汤洗过，酥炙用，或烧存性者。男骨色不赤，女骨色赤，以此别之也。

‖气味‖

咸，平，无毒。[时珍曰] 有毒。

‖主治‖

传尸尸疰，鬼气伏连，久瘴劳疟，寒热无时者，烧令黑，研细，白饮和服，亦合丸散用。开宝。治肺痿，乏力羸瘦，骨蒸盗汗等，酥炙用。大明。退心经蕴寒之气。本草权度。

‖发明‖

[杨士瀛曰] 天灵盖治尸疰。尸疰者，鬼气也。伏而未起，故令淹缠，得枯骸枕骨治之，则魂气飞越，不复附人，故得瘥也。[陈承曰] 神农本经人部，惟发髲一物。其余皆出后世医家，或禁术之流，奇怪之论耳。近见医家用天灵盖治传尸病，未有一效。残忍伤神，殊非仁人之用心。苟有可易，仁者宜尽心焉。必不得已，则宜以年深溃朽、绝尸气者，可也。

‖附方‖

新十。**天灵盖散**追取劳虫。天灵二指大，以檀香煎汤洗过，酥炙，一气咒七遍云：雷公神，电母圣，逢传尸，便须定，急急如律令。尖槟榔五枚，阿魏二分，麝香三分，辰砂一分，安息香三分，甘遂三分，为末，每服三钱。用童便四升，入银石器内，以葱白、薤白各二七茎，青蒿二握，甘草二茎，五寸长者、柳枝、桑枝、酸榴枝各二茎，七寸长，同煎至一升。分作二次，五更初，调服前药一服；虫不下，约人行十里，又进一服；天明再进。取下虫物，名状不一，急擒入油铛煎之。其虫觜青赤黄色可治，黑白色难治，然亦可断传染之患。凡修合，先须斋戒，于远处净室，勿令病人闻药气，及鸡犬猫畜、孝子妇人、一切触秽之物见之。虫下后，以白粥补之。数日之后，梦人哭泣相别，是其验也。上清紫庭仙方。**虚损骨蒸**千金方用天灵盖如梳大，炙黄，以水五升，煮取二升，分三服，起死神方也。张文仲备急方用人头骨炙三两，麝香十两，为末，捣千杵，丸梧子大。每服七丸，饮下，日再服。若胸前有青脉出者，以针刺看血色；未黑者，七日瘥。**小儿骨蒸**体瘦心烦。天灵盖酥炙，黄连等分，研末，每服半钱，米饮下，日二服。圣惠方。**诸疟寒热**天灵盖煅研末，水服一字，取效。圣惠方。**膈气不食**天灵盖七个，每个用黑豆四十九粒，层层隔封，水火升降，杨梅色，冷定取出，去豆不用，研末，每服一钱，温酒下。孙氏集效方。**青盲不见**天灵盖酥炙、龙胆各二两，白龙脑一钱，为末。取黑豆五升净淘，以水煮烂滤汁，却炼成煎拌药，丸梧子大。每服温水下二十丸，日三。频用新汲水洗头面。先令患人沐浴，及剃却顶心发，静一室，令安止，昼夜不得见明，令满百日，切忌羊血杂肉及动风壅滞热物、喜怒房室等。圣惠方。**痘疮陷伏**灰平不长，烦躁气急。用天灵盖烧研，酒服三分，一方入雄黄二分，其疮自然起发。痘疹经验方。**下部疳疮**天灵盖煅研末，先以黄檗汤洗净掺之，神效。又一方入红褐小红枣等分，同烧研。刘氏经验方。**臁疮湿烂**人顶骨烧研二钱，龙骨三钱，金丝硫黄一钱，为末。用冬萝卜芽阴干，熬水洗之，乃贴。刘松石保寿堂方。**小儿白秃**大豆、髑髅骨各烧灰等分，以腊猪脂和涂。姚僧坦集验方。

‖基原‖

据《中华本草》《动物药志》《大辞典》等综合分析考证，本品为人科健康产妇的胎盘。《中华人民共和国药典》（2010年版）一部收载紫河车药材为健康人的干燥胎盘；将新鲜胎盘除去羊膜和脐带，反复冲洗至去净血液，蒸或置沸水中略煮后，干燥。现行版《药典》（2015年版）未收载。

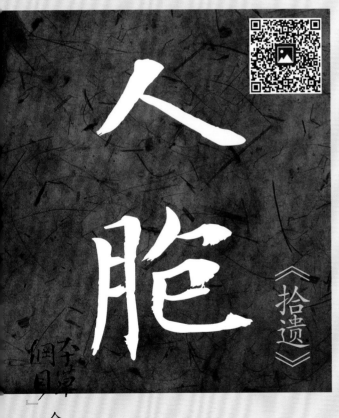

人胞

《拾遗》

纲目月草

全本图典

【第二十册】

▷紫河车药材

‖释名‖

胞衣拾遗胎衣纲目紫河车纲目混沌衣纲目混元母蒙筌佛袈裟纲目仙人衣。[时珍曰] 人胞，包人如衣，故曰胞衣。方家讳之，别立诸名焉。丹书云：天地之先，阴阳之祖，乾坤之橐籥，铅汞之匡廓，胚胎将兆，九九数足，我则乘而载之，故谓之河车。其色有红、有绿、有紫，以紫者为良。

‖修治‖

[吴球曰] 紫河车，古方不分男女。近世男用男，女用女。一云男病用女，女病用男。初生者为佳，次则健壮无病妇人者亦可。取得，以清米泔摆净，竹器盛，于长流水中洗去筋膜，再以乳香酒洗过，篾笼盛之烘干研末，亦有瓦焙研者，酒煮捣烂者，瓶蒸捣晒者，以蒸者为佳。董炳云：今人皆酒煮火焙及去筋膜，大误矣。火焙水煮，其子多不育，惟蒸捣和药最良。筋膜为初结真气，不可剔去也。

‖气味‖

甘，咸，温，无毒。

‖主治‖

血气羸瘦，妇人劳损，面䵟皮黑，腹内诸病渐瘦者，治净，以五味和之，如包馄饨法与食之，勿令妇知。藏器。钟音甲，饼也。治男女一切虚损劳极，癫痫失志恍惚，安心养血，益气补精。吴球。

‖发明‖

[震亨曰] 紫河车治虚劳，当以骨蒸药佐之。气虚加补气药，血虚加补血药，以侧柏叶、乌药叶俱酒洒，九蒸九曝，同之为丸，大能补益，名补肾丸。[时珍曰] 人胞虽载于陈氏本草，昔人用者犹少。近因丹溪朱氏言其功，遂为时用，而括苍吴球始创大造丸一方，尤为世行。其方药味平补，虽无人胞，亦可服饵。其说详见本方下。按隋书云：琉球国妇人产乳，必食子衣，张师正倦游录云：八桂獠人产儿，以五味煎调胞

衣，会亲啖之。此则诸兽生子、自食其衣之意，非人类也。崔行功小儿方云：凡胎衣宜藏于天德、月空吉方。深埋紧筑，令男长寿，若为猪狗食，令儿颠狂；虫蚁食，令儿疮癣；鸟鹊食，令儿恶死；弃于火中，令儿疮烂。近于社庙污水井灶街巷，皆有所禁。按此亦铜山西崩，洛钟东应，自然之理也。今复以之蒸煮炮炙，和药捣饵，虽曰以人补人，取其同类，然以人食人，独不犯崔氏之禁乎？其异于琉球、獠人者，亦几希矣。

‖附方‖

旧一，新六。**河车丸**妇人瘵疾劳嗽，虚损骨蒸等证。用紫河车初生男子者一具，以长流水中洗净，熟煮擘细，焙干研，山药二两，人参一两，白茯苓半两，为末，酒糊丸梧子大，麝香养七日。每服三五十丸，温服，盐汤下。永类钤方。**大造丸**吴球云：紫河车即胞衣也。儿孕胎中，脐系于胞，胞系母脊，受母之荫，父精母血，相合生成，真元所钟，故曰河车。虽禀后天之形，实得先天之气，超然非他金石草木之类可比。愚每用此得效，用之女人尤妙。盖本其所自出，各从其类也。若无子及多生女，月水不调，小产难产人服之，必主有子。危疾将绝者，一二服，可更活一二日。其补阴之功极重，百发百中，久服耳聪目明，须发乌黑，延年益寿，有夺造化之功，故名大造丸。用紫河车一具，男用女胎，女用男胎，初生者，米泔洗净，新瓦焙干研末，或以淡酒蒸熟，捣晒研末，气力尤全，且无火毒，败龟版年久者、童便浸三日，酥炙黄二两，或以童便浸过，石上磨净，蒸熟晒研，尤妙，黄檗去皮，盐酒浸，炒一两半，杜仲去皮，酥炙一两半，牛膝去苗，酒浸晒，一两二钱，肥生地黄二两半，入砂仁六钱，白茯苓二两，绢袋盛，入瓦罐，酒煮七次，去茯苓、砂仁不用，杵地黄为膏，听用，天门冬去心、麦门冬去心、人参去芦各一两二钱，夏月加五味子七钱，各不犯铁器，为末，同地黄膏入酒，米糊丸如小豆大。每服八九十丸，空心盐汤下，冬月酒下。女人去龟板，加当归二两，以乳煮糊为丸。男子遗精，女子带下，并加牡蛎粉一两。世医用阳药滋补，非徒无益，为害不小。盖邪火只能动欲，不能生物。龟板、黄檗，补阳补阴，为河车之佐，加以杜仲补肾强腰，牛膝益精壮骨，四味通为足少阴经药，古方加陈皮，名补肾丸也。生地黄凉血滋阴，得茯苓、砂仁同黄檗则走少阴，白飞霞以此四味为天一生水丸也。天、麦门冬能保肺气，不令火炎，使肺气下行生水。然其性有降无升，得人参则鼓动元气，有升有降，故同地黄为本丸也。又麦门冬、人参、五味子三味，名生脉散，皆为肺经药。此立配合之意，大抵以金水二脏为生化之原，加河车以成大造之功故也。一人病弱，阳事大痿，服此二料，体貌顿异，连生四子。一妇年六十已衰惫，服此寿至九十犹强健。一人病后不能作声，服此气壮声出。一人病痿，足不任地者半年，服此后能远行。诸证辨疑。**五劳七伤**吐血虚瘦，用初生胞衣，长流水中洗去恶血，待清汁出乃止，以酒煮烂，捣如泥，入白茯神末和，丸梧子大。每米饮下百丸。忌铁器。朱氏集验方。**久癫失志**气血弱者。紫河车治净，烂煮食之。刘氏经验方。**大小痫疾**初生胎衣一具，长流水洗净，仍以水浸，春三、夏一、秋五、冬七日，焙干为末，羌活、天麻、防风各半两，白僵蚕、白附子各一两，南星一两，川乌一个，全蝎二十一个，为末，糊丸梧子大，朱砂为衣。每服五十丸，好酒下。乾坤秘韫。**解诸蛊毒**不拘草蛊、蛇蛊、蜣螂蛊，其状入咽刺痛欲死。取胞衣一具洗切，曝干为末，熟水调服一钱匕。梅师方。**目赤生翳**初生孩儿胞衣，曝干焙研细末，日日傅目眦中，愈乃止。千金。

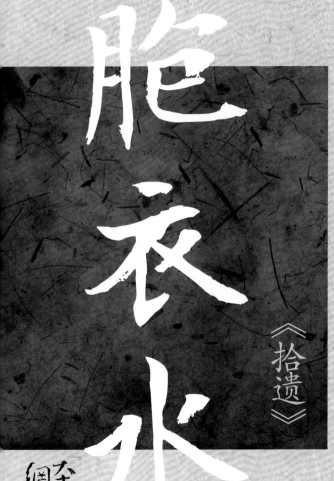

胞衣水

《拾遗》

‖修治‖

[藏器曰] 此乃衣埋地下，七八年化为水，澄彻如冰。南方人以甘草、升麻和诸药，瓶盛埋之，三五年后掘出，取为药也。

‖气味‖

辛，凉，无毒。

‖主治‖

小儿丹毒，诸热毒，发寒热不歇，狂言妄语，头上无辜发竖，虚痞等证，天行热病，饮之立效。藏器。反胃久病，饮一钟当有虫出。时珍。

‖释名‖

命蒂。[时珍曰] 胎在母腹，脐连于胞，胎息随母。胎出母腹，脐带既剪，一点真元，属之命门丹田。脐干自落，如瓜脱蒂。故脐者，人之命蒂也。以其当心肾之中，前直神阙，后直命门，故谓之脐。脐之为言齐也。

‖主治‖

烧末饮服，止疟。藏器。解胎毒，傅脐疮。时珍。

‖附方‖

新三。**脐汁不干**绵裹落下脐带，烧研一钱，入当归头末一钱，麝香一字，掺之。全幼心鉴。**预解胎毒**初生小儿十三日，以本身剪下脐带烧灰，以乳汁调服，可免痘患。或入朱砂少许。保幼大全。**痘风赤眼**初生小儿脐带血，乘热点之，妙。海上方。

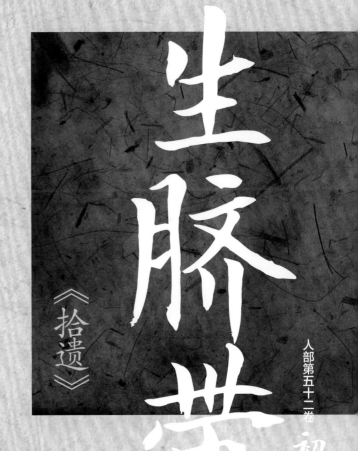

初生脐带

《拾遗》

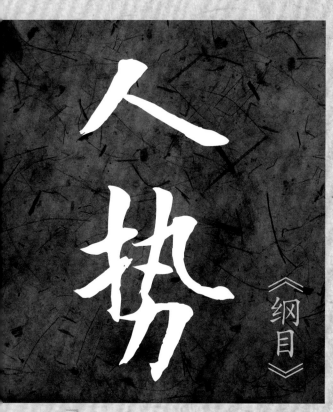

人势

《纲目》

‖释名‖

阴茎。[时珍曰] 人阴茎，非药物也。陶九成辍耕录载：杭州沈生犯奸事露，引刀自割其势，流血经月不合。或令寻所割势，捣粉酒服，不数日而愈。观此则下蚕室者，不可不知此法也。故附于此云。

‖主治‖

下蚕室，创口不合。时珍。

‖**气味**‖

苦，凉，有毒。

‖**主治**‖

鬼气，尸疰，伏连。藏器。久疟，噎食，金
疮。时珍。

‖**发明**‖

[时珍曰] 北虏战场中，多取人胆汁傅金疮，
云极效；但不可再用他药，必伤烂也。若先
敷他药，即不可用此。此乃杀场救急之法，
收胆干之亦可用，无害于理也。有等残忍武
夫，杀人即取其胆和酒饮之，云令人勇。是
虽军中谬术，君子不为也。

‖**附方**‖

新三。**久疟连年　噎食不下**用生人胆一个，
盛糯米令满，入麝香少许，突上阴干。一半
青者治疟，一半黑者治噎，并为末。每服十
五粒，疟用陈皮汤下，噎用通草汤下。俱出
普济方。**鬼疟进退**不定者。用人胆、朱砂、
雄黄、麝香等分，为末，醋糊丸绿豆大。每
绵裹一丸，纳鼻中即瘥，男左女右，一丸可
治二人。圣惠方。

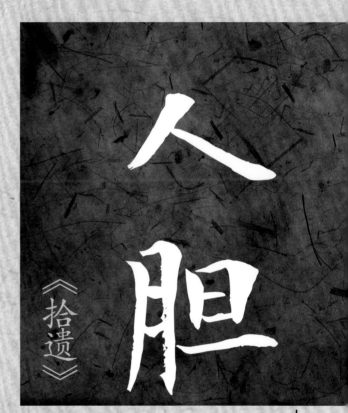

人胆

《拾遗》

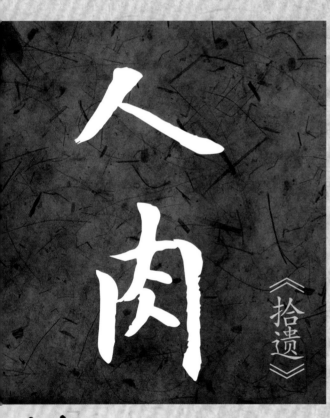

人肉 《拾遗》

‖主治‖

瘵疾。藏器。

‖发明‖

[时珍曰] 张杲医说言：唐开元中，明州人陈藏器著本草拾遗，载人肉疗羸瘵。自此闾阎有病此者，多相效割股。按陈氏之先，已有割股割肝者矣，而归咎陈氏，所以罪其笔之于书，而不立言以破惑也。本草可轻言哉。呜呼！身体发肤，受之父母，不敢毁伤。父母虽病笃，岂肯欲子孙残伤其支体，而自食其骨肉乎？此愚民之见也。按何孟春余冬序录云：江伯儿母病，割胁肉以进。不愈，祷于神，欲杀子以谢神。母愈，遂杀其三岁子。事闻太祖皇帝，怒其绝伦灭理，杖而配之。下礼部议曰：子之事亲，有病则拜托良医，至于呼天祷神，此恳切至情不容已者。若卧冰割股，事属后世。乃愚昧之徒，一时激发，务为诡异，以惊世骇俗，希求旌表，规避徭役。割股不已，至于割肝，割肝不已，至于杀子。违道伤生，莫此为甚。自今遇此，不在旌表之例。呜呼！圣人立教，高出千古，韪哉如此。又陶九成辍耕录载：古今乱兵食人肉，谓之想肉，或谓之两脚羊。此乃盗贼之无人性者，不足诛矣。

‖集解‖

[时珍曰] 按陶九成辍耕录云：天方国有人年七八十岁，愿舍身济众者，绝不饮食，惟澡身啖蜜，经月便溺皆蜜。既死，国人殓以石棺，仍满用蜜浸之，镌年月于棺，瘗之。俟百年后起封，则成蜜剂。遇人折伤肢体，服少许立愈。虽彼中亦不多得，亦谓之蜜人。陶氏所载如此，不知果有否。姑附卷末，以俟博识。

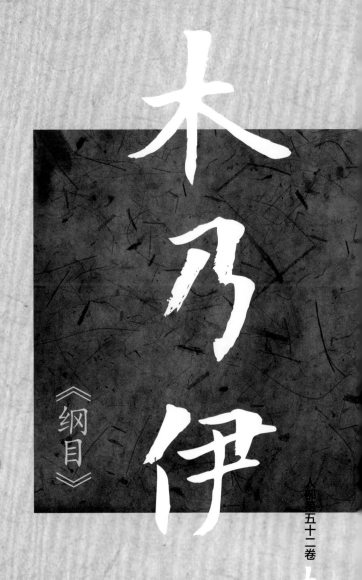

木乃伊

《纲目》

部第五十二卷 木乃伊

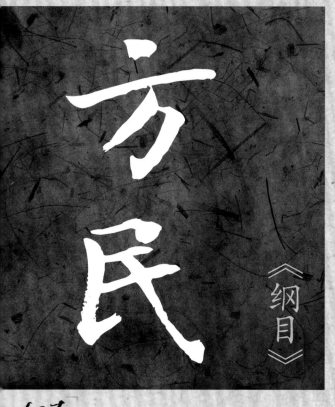

方民 《纲目》

[李时珍曰] 人性于乾坤，而囿形于一气，横目二足，虽则皆同，而风土气习，自然不一。是故虱处头而黑，豕居辽而白。水食者腥，草食者膻。膏粱藜苋，肠胃天渊；菜褐罗纨，肌肤玉石。居养所移，其不能齐者，亦自然之势也。故五方九州，水土各异，其民生长，气息亦殊。乃集方民，附于部末，以备医诊云。东方：海滨傍水，鱼盐之地。其民食鱼而嗜咸，黑色疏理。其病多疮疡，其治宜砭石。西方：陵居多风，水土刚强。其民不衣而褐荐，华食而肥脂，其病生于内，其治宜毒药。北方：地高陵居，风寒冰冽。其民野处而乳食。其病脏寒生满，其治宜灸焫。南方：地下，水土弱，雾露所聚。其民嗜酸而食胕，致理而赤色。其病多挛痹，其治宜微针。中央：地平湿。其民食杂而不劳，其病多痿厥，其治宜导引按蹻。素问。

九州殊题，水泉各异；风声气习，刚柔不同。青州：其音角羽，其泉咸以酸，其气舒迟，其人声缓。荆扬：其音角徵，其泉酸以苦，其气慓轻，其人声急。梁州：其音商徵，其泉苦以辛，其气刚勇，其人声塞。兖豫：其音宫徵，其泉甘以苦，其气平静，其人声端。雍冀：其音商羽，其泉辛以咸，其气驶烈，其人声捷。徐州：其音角宫，其泉酸以甘，其气悍劲，其人声雄。出河图括地象。

坚土之人刚，弱土之人柔，墟土之人大，沙土之人细，息土之人美，耗土之人丑。出孔子家语。

山林之民毛而瘦，得木气多也。川泽之民黑而津，得水气多也。丘陵之民团而长，得火气多也。坟衍之民皙而方，得金气多也。原隰之民丰而痹，得土气多也。出宋太史集。

荆州一男二女，扬州二男五女，青州二男二女，兖州二男三女，幽州一男三女，并州二男三女，豫州二男三女，雍州三男二女，冀州五男三女。出周礼。

土地生人，各以类应。故山气多男，泽气多女，水气多暗，风气多聋，林气多癃，木气多伛，石气多力，岸下气多尰，险气多瘿，谷气多痹，丘气多狂，广气多仁，陵气多贪，暑气多夭，寒气多寿，轻土多利，重土多迟，清水音小，浊水音大，湍水人轻，迟水人重，中土多圣贤。出淮南子·鸿烈解。

[李时珍曰] 太初之时，天地纲缊。一气生人，乃有男女。男女媾精，乃自化生。如草木之始生子，一气而后有根及子，为种相继也。人之变化，有出常理之外者，亦司命之师所当知，博雅之士所当识，故撰为人傀，附之部末，以备多闻眚咎之征。

易曰：一阴一阳之谓道。男女构精，万物化生。乾道成男，坤道成女。此盖言男女生生之机，亦惟阴阳造化之良能焉耳。齐司徒褚澄言：血先至，裹精则生男；精先至，裹血则生女。阴阳均至，非男非女之身；精血散分，骈胎品胎之兆。道藏经言：月水止后一、三、五日成男，二、四、六日成女。东垣李杲言：血海始净一二日成男，三、四、五日成女。圣济经言：因气而左动，阳资之则成男；因气而右动，阴资之则成女。丹溪朱震亨乃非褚氏而是东垣，主圣济左右之说而立论，归于子宫左右之系。诸说可谓悉矣。时珍窃谓褚氏未可非也，东垣未尽是也。盖褚氏以精血之先后言，道藏以日数之奇偶言；东垣以女血之盈亏言，圣济、丹溪以子宫之左右言，各执一见。会而观之，理自得矣。夫独男独女之胎，则可以日数论；而骈胎品胎之感，亦可以日数论乎？稽之诸史，载一产三子、四子者甚多。其子有半男半女，或男多女少，男少女多。西樵野记载国朝天顺时，扬州民家一产五男，皆育成。观此，则一、三、五日为男，二、四、六日为女之说，岂其然哉？焉有一日受男而二日复受女之理乎？此则褚氏、圣济、丹溪主精血子宫左右之论为有见，而道藏、东垣日数之论为可疑矣。王叔和脉经，以脉之左右浮沉，辨猥生之男女；高阳生脉诀，以脉之纵横逆顺，别骈品之胎形。恐亦臆度，非确见也。王冰玄珠密语言：人生三子，主太平；人生三女，因淫失政；人生十子，诸侯竞位；人生肉块，天下饥荒。此乃就人事而论，则气化所感，又别有所关也。夫乾为父，坤为母，常理也。而有五种非男，不可为父；五种非女，不可为母，何也？岂非男得阳气之亏，而女得阴气之塞耶？五不女：螺、纹、鼓、角、脉也。螺者，牝窍内旋，有

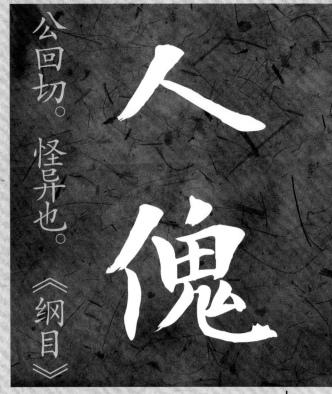

公回切。怪异也。《纲目》

物如螺也。纹者，窍小，即实女也。鼓者，无窍如鼓。角者，有物如角，古名阴挺是也。脉者，一生经水不调，及崩带之类是也。**五不男：天、犍、漏、怯、变也。**天者，阳痿不用，古云天宦是也。犍者，阳势阉去，寺人是也。漏者，精寒不固，常自遗泄也。怯者，举而不强，或见敌不兴也。变者，体兼男女，俗名二形，晋书以为乱气所生，谓之人疴。其类有三；有值男即女、值女即男者，有半月阴、半月阳者，有可妻不可夫者。此皆具体而无用者也。**胎足十月而生，常理也，而有七月、八月生者，十二三月生者，十四五月生者。或云：气虚也。**虞抟医学正传言，有十七八月至二十四五月而生；刘敬叔异苑言，太原温磐石母，孕三年乃生，岂亦气虚至于许久耶？今有孕七月而生子者，多可育；八月而生者，多难育。七变而八不变也。魏略云：黄牛羌人，孕六月而生。博物志云：獠人孕七月而生。晋书云：符坚母，孕十二月生。刘搁母，孕十三月生。汉书云：尧及昭帝，皆以十四月生。三十国春秋云：刘聪母，孕十五月乃生。搜神记云：黄帝母名附宝，孕二十五月而生帝。**胞门子脏，为奇恒之府，所以为生人之户，常理也；而有自胁产、自额产、自背产、自髀产者，何也？岂子脏受气驳杂，而其系有不同，如宋史所记男阴生于脊，女阴生于头之类耶？**史记云：陆终氏娶鬼方之女，孕而左胁出三人，右胁出三人。六人子孙，传国千年。天将兴之，必有尤物。如修已背折而生禹，简狄胸折而生契也。魏志云：黄初六年，魏郡太守孔羡表言：汝南屈雍妻王氏，以去年十月十二日生男儿，从右腋下、小腹上而出。其母自若，无他畏痛。今疮已愈，母子全安。异苑云：晋时，魏兴李宣妻樊氏，义熙中怀孕不生，而额上有疮。儿从疮出，长为军将，名胡儿。又云：晋时，常山赵宣母，妊身如常，而髀上作痒，搔之成疮。儿从疮出，母子平安。野史云：莆田尉舍之左，有市人妻生男，从股髀间出。疮合，母子无恙。可证屈雍之事。浮屠氏言释迦生于摩耶之右胁，亦此理也。嵩山记云：阳翟有妇人，妊三十月乃生子。从母背上出，五岁便入山学道。琅琊漫钞云：我朝成化中，宿州一妇孕，胁肿如痈。及期儿从痈出，疮痕随合。其子名佛记儿。[时珍曰]我明隆庆五年二月，唐山县民妇有孕，左胁肿起，儿从胁生，俱无恙。**阳生阴长，孤阳不生，独阴不长，常理也；而有思士不妻而感，思女不夫而孕；妇女生须，丈夫出湩，男子产儿者，何也？岂其气脉时有变易，如女国自孕，雄鸡生卵之类耶？**史记云：姜源见巨人迹，履之而生弃，有娀氏吞玄鸟卵而生契。皆不夫而孕也。宣政录云：宋宣和初，朱节妻年四十一，夕颔痒，至明须长尺余。草木子云：元至正间，京师一达妇，髭须长尺余也。汉书云：南阳李元，全家疫死，止一孙初生数旬。苍头李善自哺乳之，乳为生湩。唐书云：元德秀兄子襁褓丧亲，德秀自乳之，数日乳中湩流，能食乃止。宋史云：宣和六年，都城有卖青果男子，孕而生子，蓐母不能收，易七人，始免而逃去。西樵野记云：明嘉靖乙酉，横泾佣农孔方，忽患膨胀，惯惯几数月，自胁产一肉块。剖视之，一儿肢体毛发悉具也。**男生而覆，女生而仰，溺水亦然，阴阳秉赋，一定不移，常理也；而有男化女、女化男者，何也？岂乖气致妖，而变乱反常耶？**京房易占云：男化为女，宫刑滥也。女化为男，妇政行也。春秋潜潭巴云：男化女，贤人去位。女化男，贱人为王。此虽以人事言，而其脏腑经络变易之微，不可测也。汉书云：哀帝建平中，豫章男子化为女子，嫁人生一子。续汉书云：献帝建安二十年，越巂男子化为女子。**[李时珍日]** 我朝隆庆二年，山西御史宋纁疏言：静乐县民李良雨，娶妻张氏已四载矣，后因贫出其妻，自佣于人。隆庆元年正月，偶得腹痛，时作时止，二年二月初九日，大痛不止，至四月内，肾囊不觉退缩入腹，变为女人阴户。次月经水亦行，始换女妆，时年二十八矣。洪范五行传云：魏襄王十三年，有女子化为丈夫。晋书云：惠帝元康中，安丰女周世宁，以渐化为男子，至十七八而性气成。又孝武皇帝宁康初，南郡女子唐氏，渐化为丈夫。南史云：刘宋文帝元嘉二年，燕有女子化为男。唐书云：僖宗光启二年春，凤翔郿县女子朱龀，化为丈夫，旬日而死。**人异于物，常理也；而有人化物、物化人者，何也？岂人亦太虚中一物，并囿于气交，得其灵则物化人，失其灵则人化物耶？抑谭子所谓至淫者化为妇人，至暴者化为猛虎，心之所变，不得不变。孔子所谓物老则群精附之，为五酉之怪者邪？** 谭子化书云：老枫化为羽人，自无情而之有情也。贤妇化为贞石，自有情而之无情也。世说：武昌贞妇，望夫化而为石。宋史云：昆山石工采石，陷入石穴，三年掘出犹活，见风遂化为石。幽冥录云：阳羡小吏吴龛，于溪中拾一五色浮石，归置床头，至夜化为女子。左传云：尧殛鲧于羽山，其神化为黄熊，入于渊，黄熊，龙类也。续汉书云：灵帝时，江夏黄氏母，浴水化为鼋，入于渊。搜神记云：魏文帝黄初中，清河宋士宗母，浴于室，化为鳖，入于水，时复还家。异苑云：宋文帝元嘉中，高平黄秀，入山经日，遂化为熊。淮南子云：牛哀病七日，化而为虎，搏杀其兄。郡国志云：藤州夷人，往往化貀。貀，小虎也，有五指。博物志：江汉有貀人，能化为虎。唐书云：武后时，郴州左史，因病化虎，擒之乃止，而虎毛生矣。又宪宗元和二年，商州役夫，将化为虎，众以水沃之，乃不果。顾微广州记云：浈阳县俚民，一儿年十五六，牧牛，牛忽舐儿甚快，舐处悉白，俄而儿死，杀牛以供客。食此牛者，男女二十余人，悉化为虎。隋书云：文帝七年，相州一条门，化为蛇，绕树自抽，长二丈许。抱朴子云：狐、狼、猴、玃，满三百岁，皆能变人。**参同契云：燕雀不生凤，狐兔不字马，常理也；而有人产虫兽神鬼、怪形异物者，何也？岂其视听言动，触于邪思，随形感应而然耶？又有人生于卵、生于马者，何也？岂有神异凭之，或因有感遘而然耶？** 博物志云：徐偃王之母，产卵弃之，孤独老母取覆之，出一儿，后继徐国。异说云：汉末有马生人，名曰马异，及长，亡入胡地。**人具四肢七窍，常理也；而荒裔之外，有三首、比肩、飞头、垂尾之民。此虽边徼余气所生，同于鸟兽，不可与我同胞之民例论，然亦异矣。**山海经云：三首国，一身三首，在昆仑东。尔雅云：北方有比肩民，半体相合，迭食而迭望。南方异物志云：岭南溪峒中，有飞头蛮，项有赤痕，至夜以耳为翼，飞去食虫物，将晓复还如故也。搜神记载吴将军朱桓一婢，头能夜飞，即此种也。永昌志云：西南徼外有濮人，生尾如龟，长三四寸，欲坐则先穿地作孔，若误折之，便死也。**是故天地之造化无穷，人物之变化亦无穷。**贾谊赋所谓天地为炉兮造化为工，阴阳为炭兮万物为铜，合散消息兮安有常则，千变万化兮未始有极。忽然为人兮何足控抟，化为异物兮又何足患？此亦言变化皆由于一气也。肤学之士，岂可恃一隅之见，而概指古今六合无穷变化之事物为迂怪耶？